国家社会科学基金重大项目
"超特大城市脆弱人群健康管理社会支持体系研究"（17ZDA078）

# 失能老人公共正式照护资源分配决策模式发展策略研究

吕 军 王希晨 著

復旦大學出版社

# 前　言

失能老人，即存在活动功能障碍或丧失基本生活自理能力的老年人。对于失能老人来说，被人照护是其最基本的需求，是促进其健康状态与生活质量改善的关键。世界卫生组织在《关于老龄化与健康的全球报告》中明确指出，在健康老龄化进程中，没有任何一个国家能够承受照护服务不足或缺失带来的后果，所有国家都需要建立长期照护系统帮助已经丧失能力的老年人维持一定水平的功能发挥，并提供适宜的照护服务确保老年人的基本人权和尊严得到尊重。

我国是世界上失能老年人口绝对数量最多的国家，保障失能老人获得适宜照护是我国面临的重大公共卫生及社会问题。由政府或社会组织主导筹集并进行分配，带有公共性和福利性的公共正式照护，能够有效弥补非正式照护和商业化正式照护在我国的不充分发展，成为重要的社会保障资源。若要充分发挥公共正式照护资源对居家失能老人及非正式照护者的支持功能，必须促进总量有限的公共正式照护资源向居家失能老人进行合理分配。

然而，目前我国公共正式照护资源在分配过程中存在如资源功能定位不清、分配标准不明确、分配过程粗放等诸多管理与决策问题，造成宝贵的公共正式照护资源不仅功能发挥受限，同时面临较大被滥用和浪费的风险。因此，对居家失能老人公共正式照护资源分配决策模式进行系统优化，是促进公共正式照护资源合理分配，保障居家失能老人及非正式照护者能够享受到适宜公共正式照护资源支持的迫切需求，也是失能老人健康管理社会支持体系的重要组成部分。

由于国内各地公共正式照护资源分配决策模式的执行方案存在较大差异，通过对比分析难以据此明确优化重心，需要以我国典型地区的公共正式照护资源分配决策模式为例，结合实际情况以点带面明确关键问题进而研制有针对性的优化措施。上海市作为超大城市，是我国公共正式照护资源总量与形式较为丰富，公共正式照护资源分配决策模式探索起步较早、运行持续性较强的城市之一。因此，本书以上海市为例进行实证研究，前瞻性地探索我国公共正式照护资源分配决策模式，为构建适宜的失能老人健康管理社会支持体系提供决策信息。

本书以系统论和公共决策理论为核心研究思路。首先，明确界定我国及上海市居家失能老人公共正式照护资源分配现行决策模式存在的问题。其次，以问题为导向，研制公共正式照护资源分配辅助决策机制。再次，将研制的辅助决策机制嵌入现行决策模式，并对优化后决策模式实施的可行性进行分析。最后，探讨推动保障优化后决策模式实施和可持续发展的思路。

阅读本书不仅可使关注公共正式照护资源领域的研究者和决策者较为全面地把握影响该领域发展的问题，同时也为决策者和研究者把握工作与研究的重点提供了依据。特别是在我国经济高速发展、城市化进程加快的背景下，以上海市为代表的超特大城市居家失能老人的照护问题更加突出。超特大城市的社会保障资源更加丰富，对失能老人、残疾人等重点人群的社会支持体系更加完善，但与之对应的是超特大城市的失能老人照护需求和照护意愿更加多样化，对照护质量更加敏感，对照护服务的内容与形式存在更高的要求和预期。同时，由于生活节奏快等因素，超特大城市的非正式照护力量往往更加脆弱，长此以往，大量超特大城市的居家失能老人将陷入无法获得适宜照护服务的"照护真空"困境。立足于上海市对现行公共正式照护资源分配决策模式存在问题、优化方案及发展策略的分析结果，有利于其他城市认知和避免发展过程中可能面临的问题；同时能够由点及面地为国内其他城市建设发展与当地居家失能老人实际照护情境相匹配的公共正式照护资源分配决策模式提供经验及策略的技术支持。因此，本书具有理论和实践的双重意义，为研究者和决策者建立协同努力的互动平台提供可能，有利于促进公共正式照护资源分配决策领域政策研究和科学决策水平的提高。

作为国家社会科学基金重大项目"超特大城市脆弱人群健康管理社会支持体系研究"（17ZDA078）的成果之一，回顾几年来我们研究团队所做的工作，有太多的感谢在心间。首先要感谢在研究过程中所涉及的调查地区对现场调研与相关资料收集工作提供的帮助和支持，特别是在疫情反复和防控工作压力巨大的环境下，仍然给予研究团队全力的支持；其次感谢为本书作出贡献及支持的各位老师、同学、同仁和朋友们，脆弱人群健康管理社会支持体系的完善，社会质量的提升还需要我们继续努力！最后感谢地方高水平建设项目对本书出版的支持！

限于著者背景及经验有限，本书肯定会存在一些缺陷，甚至是错误、纰漏之处，盼读者不吝指正！

吕　军

# 目　录

前言 .................................................................................. 001

## 第一章　公共正式照护资源的概念、价值与意义 ................... 001

第一节　公共正式照护资源的概念界定 ................... 001
第二节　公共正式照护资源的来源与具体形式 ........ 011
第三节　公共正式照护资源的价值与面临的挑战 .... 018

## 第二章　公共正式照护资源的研究现状 ............................... 025

第一节　公共正式照护资源筹集的研究现状 ........... 025
第二节　居家失能老人公共正式照护需求的研究
　　　　现状 ......................................................... 029
第三节　公共正式照护资源分配与供给方式的研究
　　　　现状 ......................................................... 031

## 第三章　优化居家失能老人公共正式照护资源分配决策模式的研究思路 ............................... 037

第一节　研究目的与内容 ........................................ 037
第二节　研究理论基础 ............................................ 042
第三节　研究资料来源 ............................................ 052

第四节 研究分析方法 ...................................................... 056

## 第四章 居家失能老人公共正式照护资源现存问题分析 .................................. 064

第一节 基于文献的我国公共正式照护资源
问题分析 .......................................................... 064
第二节 基于现场调查的上海市公共正式照护资源
问题分析 .......................................................... 084
第三节 本章小结 ...................................................... 114

## 第五章 居家失能老人公共正式照护资源分配决策模式现状与比较 ........................ 116

第一节 国内外居家失能老人公共正式照护资源
分配决策模式现状 .................................................. 116
第二节 国内外居家失能老人公共正式照护资源
分配决策模式对比分析 .............................................. 135
第三节 国内居家失能老人公共正式照护资源分配
决策模式问题分析 .................................................. 149
第四节 本章小结 ...................................................... 153

## 第六章 上海市公共正式照护资源分配决策模式现存问题分析与界定 ...................... 155

第一节 上海市公共正式照护资源分配决策模式的
现状 .............................................................. 155

第二节 基于关键知情人访谈的上海市决策模式
问题分析........................................................ 164

第三节 上海市公共正式照护资源分配决策模式的
关键问题界定................................................ 170

第四节 本章小结................................................ 194

## 第七章 居家失能老人公共正式照护资源分配辅助决策机制研制 ...................................................... 195

第一节 上海市公共正式照护资源分配决策模式
关键问题的影响因素分析............................ 195

第二节 公共正式照护资源分配辅助决策机制的
功能................................................................ 209

第三节 公共正式照护资源分配辅助决策机制的
要素与程序.................................................... 222

第四节 本章小结................................................ 245

## 第八章 上海市公共正式照护资源分配决策模式优化与可行性分析.................................................... 248

第一节 上海市公共正式照护资源分配决策模式的
优化思路........................................................ 248

第二节 优化后上海市公共正式照护资源分配决策
模式的操作指南............................................ 256

第三节 基于指标评价与沙盘推演的优化后决策
模式可行性分析............................................ 272

第四节 本章小结.................................................300

## 第九章 居家失能老人公共正式照护资源分配决策模式的发展策略.................302

第一节 公共正式照护资源分配决策模式的发展目标.................302

第二节 公共正式照护资源分配决策模式的发展措施.................313

第三节 公共正式照护资源分配决策模式的发展策略.................321

## 第十章 公共正式照护资源分配决策模式展望与建议.................328

**参考文献**.................340

**后记**.................361

# 第一章
# 公共正式照护资源的概念、价值与意义

## 第一节 公共正式照护资源的概念界定

失能老人,即存在活动功能障碍或丧失基本生活自理能力的老年人。相较于健康老人,失能老人在老龄化过程中显然存在着几乎不可能被弥补的劣势,在维持生存生活质量和健康状态方面更加依赖外界的支持和帮助。因此对于失能老人来说,被人照护是其最基本的需求,是促进其健康状态与生活质量改善的关键。世界卫生组织在《关于老龄化与健康的全球报告》中明确指出,在健康老龄化进程中,没有任何一个国家能够承受照护服务不足或缺失带来的后果,所有国家都需要建立长期照护系统帮助已经丧失能力的老年人维持一定水平的功能发挥,并提供适宜的照护服务确保老年人的基本人权和尊严得到尊重。

我国是世界上失能老年人口绝对数量最多的国家,保障失能老人获得适宜照护是我国面临的重大公共卫生及社会问题。照护失能老人是一项复杂的工作。相比普通老年人,失能老人对照护服务的内容与提供形式存在更多维的需求。目前,我国失能老人仍主要通过居家形式获得照护服务,但随着我国家庭结构日益核心化，依靠家庭成员提供的非正式照护通常难以承受失能老人居家照护工作，同时受制于经济、意愿等因素，费用高昂、供给持续性有限的商业化正式照护亦难以对居家照护形成有力支持。因此，长期护理保险等由政府或社会组织主导筹集并进行分配，带有公共性和福利性的公共正式照护，就成为保障失能老人居家照护的重要社会资源。

随着我国社会整体福利水平逐渐提升，老年人照护需求日益膨胀，公共正式照护资源逐渐成为居家失能老人社会支持体系的一部分，资源总量、内容与供给形式愈发丰富，但同时也使对公共正式照护资源的分配与调控进行科学决策愈加重要。要对决策公共正式照护资源如何向居家失能老人进行合理分配的相关问题进行研究，首先要从微观层面入手，在明确"公共正式照护资源"这一研究主题内涵的基础上，对公共正式照护资源目前存在的问题进行分析。故本章旨在对"公共正式照护资源"的内涵进行界定并初步分析其价值和面临的挑战，为后续研究提供导向。

**一、照护的内涵分析**

所谓照护（care），其本义是一种向由各类原因导致自身自主生活能力减弱或丧失的人提供帮助的行为。根据本义，照护的对象可以按照不同分类标准细分为老年人、残障人士等群体，由于个体障碍和自理状态的突出性，失能老人在照护的目标人群中实质上占到绝大多数。从文献资料中提取国内外学者或机构对照护的内涵阐述，能够发现虽然在表达上有所区别，但这些阐述均认为照护的对象是失能老人；照护的提供者既可以是亲属，也可以是专业人员；目的是支持失能老人正常生活，促进失能老人生活质量提升；同时照护的内容包括但不限于日常照料、医疗护理、心理与社会支持等服务,如表1-1所示。

表1-1 国内外对照护内涵的代表性阐述

| 提出者 | 年份（年） | 内涵内容 | 意义 |
| --- | --- | --- | --- |
| Robert Morris | 1988 | 照护是向失能老人以整合健康照顾和生活协助服务,满足其长期的护理、环境和社会需求为目的,包含预防、照料、支持、护理、关怀在内的一种服务 | 首次明确"长期照护"的概念,奠定照护内涵的基调 |
| 世界卫生组织（WHO） | 2000 | 照护是一种由家庭、朋友或邻居等非正式提供者与卫生、社会和其他系统的专业人员开展的活动系统,该活动的目标是确保缺乏自理能力的人能够根据个人的优先选择保持最高可能的生活质量,并享有最大可能的独立、自主、参与、个人满足和人格尊严 | 目前国际社会认可最为广泛的照护内涵 |
| 邬沧萍 | 2011 | 照护是向由于生理、心理受损导致生活不能自理的失能老人,需要别人在日常生活中给予的广泛帮助,这种帮助包括日常照料与医疗护理等 | 我国首次对照护的内涵进行明确 |
| 宋岳涛、杨兵 | 2015 | 照护指为向患有慢性疾病或出于功能性损伤状态下生活不能自理的老人提供的持续服务,是主要包括生活照料、康复护理、精神慰藉、社会交往和临终关怀等综合性、专业化的服务 | 对照护的内涵进行进一步明确,与"养老服务"得以初步区分 |

结合以上阐释,提出在本研究中所称对失能老人进行或提供的"照护"与"照护服务"是指"由亲属或具有一定技能和资质的专业人员向失能老人稳定提供,包括生活照料、专业护理、精神慰藉、社会支持等在内的一系列带有照料性质和护理性质的行为与服务的统称"。这一内涵主要包括以下具体内容。

（1）照护的接受方：由于衰老、虚弱、慢性病、意外伤害等各种原因导致的先天或后天失能者、不能完全自理者、严重认知障碍或痴呆者，以及不再能够独立完成日常生活活动或功能的个体。失能老人在数量上是这类人群中最主要的组成部分，同时对照护的需求强度极高，因此是照护的最主要接受方。

（2）照护的提供方：根据照护内容侧重的不同，照护既可以由如失能老人的配偶、子女，以及其他亲属，甚至邻居、好友为主的非专业人员提供，也可以由护士、护工，以及其他有资质认可的专业人员或机构提供。

（3）照护的目的：对失能老人减弱或丧失的日常生活能力进行支持和补充，最大限度提升失能老人个体独立性、选择能力和活动功能，满足失能老人长期的生活帮助、护理、环境舒适和社会融合等方面的需求，保障失能老人在生活方面获得最大可能的独立、自主、参与、个人满足和人格尊严。

（4）照护的内容：照护是日常生活协助和部分健康服务的整合，一般来说，照护包括对失能老人基本日常生活活动进行支持等持续性服务，同时也包括护理、健康管理及各类支持性个体照料、心理支持和社会支持性服务。照护最核心的服务内容，以日常生活照料和医疗护理为主。

可见，照护既不等同于"养老服务"，也不等同于"医疗服务"和"护理服务"，这意味着照护是无法被失能老人可能需要的其他服务完全替代的。

## 二、正式照护与非正式照护的内涵分析及关系

基于本研究中照护的内涵，能够发现照护在目的、内容等方面多样且广泛，若要对失能老人照护问题进行研究，首先要将内

容较为丰富的照护按照一定的维度进行分类,以厘清和聚焦本研究的着眼点。

照护的重要特征和要求之一是服务的连续性必须得到保证。据此,与本研究所指照护,即长期照护(long-term care)。相对应的是短期支持型照护(short-term support),比较典型的如以义工和志愿者为主要提供者,向失能老人偶尔进行的照护活动;或仅在失能老人住院时,一些护工有偿为失能老人提供的照护。这种照护普遍持续时间短,稳定性差,因此不对该部分照护进行分析和讨论。

从服务时间长、连续性强的照护中,可按供给主体的不同分为非正式照护和正式照护。国际上对这两种照护的内涵阐述较为统一,国际劳工组织在2018年《针对照护工作与照护分工》的报告中指出:所谓非正式照护,是指大部分由配偶、子女、亲属等以亲情为基础无偿提供的照护服务;所谓正式照护,则是指由社会力量作为供给主体,提供的有偿照护服务。国内对这两种照护的内涵也较为明确,认为非正式照护是由家庭中的成员或亲朋好友等在家庭内部或居住社区提供不计报酬的照护服务;正式照护是由有一定资格的专业人员提供的有报酬的照护服务。可见,正式照护与非正式照护最主要的区别在于提供照护的人员身份不同以及是否有偿供给照护服务。基于这两种基本差异,本研究对非正式照护和正式照护在不同维度上的特点进行了比较,如表1-2所示。

表1-2 失能老人非正式照护和正式照护的特点比较

| 比较维度 | 非正式照护 | 正式照护 |
| --- | --- | --- |
| 照护者身份 | 配偶、子女、其他亲属、邻居朋友等 | 专业人员、团队或机构 |
| 照护费用 | 无偿提供 | 有偿提供 |

续表

| 比较维度 | 非正式照护 | 正式照护 |
|---|---|---|
| 照护地点 | 居家 | 居家、社区或机构 |
| 服务内容 | 普遍为一般生活支持类服务，有时亦能够提供一定程度的情感支持，服务内容与水平一般较为基础 | 具体照护内容根据照护人员的专业或资质进行提供，内容丰富，服务水平则取决于照护人员的专业技能水平 |
| 照护技能 | 普遍没有经过专业照护技能培训 | 经过照护技能培训并取得资质证明，具备较强的照护技术 |
| 维系基础 | 以亲情、责任、承诺为纽带 | 以付费后照护者承担照护责任的合约或契约为基础 |

按照照护地点的不同，可进一步将正式照护细分为居家照护、社区照护和机构照护。居家照护迎合失能老人希望在家中被照护的需求，是目前应用最广泛的正式照护，但服务内容相比其他两种较为基础和有限。社区照护的功能在于向居家照护提供更加丰富的照护内容支持，同时可以使部分失能老人照护工作向社区转移，既能减轻非正式照护者的照护负担，又可以为不想或不能入住照护机构的失能老人提供支持。但社区照护通常不支持失能老人长期居住，因此失能老人接受社区正式照护的方式一般是在居家和社区间循环往复。机构照护是服务内容最为全面的正式照护，其功能在于为社区照护难以承担的重度失能老人提供照护服务，是对居家与社区照护的补充。对于我国失能老人来说，机构照护虽然普遍具备更优质的照护环境以及更全面的照护内容，但更高的照护成本和部分失能老人及非正式照护者对机构照护质量的不信任使机构照护在实际失能老人照护工作中的比重并不高。

经由以上逻辑过程，本研究基于后续研究目标，搭建了以照护时长、照护主体、照护地点为维度的失能老人照护分类框架，如图 1-1 所示。

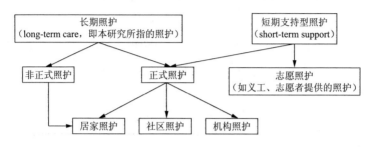

图1-1 照护的分类框架

根据这一框架不难发现，居家既是非正式照护的主要供给方式，同时也是正式照护的供给方式之一。正式照护与非正式照护在居家照护这一照护类别上，形成了互补与互替并存的关系。此外，由于非正式照护的供给主体——失能老人的家庭成员是照护工作的第一责任人，因此在居家照护中，正式照护的比重通常需要根据非正式照护力量进行调整。正式照护与非正式照护在失能老人居家照护中所呈现出的复杂关系，同失能老人个体及家庭特征的复杂性一并构成了本研究提出"正式照护资源在向居家失能老人进行分配时需要进行决策"这一研究假设的重要理论依据。

## 三、正式照护的"公共性"内涵分析

正式照护最为显著的特点之一是"有偿性"——只有通过购买和支付获得的照护才被称为正式照护。对于采用居家照护的失能老人来说,能够获取的正式照护通常包括两种:其一,是由失能老人自身或家庭全额出资,向专业照护人员或由社会资本主导的照护服务供给机构进行购买后由照护人员上门提供的正式照护,比如私人雇佣的护工或保姆等;其二,是由政府利用财政资金自主进行提供,或向社会资本主导的照护服务供给机构购买后,将所获得的正式照护资源按一定标准进行分配,符合标准或条件的居家失能老人可免费或支付一定比例的费用获取的正式照护,即政府主导购买和供给的正式照护。

需要居家失能老人自身或非正式照护者全额出资购买的正式照护,表现出了显著的"商品性"。所谓"商品性",是指这类正式照护在本质上成为了一种"用于交换的劳动产品"。"商品性"对这类正式照护产生的影响有两个方面:其一,部分失能老人由于贫困无力购买此类正式照护。尤其是在我国经济欠发达地区,处在"生活经济无来源、突患重病无钱医、生活孤单无人陪"的"三无"状态中的失能老人数量众多,"商品性正式照护"普遍较高的价格与居家失能老人较差的支付能力形成矛盾,削弱了这类正式照护的支持作用。其二,"商品性正式照护"的分配遵循价格机制这一天然调控手段,能够通过价格对供给与需求进行匹配,居家失能老人可以完全根据自身意愿、支付能力及判断服务内容是否符合自身需求决策是否购买,同时失能老人对部分照护内容的需求又通常是刚性的,降低了其他各类因素对"商品性正式照护"需方和供方进行匹配的影响,在一定程度上提升了"商品性正式照护"的分配效率。

与"商品性"相对,由政府主导购买和分配的正式照护则表现出明显的"公共性"或"准公共性"。对这类正式照护"公共性"的内涵,可以从两个方面来进行理解:其一是从此类正式照护通常作为"公共服务";其二是政府在购买或获取正式照护时通常利用"公共财政"。

公共服务是指由政府、公共组织或经过公共授权的组织提供的具有共同消费性质的服务,其具有使用上或消费上的非竞争性和受益上的非排他性,包括纯粹公共服务及准公共服务。非竞争性是指一部分人对公共服务的使用不会影响另一部分人对公共服务的使用,利用公共服务的人不存在利益冲突。非排他性是指公共服务在应用过程中产生的利益,不能为某个人所专有。对于由政府主导购买和分配的正式照护来说,其公共服务属性中的非竞争性主要表现在不同失能老人之间在申请和获取此类正式照护时是不存在利益冲突的,非排他性表现在这类正式照护的受益者是宏观意义上的失能老人群体,而非个别失能老人。

公共财政是一种政府为社会提供公共产品与公共服务的分配行为。公共财政的收入来源于社会的公共收入,如税收。正是因为公共财政"取之于民",因此在支出时强调"用之于民"。由政府利用公共财政购买和分配的正式照护带有公平性和公益性特征,即目标是尽可能满足所有失能老人的基本照护需要,在失能老人照护工作中体现社会保障和公共福利的作用。由于公共财政具有弥补市场失灵的功能,因此由政府主导购买和分配的正式照护亦能够对"商品性正式照护"的局限性进行补充,成为支持失能老人居家照护的重要力量。

"公共性"是由政府主导购买和分配的正式照护带有的重要属性,这一属性使该类正式照护难以像"商品性正式照护"那样通过价格机制调节分配效率,且对分配公平性要求更高。为了保障这类正式照护能够向居家失能老人合理地进行分配,就必须加入以制度或法律为保障的分配标准及决策、审核流程,通过设立准入机制来对此类正式照护的需方进行筛选，避免由于该类正式照护免费或较低的自费支付价格造成滥用和浪费。

### 四、界定"公共正式照护资源"的内涵

综合对照护、正式照护以及其公共性的内涵分析，结合照护服务本身即是社会中的一类服务资源这一通识，界定本研究中"公共正式照护资源"这一表述的内涵为：公共正式照护资源是一种由政府、公共组织或经过授权的社会组织，利用以税收为代表的公共财政向个人或社会照护服务供给单位购得之后，再向失能老人进行分配的正式照护。失能老人在获取公共正式照护资源的过程中，可能是免费的，也可能需要支付一定比例的费用。公共正式照护资源具有正式照护的一般属性，也具备公共服务的社会性以及在社会保障体系中的功能。

从以下方面进一步对"公共正式照护资源"的内涵进行说明。

（1）公共正式照护资源的目的：为失能老人提供持续性照护服务与支持，减轻因照护不足或无力照护造成的失能老人个体与非正式照护者照护负担。

（2）公共正式照护资源的内容：是各项具体的正式照护服务或由各项具体正式照护服务组合而成的服务包，包括由正式照护者提供的持续性生活照料、专业护理、活动与心理支持等服务。

（3）公共正式照护资源的需求方：直接需求方为由于衰老、虚弱、慢性病、意外伤害等各种原因导致不再能够独立完成日常生活活动或功能的老年人。非正式照护者为由于承担照护责任，而成为公共正式照护资源的间接需求方。

（4）公共正式照护资源的供给主体：直接对接失能老人照护

工作的供给主体一般为护工、护理员、护士等具备正式照护能力的正式照护者，或对照护资源进行统一管理调配的照护机构。政府、公共组织或经过授权的社会组织利用公共财政购买产生了公共正式照护资源，故为公共正式照护资源的间接供给主体，同时也承担着对公共正式照护资源进行管理的责任。

（5）公共正式照护资源的性质：①非竞争性。符合相同标准的失能老人，在纳入公共正式照护资源覆盖范围后所获支持是基本相同的。②非排他性。公共正式照护资源旨在向失能老人这一群体提供支持，而非某一名失能老人个体。③有限的社会福利性。公共正式照护资源通常在给付方面具有一定的选择性，同时在分配时可能需要失能老人自主缴纳少部分费用。

（6）公共正式照护资源的其他特点：①总量有限。公共正式照护资源难以因政府、社会组织或经过授权的公共组织在大量投入公共财政后迅速且无限地产生。②分配过程依赖资源供给主体调控。公共正式照护资源并不能通过市场机制自主调节分配公平与效率，无法通过价格对供需双方进行合理匹配。③被滥用和浪费的风险较高。公共正式照护资源具有获取成本低，服务持续性强等优势，容易遭到浪费和滥用，造成资源碎片化和投入低效，资源的作用与功能难以发挥，最终丧失其应有价值。

## 第二节　公共正式照护资源的来源与具体形式

由于第一节界定出的公共正式照护资源内涵相对概念化，不利于对其进行深入研究，因此需要对公共正式照护资源从来源与形式两方面进行具化，以便在居家失能老人照护系统中更加具体地勾勒出公共正式照护资源的内容。

**一、公共正式照护资源的来源**

由于公共正式照护资源普遍利用公共财政购买并进行分配，这使得公共正式照护资源在政府及公共组织的管理和调配下，实质上成为了社会保障的一部分，故可从社会保障制度框架中，分析符合公共正式照护资源内涵的资源来源。

社会保障主要包括社会保险、社会救济、社会福利、社会优抚和社会互助等内容。在不同国家的社会保障制度下，社会保障的具体内容也会发生变化。我国社会保障系统框架在设计上主要包括社会保险体系、社会福利体系以及社会救济体系。需要说明的是，不同研究对"社会优抚"这一社会保障内容在我国社会保障系统框架设计中是否应该独立于社会福利体系之外的看法不一致，但由于社会优抚所包含的内容与本研究的关系并不紧密，故本研究将其作为社会福利体系的一部分，未独立列出。根据文献资料的提示，在我国社会保障系统中，3种社会保障体系中的各种社会保障内容是在政策与财政支持下，分为资金保障和服务供给两种形式，由社区基层落实得以实现。如图1-2所示。

可见，与失能老人个体特征相符，且与居家失能老人照护工作相关的社会保障内容，主要包括社会保险体系下的养老保险、医疗保险，社会福利体系下的老年人社会福利、残疾人社会福利，对于一些经济条件较为困难的失能老人来说，其社会保障可能涉及社会救济体系下的城市居民最低生活保障。但是城市居民最低生活保障在形式上不同于公共正式照护资源采用服务供给的给付形式，而是现金给付的形式，故不将其视为公共正式照护资源的来源。

作为这一社会保障系统中的一部分，公共正式照护资源虽然

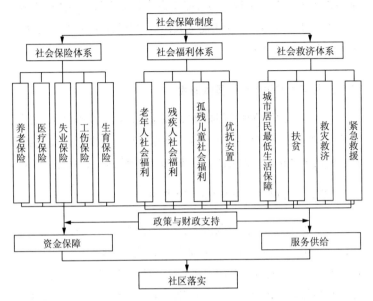

**图1-2 我国社会保障系统框架示意图**

在筹集阶段利用了公共财政，但是在给付形式上为具体的照护服务，这使公共正式照护资源的来源在我国社会保障系统框架下可跨越不同社会保障体系。首先，医疗保险、养老保险作为一种由政府以统筹分配形式运行的费用型社会保障，可作为政府在购买照护服务时所利用"公共财政"的组成部分，进而成为公共正式照护资源的来源；其次，政府直接支持的老年人社会福利、残疾人社会福利等采用服务供给形式的社会保障内容，与公共正式照护资源的内涵契合，能够成为来源；此外，围绕我国基本社会保障系统框架，以残疾人联合会为代表的社会组织，以及接受众筹资金向失能老人群体提供照护服务的合法公共授权组织，能够提供上门照护服务的社区卫生服务中心甚至由公共财政支持开展居家照护服务的医疗机构,均可能作为公共正式照护资源的来源。可以说,随着我国对居家失能老人照护问题的不断重视,公共正式照护资源不仅会在形式上不断丰富,其来源也会得到拓展。

**二、公共正式照护资源的具体形式**

结合公共正式照护资源的内涵及来源,以文献资料和二手资料为基础,列举并阐述4种目前我国存在且支持失能老人居家照护工作的公共正式照护资源形式及其发展现状作为实例进行描述。

(一)针对"五保"失能老人的照护服务

"五保户"是指符合我国《农村五保供养工作条例》中所规定的"五保"供养对象,包括老年人、残疾人和未成年人。"五保"老年人大量存在于我国农村地区,对这部分老年人来说,"五保"是指保吃、保穿、保医、保住、保葬。现行《农村五保供养工作条例》于2006年3月开始实施,规定能够享受"五保"待遇的失能老人为无劳动能力、无生活来源又无法定赡养、抚养、扶养义务人,或者其法定赡养、抚养、扶养义务人无赡养、抚养、扶养能力的老年人或老年残疾人。在供养内容方面,明确提出了要"对生活不能自理的供养对象进行照料"。在相当长的一段时间里,由于"五保"失能老人没有非正式照护者,农村较为落后的基本条件不能够支持居家照护服务,开展正式照护的资金与配套资源严重不足等原因,大量"五保"失能老人只能依靠集中托养获得正式照护。但随着我国在全国范围内大力推动脱贫攻坚工作和乡村振兴战略,对丰富农村"五保"失能老人居家照护内容与形式的探索已愈加丰富。浙江省、江西省的部分农村地区,通过健全村委会功能,逐渐形成了"政府补助、村级支持、社会捐助、自我发展"相结合的农村照护系统,对有限的农村照护资源集中管理分配,逐渐将城市地区的居家照护模式向农村拓展,基于农村环境打造"家院互融"、房屋老年公寓化改造等组合照护方式,让"五保"失能老人也逐渐可以享受到如经培训的照护人员提供的日间照料、送餐上门等较为基础的居家照护。用于开展这类"五保"失能老人照护工作的照护资源几乎完全依赖政府补助和村委会进行统筹、管理与分配,"五保"失能老人自身无需付费,故属于公共正式照护资源。

(二)长期护理保险

长期护理保险是最为典型的公共正式照护资源。我国虽然尚未建立国家层面的长期护理保险制度,但截至2020年,国内共计两批长期护理保险试点城市已达到49个,覆盖东、中、西三大区域,参保人数约1.08亿人,基金支出131.4亿元,累计享受待遇人约136万人,呈全面推进之势。我国各试点城市普遍从医疗保险基金账户这一公共财政中拨付一定比例的资金作为长期护理保险运作的基金。在照护服务来源方面,一般由医保部门利用筹集到的公共资金向第三方照护服务供给机构购买。在服务分配和配置方面,通常由卫生行政部门设立相关标准,以社区卫生服务中心中的家庭医生或民政部门委托的第三方评估机构对老年人进行照护需求评估,进而确定照护服务等级,分配相应的正式照护服务。

从照护资源筹集到分配的过程来看,长期护理保险符合公共正式照护资源的内涵。根据国家医保局和中国银保监会公开文件中的数据,目前试点长期护理保险制度的城市中有近70%长期护理保险待遇的受益者通过居家方式获取长期护理保险覆盖下的正式照护服务，可见当下我国长期护理保险的支持重心集中在居家照护方面。由于相关制度和法律尚未能够在国家层面对长期护理保险的筹集、分配和管理进行统一，而主要依靠地方自主探索，因此在实施层面，长期护理保险这种公共正式照护资源被浪费和滥用的风险更高。长期护理保险究竟是否能够在根本上解决我国居家失能老人的照护问题，我国究竟该如何合理发挥长期护理保险对居家失能老人的照护支持作用，均是长期护理保险作为公共正式照护资源在未来发展过程中必须回答好的问题。

（三）社区嵌入式照护服务

嵌入式照护是近年来新兴的失能老人照护形式，这一照护形式实质上是在社区层面对居家照护、社区照护与机构照护进行了整合。社区嵌入式照护通常以社区为载体，以资源嵌入、功能嵌入和多元运作方式嵌入为理念，整合周边照护服务资源，为失能老人提供"大带小、小到家"的正式照护，进而对失能老人居家照护工作提供支持。社区嵌入式照护的开展有两种形式，一种是由政府财政补贴作为资金支持，社区负责整合人力、护理资源等照护服务资源，同时引入其他社会组织进行嵌入式合作，居家失能老人可通过长期护理保险报销或自付小部分费用进入嵌入式照护中心或居家获取到各类照护服务；另一种则是由营利性照护机构在社区设置服务点或兴建小型照护机构，有需要的居家失能老人可以通过付费进行"点单式"正式照护或日托、喘息照护。显然，由政府财政补贴支持的社区嵌入式照护服务即属于典型的公共正式照护资源。

目前我国社区嵌入式照护的发展瓶颈在于难以对中、重度失能老人形成更有力的照护服务支持，且不同社区对嵌入式照护的功能理解不同，由于我国社区嵌入式照护机构普遍对所有老年人开放，一些社区最终将其转变成了老年人活动中心或老年人日托中心，逐渐丧失了提供正式照护服务的功能。并且，嵌入式照护需要较大的资金和资源维持包括土地、人力等照护资源，这对部分经济条件较差的低级政府来说难以实现。在我国较为经济水平发展欠佳的城市，一些社区能够分配的公共正式照护资源，依然停留在依托政府资助和社区自主筹资，与就近照护机构合作开展内容较为有限的正式照护。

（四）重度残疾老人照护服务

并非所有失能状态都是在进入老龄阶段后发生，部分老年人由于先天或后天残障，在进入老龄阶段之前就已经处于失能状态。虽然我国目前尚未对失能老人这一群体的照护问题施行独立条线管理，但残障群体却在我国健康卫生和社会保障领域一直相对独立，持有《中华人民共和国残疾人证》的残疾老人，绝大部分依赖以残疾人联合会为代表的社会组织对其照护服务、健康服务进行管理。《关于印发〈关于加快发展残疾人托养服务的意见〉的通知》（残联发〔2012〕16号）、《关于印发〈残疾人托养服务基本规范（试行）〉的通知》（残联发〔2013〕20号）以及《"十三五"残疾人托养服务工作计划》（残联发〔2016〕29号）等多项政策文件中均对残障人士居家照护和机构照护进行了明确规划。目前我国大部分地区都在地方残疾人联合会的组织管理下，施行了针对持证重度残障人士的居家照护服务。这种照护服务与长期护理保险覆盖下的照护服务类似，一般是由财政专项资金从社会照护机构处购买，并向符合条件的持证重度居家残障人士进行分配。当残障人士进入老年阶段，一些试行长期护理保险的城市会将这部分残疾老人纳入长期护理保险体系，部分城市规定残疾老人可同时享受长期护理保险和重残照护服务支持，未发展长期护理保险的城市则通常继续利用重残照护服务继续对残疾老人进行覆盖。作为一种由社会组织利用专项财政资金购买和分配的正式照护，由残疾人联合会进行筹集与管理的重度残疾老人照护服务亦可被视为一种公共正式照护资源。

至此，公共正式照护资源的内涵、来源、形式均已明确。能够看出，公共正式照护资源目前在我国仍处于发展初期，虽然投入在逐年增加，但在资源质量、功能、管理方式等方面均还存在较大的研究、优化与发展空间。近年来我国加快进入深度老龄化社会，社会失能老人照护压力愈发增大，公共正式照护资源若要在未来我国居家失能老人照护体系中充分发挥作用，必须进一步明确公共正式照护资源在失能老人居家照护中的作用与功能，拓展公共正式照护资源形式与来源的同时，使分配管理公共正式照护资源的能力与资源发展相适应，避免资源浪费和盲目发展带来的不良后果。

## 第三节　公共正式照护资源的价值与面临的挑战

### 一、公共正式照护是支持失能老人居家照护的重要资源

支持失能老人居家照护，重点在于向承担居家失能老人主要照护责任的非正式照护者提供支持。非正式照护在"孝"文化及我国传统家庭责任观念的影响下一直是居家照护工作的主力。但随着社会人口结构、婚姻观念等因素的改变，家庭结构的日益小型化与核心化使越来越多的居家失能老人难以依靠家庭成员获取

非正式照护。同时,非正式照护者面临着包括经济层面、身体与心理层面、社会参与层面的多重照护负担,失能老人所需照护服务的长期性和连续性常使非正式照护者自身生活与健康状态受到严重影响,"一人失能,全家失衡"的情况在失能老人家庭中普遍存在,使得非正式照护的提供变得愈加困难。此外,失能老人除了具备和普通老年人相同的基本生活照料需求之外,由于其更差的健康基础和因失能被放大的健康风险,使得失能老人经常需要专业护理服务的支持,这对失能老人照护工作提出了更高要求,照护知识和技能薄弱的非正式照护者无力完全承担居家失能老人的照护工作。在以家庭为主体的非正式照护愈发难以持续照护失能老人的背景下,由专业照护人员有偿提供的正式照护,就成为支持非正式照护者的重要力量。

无论是从完善我国失能老人长期照护体系的角度,还是对失能老人及其非正式照护者而言,费用经济、服务供给持续性稳定的公共正式照护是支持失能老人居家照护的重要资源。相比需要失能老人家庭全额出资购买的正式照护,公共正式照护资源由于政府主导筹资及购买,通常仅需失能老人家庭支付少部分费用,甚至可能免费获得。对大量家庭经济条件难以持续支付费用雇佣护工,更无力入住照护机构的失能老人来说,获取公共正式照护资源支持是降低居家失能老人非正式照护者负担的最重要途径。从德国、芬兰等老龄化程度较高、失能老人长期照护服务体系建设较为完备的发达国家经验来看,灵活运用政府力量向失能老人及非正式照护者提供从经济到社会的多方面支持,是引导与发展居家照护的关键,公共正式照护资源弥补了居家照护缺乏专业照护力量支持这一弱点,在失能老人居家照护服务"社会化"和"去机构化"进程中发挥着突出作用。此外,相比供给方式商业化的正式照护，居家失能老人及非正式照护者对公共正式照护的服务质量更加信任，更加放心公共正式照护的照护人员上门进行服务，使公共正式照护更容易被失能老人家庭所接受。我国若要进一步完善失能老人长期照护体系，夯实居家照护这一失能老人长期照护体系中的基础，必须充分重视公共正式照护资源在失能老人居家照护中的支撑作用，持续提升公共正式照护资源的分配效率，以对居家失能老人及非正式照护者提供更有力的支持。

**二、当前我国公共正式照护资源分配决策面临诸多挑战**

公共正式照护作为支持居家失能老人的重要社会资源，必须谨慎地对其分配过程进行管理。我国失能老人长期照护资源在总量上一直存在缺口。以照护人员为例：部分研究认为，若按照每3名失能老人需要1名照护人员进行推测，那么我国目前对照护人员的需求缺口至少有一千万。能够进入公共正式照护资源范畴向居家失能老人提供服务的照护人员必然更为紧缺。此外，我国尚未形成国家层面的长期护理保险制度，各长期护理保险试点城市对长期护理保险的筹资方案尚处于探索阶段，大多数试点城市从社会医疗保险基金中划出一定比例资金维持长期护理保险运转，这意味着用于发展公共正式照护资源的资金也十分紧张。公共正式照护资源所带有的社会保障性质，对分配时的公平性提出了更高要求，公共正式照护须尽可能对需要该资源的群体进行覆盖。但公共正式照护资源具有的非营利性，又使其难以通过价格机制提升资源分配效率，需方获取公共正式照护的代价普遍较低，造成公共正式照护资源被浪费和滥用的风险更高。

决策是管理活动的核心。能否通过合理决策对有限的公共正式照护资源进行科学分配，一方面决定着公共正式照护资源的可持续性，另一方面也决定着公共正式照护资源能否切实发挥支持失能老人居家照护这一价值。然而，目前我国在决策公共正式照护资源如何进行分配方面存在诸多问题。这些问题不仅会损害公共正式照护资源的可持续性，也会使公共正式照护资源在我国建设失能老人长期照护体系中的作用发挥受限。具体有如下几点表现。

第一，分配公共正式照护资源的决策标准尚未明确。现阶段我国在实践层面对失能老人与普通老年人在特征及需求方面的差异还未形成共识的认知，从顶层设计到具体操作也缺乏针对失能老人的特异性管理手段，对最需要公共正式照护资源支持的失能老人群体依然缺乏统一的识别标准和足够灵敏的识别能力。这导致在公共正式照护资源分配决策时无法对居家失能老人的规模进行宏观层面的准确判断，也就无法将公共正式照护资源对准居家失能老人进行分配。

第二，决策分配公共正式照护资源的过程较为粗放。我国一些城市在对公共正式照护资源分配进行决策时，只需要受益对象符合几项基本条件就决定分配，工作人员以完成工作任务为核心，缺乏需求导向，使本就有限的公共正式照护资源在分配时"大水漫灌"，资源过度分散造成对居家失能老人的支持力度下降，加大了资源浪费的风险。一些城市在试行长期护理保险制度时，采用照护需求评估的方式对分配公共正式照护资源的过程进行决策，但使用的评估工具普遍较为简单，对资质考察维度不全面，评估过程的质量难以控制，存在较大的道德风险，评估结果对服务分配的指导力不强，使照护需求评估不能充分发挥公共正式照护资源分配的"守门人"作用，提高了资源被滥用的风险。

第三，主导公共正式照护资源分配的决策主体功能与责任尚不明确。我国在失能老人照护领域政策的制定、实施和管理长期分属卫生健康、民政、劳动与社会保障、残疾人联合会等众多部门，各部门对失能老人照护资源难以统筹，资源分配理念与目标不一致，事权不统一，导致公共正式照护资源分配碎片化，效率低下。公共正式照护资源在基层的分配过程中亦缺乏全面和有力的依据与信息支持，以家庭医生为代表的，能够在公共正式照护资源具体分配环节进行决策与发挥引导功能的各相关方，目前或缺位错位，或功能发挥不足，使决策公共正式照护资源分配时与居家失能老人及其非正式照护者常存在严重的信息不对称情况，资源分配精准性下降，供需错位情况频发，导致我国公共正式照护资源只能长时间维持"低水平的广覆盖"，难以切实改善亟须照护资源支持的居家失能老人照护状态，公共正式照护资源的公平性受到影响。

随着我国经济不断发展，社会保障水平不断提升，公共正式照护资源的价值将不断提高。如果仅单方面在"量"上发展和丰富公共正式照护资源，而不对其分配中存在的决策与管理问题进行思考和解决，不仅会使公共正式照护资源难以为继，更会造成社会层面支持失能老人居家照护的力度减弱甚至丧失，在我国建设以居家照护为基础的失能老人长期照护体系进程中留下隐患。

### 三、优化决策模式是促进公共正式照护资源合理分配的迫切需求

对公共正式照护资源进行分配的实质，是参与公共正式照护资源分配的相关方在面对特征和诉求复杂多样的居家失能老人时，通过对多种情境、特征等信息的收集和判断，从各种公共正式照护资源备选分配方案中，选择最适宜分配方案的过程。我国在公共正式照护资源分配中产生的诸多问题，很大一部分原因是目前

我国决策公共正式照护资源合理分配的模式仍不完善，难以准确回答由谁或哪些组织来主导公共正式照护资源分配决策、决策出合理的公共正式照护资源分配方案需要哪些信息、如何防止各类因素干扰决策公共正式照护资源分配的准确性等多个关键问题，也就难以产生切实符合居家失能老人真实情况及照护需求、充分发挥公共正式照护资源对居家失能老人及其非正式照护者支持作用的高质量决策，致使公共正式照护资源在实际分配时缺乏科学、精准的导向。

在居家失能老人照护需求日益多样，居家失能老人及非正式照护者在个体特征、照护意愿等多方面差异较大的背景下，影响公共正式照护资源分配合理性的因素更加复杂，对公共正式照护资源分配决策模式进行优化的需求更为紧迫，这主要是由于以下因素。

第一，流程简单的传统决策模式已经不能适应对公共正式照护资源进行合理分配的要求。随着公共正式照护资源质量逐步提升，价值不断提高，在分配时从"广覆盖"向"针对性"转型，服务内容从"保基本"向"个性化"转型，流程简单的传统决策模式往往刻板地将并不全面、规范的相关标准作为决策依据，决策流程僵化，难以做到以居家失能老人照护需求为导向决策公共正式照护资源分配。

第二，由单一主体进行决策已经难以做到合理分配公共正式照护资源。我国长期以来在社会照护资源分配过程中奉行"谁提供谁管理"，目前没有能够将失能老人照护服务整合并集中管理的独立职能部门，一方面不同来源的公共正式照护资源在分配时面对的对象存在重叠，另一方面同一种公共正式照护资源的管理方亦可能非常多元，不同的决策主体之间又缺乏联系和协调沟通机制，经常发生决策冲突；且单一决策主体很难做到在面对复杂多样的居家失能老人情况时依然保证理性分析和决策，加大了公共正式照护资源分配失准的风险。

第三，缺乏对决策结果的评价与反馈。现行公共正式照护资源分配模式往往在完成一次决策后终止，缺乏对决策结果的评价以及对居家失能老人及非正式照护者接受分配结果后的随访、质量考察及其他配套工作，导致决策主体与决策客体逐渐脱节，"核查""复评"等环节未能充分发挥作用。不去及时了解居家失能老人及非正式照护者的实际处境，不能反思每次决策后公共正式照护资源的实际分配情况，那么我国公共正式照护资源分配决策模式就难以随居家失能老人照护需求的丰富不断优化决策质量。

完善的公共正式照护资源分配决策模式不仅是进一步发挥公共正式照护资源功能的要求，也是促进我国社区层面失能老人健康管理的实际需要。在我国愈发强调社区治理主体多元化、目标过程化及内容扩大化的大背景下，必须以优化决策模式为重点，确保公共正式照护资源能够在社区层面以居家失能老人及非正式照护者的需求为导向高效分配，提升公共正式照护资源分配决策质量。进而使居家失能老人获得适宜照护，减轻非正式照护者负担，提升失能老人家庭发展力，推动我国失能老人长期照护体系高质量建设。

# 第二章
# 公共正式照护资源的研究现状

## 第一节 公共正式照护资源筹集的研究现状

本研究分析了自 2010 年以来 303 篇国内（检索并获取于中国知网）和 99 篇国外（检索并获取于 Web of Science）涉及失能老人照护资源分配决策以及照护服务的相关研究文献。从研究主题和主要内容来看，这些研究涉及失能老人照护政策演变及照护制度发展研究、照护服务供需关系研究、我国不同地区以及国内外典型照护方案的对比和经验借鉴研究、政府购买照护服务或养老服务的可能存在风险研究、失能老人非正式照护者照护压力与负担研究、对特殊原因导致失能的老年人进行护理内容实践和效果评价的研究等诸多方面。针对如何合理分配公共正式照护资源这一问题，结合本研究中公共正式照护资源的内涵，围绕"资源筹集—资源分配—分配结果执行"环节，目前国内外研究主要涉及 3 个方面：其一是筹集公共正式照护资源方面的研究；其二是居家失能老人公共正式照护需求影响因素的研究；其三是对公共正式照护资源分配与供给方式进行优化的研究。

针对公共正式照护资源筹集方面的研究普遍从筹集照护资源

的主体、内容以及途径3个方面展开。

**一、政府是重要的资源筹集与管理主体**

绝大多数研究认为，政府作为社会保障体系的建设者及管理者，应当成为社会照护资源的筹集主体，从拓宽购买照护资源的资金筹集渠道和丰富照护资源的内容方面，维持公共正式照护资源的持续性。但近年来，一些学者逐渐意识到单纯依赖政府力量对社会照护资源进行筹集，依靠政府财政对失能老人照护服务进行支持，实质上难以满足在数量上快速增长、对服务内容偏好愈发多样的失能老人的照护需求，学界在重新审视政府在社会保障体系中作用的基础上，开始强调应当更加突出政府在照护资源筹集过程中的管理功能而非对资源的"搜寻"功能。尤其针对政府购买照护服务的筹资问题，部分研究在综合国内外失能老人照护服务筹资经验的基础上提出：在我国，政府应避免成为失能老人照护服务的唯一筹资主体，而是应该引入包括社会资本、社会与民间组织甚至失能老人家庭在内的多个筹资渠道支持正式照护资源。例如，在对长期护理保险这一典型的公共正式照护资源筹集问题上，一些研究认为我国应该适当借鉴美国Medicare（联邦医疗保险）的筹资模式，提升商业保险和个人支付在社会照护服务筹资中的比例，缓解政府的财政压力。这类观点在实质上，亦是希望在失能老人照护服务领域，将公共正式照护资源维持在适宜的比例，避免造成政府主导的公共正式照护资源在照护市场中占比过高，挤压社会资本开展照护服务的空间，最终造成政府被迫成为照护服务资源的唯一筹集和供给主体，社会财政难以承受照护失能老人带来的负担。

## 二、整合型照护服务包是资源的主要内容

从筹集公共正式照护资源的内容来看,无论是国内还是国外,以政府出资购买为主所筹集的公共正式照护资源,依然以提供具体照护服务为主,只是在照护服务的具体内容上有所差别。因此所谓公共正式照护资源的内容,一般来说是由不同照护服务内容组合起来的对应不同特征失能老人的照护服务包。不过2008年以来,以瑞典、西班牙、意大利、法国等为代表的欧洲国家,关注到了应该对失能老人非正式照护者进行支持的重要性,因此在公共正式照护资源中,加入了为非正式照护者提供现金补贴这一内容。一些研究认为,随着失能老人照护体系日臻完善,单纯增加失能老人照护服务项目与内容,一方面对非正式照护者照护压力的减轻已经十分有限,另一方面难以持续调动非正式照护者采用居家方式照护失能老人的积极性。我国一些研究从社会保障和福利经济学的角度,对以现金补贴形式支持失能老人照护服务进行了讨论,但普遍认为目前在我国实施这一策略的条件尚不成熟。主要的阻碍因素包括目前我国失能老人照护工作的质量监管体系和惩戒措施仍不完善;正式照护服务和非正式照护服务之间还尚未形成高效联动;正式照护服务发展尚不充分;以及从我国目前失能老人照护工作开展的宏观条件来看,现金补贴更加容易诱发非正式照护者道德风险等。可以合理预测,在相当长的一段时间里,我国公共正式照护资源的主要内容,依然会以各类具体的正式照护服务项目和照护服务包为主。

## 三、社会保险是筹集资源的重要途径

从筹集公共正式照护资源的途径来看,将保险作为失能老

人正式照护服务资源主要筹集途径这一结论,已经在各类研究中达成共识。尤其是自 2015 年来,探索建立符合我国实际的长期护理保险制度以提升失能老人照护资源筹集的持续性,成为我国失能老人照护研究领域的重要主题。国外由于长期护理保险制度发展较早,且长期护理保险在发展初期就在国家立法层面确定下来,配套政策和措施发展较为完善,因此公共正式照护资源筹集途径非常稳定。比如德国作为世界历史上第一个以法律形式确定社会保险制度的国家,其长期护理保险制度最早可以追溯到 1957 年,至今已经发展 60 余年,其间经历 4 次重大改革,目前已经成为国家强制性长期护理保险制度成功实施的代表。国外研究普遍以福利多元主义理论为指导,认为即使在高福利国家,以税收为主筹集公共正式照护资源亦有承载极限,多元渠道筹集照护资源是完善社会照护体系的必由之路。相比之下,我国以保险作为照护资源筹集途径的探索起步较晚,顶层设计亦不充分,在执行流程上不同地区的随意性和差异性较大。我国第一批长期护理保险试点始于 2017 年,一些研究认为,目前我国公共正式照护资源筹集途径在管理上较为混乱,公共正式照护资源筹集途径的独立性和稳定性不佳。近年来,国内一些研究认为我国长期护理保险应尽快脱离医疗保险走向独立,或者与商业保险结合进一步增强其社会性。然而,部分研究亦对我国长期护理保险脱离医疗保险后,可能导致缴费失能老人数量骤减和可持续性受挫等风险表示担忧。长期护理保险固然是筹集公共正式照护资源的重要途径,但从全国层面来看,长期护理保险制度在我国的试点城市依然不多,实践层面的经验尚浅,在我国尝试以保险形式筹集照护资源,在政策优化、机制设计、配套措施研制层面仍然有较大的研究空间。

## 第二节 居家失能老人公共正式照护需求的研究现状

对居家失能老人公共正式照护需求的研究是国内失能老人照护领域的研究热点之一，目前国内外相关研究主要分为两类：一是通过调查研究，搜索分析居家失能老人公共正式照护需求及影响因素；二是根据多样的影响因素，研制评估居家失能老人公共正式照护需求的各类工具。

### 一、探索需求影响因素的研究趋于饱和

国内外居家失能老人公共正式照护需求及影响因素的相关研究普遍以实证研究为主要研究方法，一般通过标准量表或自研问卷对小范围地区一定数量的失能老人进行调查，也有部分以访谈方式进行定性研究。且无论是国内还是国外，这类研究已经得出了一些较为一致的结论，如对于绝大多数居家失能老人来说，相比于专业护理，需求基础生活类照护的比例更高；影响居家失能老年人公共正式照护需求总量的因素主要包括失能程度、生理与心理健康状态、个人与家庭经济情况、目前能够获取的社会支持情况等；个体失能程度显然是影响居家失能老人公共正式照护需求强弱的关键因素，但最终决定需求内容的因素会因为失能老人其他特征发生较大变化。这类研究虽然为研究者了解不同地区失能老人公共正式照护需求及影响因素提供了数据支持，亦在一定程度上指导了失能老人公共正式照护内容的拓展和发展。但是，一些居家失能老人公共正式照护需求影响因素实际上难以进行干预和改变，即使了解这些因素，也难以通过政策或直接措施逆转照护结果。因此目前除了一些学者会对外部环境较为特殊的地区

继续进行居家失能老人公共正式照护需求影响因素的探索之外，类似研究已经基本趋于饱和。

**二、研制需求评估工具的研究数量丰富但存在局限**

由于我国目前积极开展对长期护理保险制度的探索，而需求评估是长期护理保险制度中不可或缺的环节，因此居家失能老人公共正式照护需求评估工具的研制成为近年来国内失能老人照护领域的研究重点之一。相较于国内，国外由于已经基本完成了长期护理保险的制度建设，居家失能老人公共正式照护需求评估工具已经在国家和立法层面得到统一和确定，如日本的《要介护认定调查表》、韩国的《老年护理对象等级认定调查表》、澳大利亚的《老年照护评估项目调查表（ACAP）》等。由于相关工具内容成熟，应用时间较长，且与长期护理保险制度联系紧密，进行大幅度变动带来的成本与风险较高，对失能老人居家照护体系运行影响较大，故国外研究中，研制居家失能老人公共正式照护需求评估工具的专题研究相对较少。

我国居家失能老人公共正式照护需求评估工具的研究，一方面在于综述国外相关或类似工具的维度、条目及评分标准，以求进行借鉴；另一方面则是自主通过结合理论与实践推演，研制全新的居家失能老人公共正式照护需求评估工具包，并采用实践数据验证的方式，对居家失能老人的公共正式照护需求进行推测和识别。这类研究的基本脉络普遍以影响失能老人公共正式照护需求最主要的因素——失能程度为切入点，以此为核心构建起"失能程度—健康状况—照护需求"这一逻辑链，然后以《国际功能、残疾和健康分类》（ICF）框架为基础，从失能老人身体结构与功能、健康状况、活动情况、社会参与、环境因素和个体因素等维度，对居家失能老人个体状况进行较为全面的考察，并借助国外成熟的调查量表对这些情况进行测量。这些成熟量表包括用于测量失能程度的日常生活能力量表（ADL）或工具性日常生活活动功能量表（IADL）、用于测量生命质量的 SF-36 量表以及用于测量老年人心理健康的 GHQ-12 量表等。目前国内相关研究的问题在于，最终制作出的评估工具较为机械，一些工具包中的量表过度照搬国外，部分条目在我国难以获得准确结果；一些评估工具在调取研究数据层面虽然信效度较高，但真正应用于实践的可行性较低。同时，这类研究普遍与公共正式照护资源分配全流程的工作实际较为割裂，这导致虽然一定程度上回答了"用什么进行居家失能老人公共正式照护需求评估"这一问题，却普遍忽略了"由谁进行评估""如何开展评估"以及"评估后如何推动公共正式照护资源精准供给"等其他关键问题。从一些理论研究结果所反映出的我国实际情况来看，目前我国试行长期护理保险制度的试点城市所采用的需求评估工具普遍也存在类似的问题。可见，国内研制居家失能老人公共正式照护需求评估工具的相关研究，虽然在数量和研究体量上较为充分，但局限性亦同样明显。

## 第三节 公共正式照护资源分配与供给方式的研究现状

居家照护、社区照护和机构照护是失能老人获取照护服务最主要的 3 种方式，因此当政府筹集到正式照护资源后，亦按照以上 3 种途径向失能老人进行分配。但是随着失能老人照护需求愈加丰富以及对非正式照护者健康状况与生活状态的关注，学界对失能老人照护模式进行改良和拓展的研究也逐渐增多。针对优化失能老人公共正式照护资源分配方式的相关研究主要有两类：一类是在保持居家、社区和机构照护的基础上,强调重新审视正式照护与非正式照护之间的关系,从正式照护与非正式照护在失能老人照护工作中的功能角度进行照护方式优化的研究;另一类是试图拓展居家、社区和机构照护这3种基本照护方式内涵,探索如喘息照护、扶助式照护等新型照护方式及实践效果的研究。

## 一、补足非正式照护短板应作为资源分配的重要目标之一

在正式照护与非正式照护之间关系的研究方面,国外与国内的研究对公共正式照护在失能老人照护工作中功能的看法有所不同。对于美国、德国、英国等欧美发达国家来说,由于正式照护资源相对丰富,同时失能老人对家庭照护的依赖性较东方国家相比不强,一方面失能老人对照护服务的支付意愿较好,强调照护服务的个性化、自由化和自身功能改善与发挥的最大化,另一方面非正式照护者强烈希望自身生活不受失能老人照护工作的影响。因此政府在分配公共正式照护资源时,是从如何采用这部分照护服务对非正式照护进行"替代"的角度考虑的。通过公共正式照护资源大量介入,彻底解放非正式照护者,使其不需要被失能老人照护工作束缚在家中。在这种视角下,实际上也解决了失能老人对于照护方式选择的问题,因为无论是居家、社区还是机构照护,政府均有能力调度公共正式照护服务进行覆盖,家庭医生团队丰富的医疗与护理功能和信息化照护评估管理系统等新兴技术的使用,也使得失能老人在不同照护方式之间转切起来较为流畅。我国与欧美国家不同,首先我国有较为浓厚的家庭养老传统,非正式照护者一直是失能老人照护工作的主要力量;其次我国正式照护资源总量不足,应用正式照护的氛围在社会层面尚不浓厚。因此我国在分配公共正式照护资源时,应该从如何采用这部分照

护服务对非正式照护进行"补充"的角度进行考虑，不能试图照搬西方国家将正式照护完全作为非正式照护的替代品。一些研究认为，我国在公共正式照护资源分配方式上，应该学习日本"以居家形式提供医养结合型照护服务"这一方式，以政府财政做后盾，充分调动基层医疗和照护力量，以失能老人家庭为单位分配照护服务。也有一些学者的研究认为，我国非正式照护者提供的照护，除了对专业照护机构提供的服务很难进行替代以外，对基础照料服务甚至失能老人心理健康服务均有很强的替代性，因此提出探索建立"没有围墙的机构照护"，即轻度失能老人可以多户联合申请公共正式照护资源，而重度失能老人可以向社区老年服务中心点单式提出个性化服务需求，再由专业人员上门提供服务。当然，这种新型公共正式照护资源分配方式是否能够实现，依然需要充分实践和更强的技术支持。

**二、对照护服务方式的探索需注意对服务内容边界的控制**

在拓展照护方式的研究方面，目前的大多数研究还是以总结和借鉴国外照护方式为主。对居家照护和社区照护的研究主要集中在探索"社区—居家联合照护"模式或日托、喘息照护模式上，对机构照护的研究则主要在于拓展照护内容，如"医养结合""安宁疗护"等。诚然，公共正式照护资源由于失能老人自付比例低，服务内容可能相较商业化正式照护稍显单薄，公共正式照护资源是应该像商业化正式照护那样拓展更加丰富的服务内容，还是做好自身社会保障的"托底"功能，目前学界尚无定论。然而创新公共正式照护资源分配方式，使有限的公共正式照护资源能够从多个方面对采用不同照护方式的失能老人进行覆盖已经是实践中的共识，比如目前我国多地都试图将长期护理保险覆盖的照护服务从居家向社区、机构拓展，大量社区及街道开始在公共财政的资助下将助餐、助浴、送医等基础照护服务公共化、常态化，这些都是以居家失能老人需求为导向合理配置公共正式照护资源的新方式。同时，对分配形式的创新也提示未来决策公共正式照护资源分配必然对失能老人及非正式照护者的各方面特征进行更加深入的考量，不能因形式的改变降低失能老人对公共正式照护资源的可及性，也不能盲目拓展公共正式照护资源的边界，将"照护"与"养老"等同，使本就稀缺的照护资源被滥用。

综上所述，目前国内外对于失能老人照护问题以及符合本研究公共正式照护资源分配问题的相关研究数量较多，涉及面亦较广。国外针对失能老人照护问题已经建立起从资源筹集到分配的全流程管理系统，并且通过法律和制度的形式确定下来，因此在研究上更多体现在实践层面。国内虽然相关研究已经围绕居家失能老人公共正式照护资源进行了多方面探索，但不难发现目前涉及居家失能老人公共正式照护资源分配的研究依然较为零散。对于"如何通过合理分配公共正式照护资源支持居家失能老人及非正式照护者"这一问题，目前国内研究还存在诸多不足与空白，主要表现在以下几个方面。

其一，缺少公共正式照护资源对失能老人居家照护支持情况与问题的研究。虽然大量研究均在呼吁通过多种手段丰富和发展公共正式照护资源，然而针对公共正式照护资源究竟能够在何种程度上支持失能老人居家照护的相关研究依然较为缺乏，公共正式照护资源对失能老人居家照护的支持效果缺乏第三方的系统评价。国内相关研究关注的重点，一般聚焦于公共正式照护资源在筹集、分配与管理的过程中是否合法依规，以及如何规避可能产生的管理风险等方面。但是对在居家照护的实际过程中，公共正式照护资源是否能够切实达到支持失能老人的效果、居家失能老人是否认可资源给自身照护状态带来的促进作用等问题缺乏关注，少有研究能够对居家失能老人及非正式照护者就公共正式照护资源的支持效果进行系统而深入的实地调查。居家失能老人究竟如何看待当前公共正式照护资源的作用，如何更好发挥公共正式照护资源对失能老人居家照护的支持功能，均有待进一步研究分析。

其二，对居家失能老人照护需求与评估研究的实用性较为局限。目前国内有相当一部分对居家失能老人照护需求的研究聚焦于评价指标分析层面，最终走向研制照护需求评估工具的研究路径。然而发达国家之所以能够做到对居家失能老人照护需求的精准识别，不仅依靠对调查工具的改良和优化，更重要是在设计长期照护体系时普遍遵循"制度先行，立法先行，标准先行"，然后再将与制度、机制相适应的调查工具嵌入整个分配决策系统中。如若没有稳定的宏观制度和中观的标准评估方案作为保障与支撑，那么一方面相关工具在向我国进行本土化的过程中，会因使用方式和情境的偏移发生"不兼容"；另一方面也难以保证工具在执行层面的操作规范性与信息调取真实性，造成评估结果无法为公共正式照护资源向居家失能老人进行分配照护服务对接照护需求提供有力依据。

其三，尚未有从决策视角看待公共正式照护资源分配及管理过程的研究。居家失能老人照护是一个系统性工作，对于公共正式照护资源来说，其从筹集到提供是一个管理与决策相互嵌套的过程。当前研究无论是从公共正式照护资源筹集角度，还是从资源分配过程和分配方式的角度，对公共正式照护资源分配及管理过程的研究大多是宏观政策层面的研究，这是因为目前大量研究的视角均侧重于行政管理学或公共管理学，其目的是为失能老人照护系统的完善提供一种时效性较为长远的战略，缺少从决策论角度这一中、微观层面对我国现行公共正式照护资源分配模式进行系统的剖析研究。相较于传统的管理学视角，从决策视角进行分析的优势在于，促进合理决策的关键之一是既要顺应宏观政策导向，又要深刻考虑实际操作的可行性，这与分配公共正式照护资源时要综合考虑居家失能老人及非正式照护现状、资源分配标准、后续监管核查等方面较为契合。在我国强调"供给侧"改革的大背景下，政府和基层行政单位作为公共正式照护资源分配的责任主体，决策视角有助于为可能影响公共正式照护资源分配结果的相关责任人提供有价值的决策路径、措施与方案，进而推动居家失能老人公共正式照护资源的分配结果合理化、精确化，促使公共正式照护资源的功能得到充分发挥。

# 第三章
# 优化居家失能老人公共正式照护资源分配决策模式的研究思路

## 第一节 研究目的与内容

### 一、研究定位

本研究旨在对当前居家失能老人公共正式照护资源分配决策模式进行优化,以更好发挥公共正式照护资源对居家失能老人及非正式照护者的支持功能。故理论上要以决策的基本原理为框架,对国内外公共正式照护资源分配决策模式进行解构;技术上要在分析我国及上海市现行公共正式照护资源分配决策模式存在问题的基础上,以公共决策理论为指导,研制优化上海市现行公共正式照护资源分配决策模式所需的关键技术;实践上要构建优化后的居家失能老人公共正式照护资源分配决策模式,对其被应用于实践的可行性进行分析,并针对实践中面临的阻碍提出发展策略。

本研究的价值在于:在理论层面,为以居家失能老人照护需求为导向分配公共正式照护资源提供了基于决策论的分析视角,使对居家失能老人获取公共正式照护资源这一过程的分析更为系统;在实践层面,以上海市为例,优化现行居家失能老人公共正式照护资源分配决策模式,为促进公共正式照护资源向居家失能老人进行合理分配提供科学的决策路径与实践方案。

## 二、研究目标

### (一)研究目的

本研究的目的是要提出优化后的居家失能老人公共正式照护资源分配决策模式,为促进公共正式照护资源向居家失能老人进行合理分配提供研究支撑。

### (二)研究目标

基于研究目的,本研究共有以下4个研究目标:
(1)分析公共正式照护资源的内涵与问题;
(2)界定上海市居家失能老人公共正式照护资源分配决策模式的问题;
(3)研制居家失能老人公共正式照护资源分配辅助决策机制;
(4)优化居家失能老人公共正式照护资源分配决策模式及研制发展策略。

## 三、研究内容

### (一)分析公共正式照护资源的内涵及问题

第一,基于文献内容,界定"公共正式照护资源"的内涵。

第二,基于我国目前社会保障体系框架,明确我国公共正式照护资源的来源及具体形式。

第三,根据公共正式照护资源的内涵及来源,系统检索符合内涵的学术文献,按照"文献搜集—问题提取—问题关系"这一路径,利用社会网络分析,从既有研究层面对我国公共正式照护资源存在的问题及问题间关联性进行分析。

第四,以上海市作为样本地区,通过问卷调查和访谈,从公共正式照护资源需方——居家失能老人及非正式照护者角度,利用统计学分析方法、质性分析方法和社会网络分析,对公共正式照护资源支持背景下,居家失能老人及非正式照护者的照护现状以及公共正式照护资源利用现状进行分析,提炼上海市公共正式照护资源向居家失能老人进行分配与支持过程中产生的主要问题。

(二)界定居家失能老人公共正式照护资源分配决策模式存在的问题

第一,根据界定的公共正式照护资源内涵和现状分析结果,明确本研究中公共正式照护资源分配决策模式的内涵。并以德国、美国、日本及我国内地为例,依据各国老龄事业主管部门官网信息和文献资料,对其现行公共正式照护资源分配决策模式按发展背景与模式现状两个方面进行描述。同时以决策基本原理中决策的科学程序和决策要素为指导,对国内外决策模式按照各个维度进行解构,横向对比其在各个维度上的差异。总结相较于发达国家,国内公共正式照护资源分配决策模式存在的问题。

第二,以上海市作为样本地区,具化国内公共正式照护资源分配决策模式存在的问题。首先,明确上海市公共正式照护资源分配决策模式的政策背景及现状;然后,以家庭医生、社区卫生服务中心管理者等目前上海市公共正式照护资源分配决策模式的一线工作人员作为关键知情人,采用访谈方式,结合现场观察收集定性资料,通过主题框架法分析和提炼在上海市现行决策模式背景下,关键知情人在公共正式照护资源分配决策工作中面临的实际问题。

第三,基于对比分析与主题框架法分析结果,总结形成上海市公共正式照护资源分配决策模式问题清单。然后,通过专家论证从清单中析出关键问题,并对各关键问题按"概括描述—问题重要性、严重性描述—总结"的逻辑进行界定。

(三)研制居家失能老人公共正式照护资源分配辅助决策机制

第一,基于界定出的上海市现行公共正式照护资源分配决策模式存在的关键问题,利用诊断树分析法和逻辑分析法,结合前期关键知情人访谈资料,对各关键问题的影响因素进行理论推导与解释。

第二,根据推导总结的关键问题影响因素,明确优化上海市公共正式照护资源分配决策模式的重心,进而明确优化决策模式所需关键技术需要达到的核心目标与功能,据此推导公共正式照护资源分配辅助决策机制的内涵及该机制在决策模式中的功能定位。

第三,基于已经明确的关键技术内涵及功能定位,结合国外经验与目前国内公共正式照护资源分配的各利益相关方,以公共决策理论为指导,依据决策基本原理中包含的决策要素,从决策主体、决策客体、决策情境、决策信息与技术等方面,对公共正式照护资源分配辅助决策机制中包含的基本要素进行分析。

第四,综合公共正式照护资源分配辅助决策机制的功能目标以及各基本要素在辅助决策机制中的逻辑关系,按照决策基本原理的决策程序，对辅助决策机制的运行程序进行分析，并根据不同基本要素功能间的逻辑关系，形成基本要素的运行关系示意图，从而完成对公共正式照护资源分配辅助决策机制的研制。

(四) 分析居家失能老人公共正式照护资源分配决策模式的可行性

第一，结合公共正式照护资源分配辅助决策机制中包含的决策要素与决策程序，对嵌入辅助决策机制后，引起上海市现行公共正式照护资源分配决策模式中发生变化及决策要素和决策程序的优化思路进行分析。

第二，形成嵌入辅助决策机制的优化后公共正式照护资源分配决策模式示意图并进行描述。同时根据优化后的决策模式内决策主体、决策客体的具体目标、工作方案及注意事项，分析形成针对不同主体、客体的公共正式照护资源分配决策模式操作指南。

第三，形成优化后公共正式照护资源分配决策模式可行性评价表，邀请社区公共正式照护资源分配决策相关工作人员进行指标评价。此外，选取上海市两个社区，通过沙盘推演的形式，邀请相关社区工作人员按照操作指南对优化后决策模式的可行性进行模拟论证，并通过主题框架法对参与推演人员提出的可行性相关问题及意见进行分析。

(五) 研制居家失能老人公共正式照护资源分配决策模式发展策略

第一，基于可行性分析结果，对优化后公共正式照护资源分配决策模式在实践中的可行性按照动力和阻力进行分析。以元治理理论为指导，树立促进优化后公共正式照护资源分配决策模式发展的总目标及子目标。

第二，针对各发展目标，结合优化后居家失能老人公共正式照护资源分配决策模式在实践中的阻力和仍需提升的各类支持方面，从文献资料、访谈资料及沙盘推演讨论所获资料3种途径，汇总并分析促进优化后决策模式发展的各项具体措施。

第三，将促进优化后公共正式照护资源分配决策模式持续发展的措施进行汇总与集成，形成发展公共正式照护资源分配决策模式的具体策略。

## 第二节　研究理论基础

### 一、系统论

系统论（systems theory）是以研究系统内部结构、特点、行为、原则、规律以及系统与系统间联系，并应用文字或数学对其功能进行描述的理论，是一套研究一切综合系统或子系统的一般原则。系统论在20世纪初期由美籍奥地利生物学家贝塔朗菲提出，他于1932年提出了"开放系统理论"，提出了系统论的基本思想，1937年他在此基础上提出了"一般系统论原理"，奠定了系统科学的理论基础并得到学术界的重视。作为现代管理学理论中的基础理论之一，系统论认为系统是普遍存在的，世界上任何事物都可被视作为一个系统，而任何系统都是由若干要素以一定的结构形式互相联系所组成的为实现同一个目标而存在的有机整体。系统论的核心思想是系统的整体观念，通过把研究对象与拟处理的问题当作一个整体系统来研究系统整体和组成系统整体各要素的相互关系，以从本质上说明研究对象的结构、功能等，使影响因素和干扰因素较为复杂的问题层次化、逻辑化，达到解决问题的目的。

# 第三章 优化居家失能老人公共正式照护资源分配决策模式的研究思路

系统论为本研究从宏观层面理解居家失能老人照护服务以及居家失能老人公共正式照护资源分配决策模式提供了理论指导。依据系统论的基本观点和内涵，居家失能老人的照护工作是一个系统性工作，从提供照护的主体来说，可能包含居家失能老人家庭雇佣的护工、失能老人的亲属甚至失能老人自身等多个要素；从居家失能老人照护服务的具体内容来说，亦包含着基本生活照料、医疗护理、心理慰藉等多个要素。这提示本研究，居家失能老人照护需求是复杂且多样的，在对居家失能老人公共正式照护资源分配进行决策时，既要充分全面地考虑居家失能老人个体和家属的照护需求及意愿，同时也要考虑向居家失能老人分配的公共正式照护内容是否能够与居家失能老人的照护需求相匹配。

此外，居家失能老人公共正式照护资源分配决策模式自身亦是一个系统，其中包含着决策主体、决策客体等多个要素，不同要素之间存在着逻辑化的关联，对这一决策模式进行优化和分析，首先要在明确标准决策程序与决策要素的基础上，对决策模式要素层面和程序层面存在的问题进行重点分析，为问题解决树立"靶点"，将涉及对象众多、流程切换方式复杂的公共正式照护资源分配决策模式解构为几个要素之间相互联系的小系统，以从本质上对决策模式的结构与功能进行分析。系统论亦提示公共正式照护资源分配决策模式这一系统是社会保障系统中的一部分，对其进行优化必须考虑与我国社会保障系统的目标、功能相吻合，不能超越我国目前能够调动的资源和决策组织架构进行过于理想化的考虑，而是应该在现有框架内，基于结构、功能以及人员分工等多个层面系统改善，从提升决策效率和科学性的角度对公共正式照护资源分配决策模式进行优化。

## 二、决策的基本原理

决策论（theory of decision making）是有关决策概念、原理、学说等的总称。所谓决策，是为了实现某一目标，提出解决问题和实现目标的各种可行方案，依据一定的评定准则和标准，在多种备选方案中选择一个方案进行分析、判断并付诸实施的管理过程。诺贝尔经济学奖得主西蒙是决策论的奠基人，他于1947年出版的《行政行为——在行政组织中决策程序的研究》是决策论最早的理论专著，其中提出管理行为的中心是决策，决策贯穿任何管理活动的全过程，决定了整个管理活动的成败。如果决策失误，纵使拥有再丰富的资源和先进的技术，也无益于管理目标的实现。此外，西蒙从经济学理论中的"非理性人"假设以及消费者抉择理论出发，认为人的实际行动不可能合于完全理性。决策者是具备有限理性的"行政人"，不可能预见一切结果，只能在供选择的方案中选出一个"满意的"方案。单一"行政人"对决策环境和所处行政环境的看法往往是简单化的，不能从整体上系统观测与分析不同决策情景中的各种复杂因素，理性程度对决策者有非常大的影响，组织因素同样影响着决策者的决策行为。在此基础上，衍生出了如以马奇为代表，强调利用组织决策克服个体决策局限性的"组织决策理论"，和以林德布洛姆为代表，强调简化决策程序和增强决策实用性的"现实渐进决策理论"等其他决策理论。经过长时间的发展，目前决策论的应用范围早已不局限在企业管理和市场管理领域，而是更多应用于行政领域，如行政管理方案有效性的分析和行政过程中突发性危机的研究，决策论也被广泛应用于政策分析领域，以研究导致政策失误的原因和情境。

决策的基本原理是决策论内涵的具象化，阐述了决策行为的一般程序以及决策所包含的要素。决策的基本原理认为，决策的一般程序包括：界定问题、分析问题产生原因、列举各类可行的备选方案、根据决策准则选择备选方案中的最佳方案、执行选定的方案、决策结果评估与反馈。决策的一般程序提示决策是一个循环往复，直到问题解决的过程，如图3-1所示。

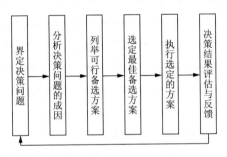

**图3-1　决策的一般程序示意图**

决策的要素包括：决策主体、决策客体、决策目标、决策情境（环境）、决策准则、备选方案、决策信息与技术、决策结果。决策主体是指参与或影响决策的个人或组织，其主要回答由谁来决策以及谁对决策结果负责的问题；决策客体即决策的对象，决策客体直接受到决策主体所做出决策结果的影响；决策目标是决策行为所要完成的任务，它既是界定决策问题环节的重要依据，也为列举可行备选方案环节和选定最佳备选方案环节提供导向；决策情境是自然状态下不以决策者主观意志为转移的情况与条件，或在做出决策的过程中可能出现影响决策结果的各类情况及因素；决策准则是判断决策是否合理的标准或原则，是决策者在选定最佳备选方案环节关注的核心；备选方案是为了达成决策目标，决策者在系统界定和分析决策问题的基础上所列举的各项假设方案，备选方案一定是能够在某种程度上解决决策问题的方案，但并非所有备选方案都符合决策者的需求或适应多样的决策情境，从备选方案的提出到具体执行哪一种方案，需要由决策主体进行判断；决策信息与技术是连接决策主体与决策客体之间的桥梁，是整个决策过程的重要支撑，也是决策主体对照决策准则的来源和手段。决策信息与技术的形式是多样的，全面、准确、及时地掌握决策信息是进行可行、科学决策的基础，决策技术则决定着获取决策信息的效率和质量；决策结果即是指从多个备选方案中提取的执行方案并最终得以执行后产生的结果，所有决策行为的最终目的，就是为了取得最优的决策结果，使决策结果能够最大程度完成决策目标。

公共正式照护资源分配决策模式的本质，是对公共正式照护资源这一稀缺资源进行分配管理，决策如何更有效利用这一资源对居家失能老人进行支持的过程。决策的基本原理为本研究解构和分析不同国家以及我国不同地区现行公共正式照护资源分配决策模式提供了科学的框架。公共正式照护资源分配决策模式本身是一个符合决策基本原理的决策系统，在对其进行分析时，根据决策的基本原理从不同决策要素以及决策程序方面进行研究，有助于形成系统性强、符合决策逻辑的研究维度，使在对比不同决策模式的特点方面更加清晰。此外，决策的基本原理为研究目标提供了方向性指导。对公共正式照护资源分配决策模式进行优化的本质，就是对现行决策模式的要素和程序进行优化。基于决策的基本原理，能够通过对比快速定位现行决策模式需要优化的方面，在设计优化决策模式所需要的关键技术时，也要基于决策的基本原理框架，对关键技术进行决策要素和决策程序层面的内容进行分析和阐述。

### 三、公共决策理论

公共决策（public decision making）是指公共组织在管理社会公共事务过程中做出决定的过程，公共决策既是公共管理的首要环节，同时贯穿公共管理过程的始终。公共决策理论是在决策论的基础上产生的，与普适性强、强调决策行为在管理过程中的普遍性和一般性的决策论相比，公共决策理论关注社会、政府等公共事业或事务的发起者作为决策主体进行的决策行为，而非为私人利益进行决策的个体行为。公共决策理论认为，公共决策的本质，是以社会公共权威为主体，对社会资源和社会利益的分配进行决策的过程。相比于私人领域的决策，由于公共领域、社会领域、政府领域的决策问题涉及要解决公认的社会需求，同时社会公共活动中相互作用的因素十分复杂，存在的不确定性因素较大，因此在决策过程中特别强调社会服务功能的实现以及追求公众共识的可行性。对于公共决策来说，"公共"意味着必须将社会公共利益作为根本的目标来追求，以公共服务作为规范和精神而行动。这种对"公共"内涵理念层面的理解，决定了公共决策理论并非强调决策的方法或规则，而是注重决策公共价值的体现，这也成为公共决策理论区别于其他复合主体决策的显著特征。

公共决策的公共性，以及进行决策时所面对决策客体特征的复杂性和多样性，决定了参与公共决策的主体也并非是单一的，而是多元的。公共决策理论反对完全的个人主义决策和完全的国家主义决策，其主张包括社会团体在内的社会多方力量有机联动，发挥各自优势参与到公共决策的过程中来。对于公共决策来说，公共资源或公共利益如何分配、分配给谁的问题，始终牵涉着价值取向问题，并且不以公共决策主体的价值取向而转移，因此在公共决策中，公共权威虽依然是最主要的决策主体，但是如果决策过程中缺少了公民、专家以及其他可能掌握决策信息的力量参与，那么公共决策就难以实现社会公众利益满足最大化以及公共决策客体对公正、公益的价值诉求。通过多元决策主体协同进行决策，不仅能够克服个体决策带来的局限性，同时也符合公共决策过程中对多样的决策情境、决策信息等要素进行全面把握的要求。

公共决策理论为本研究对现行公共正式照护资源分配决策模式进行优化的方向提供了指导，同时也为研制公共正式照护资源分配辅助决策机制提供了理论支撑。一方面，公共正式照护资源本身作为一种旨在通过动用社会力量，让居家失能老人获取更多照护服务支持的资源，决策其分配的过程必须考虑决策结果是否能够发挥这类资源的功能，能否与在个体和家庭特征都存在差异的不同居家失能老人个体照护需求相适应。另一方面，公共决策理论强调引入多元决策主体对决策客体的相关信息进行全方面搜集，意味着在对类似具有公益性的资源进行分配时，需全面考虑各利益相关方的诉求、动机与行为的基础上再进行系统决策，且要利用组织决策的优势，克服因个体决策而带来的局限性。这对克服现行公共正式照护资源分配决策模式在决策主体、信息方面碎片化有极大的启示。在对本研究中公共正式照护资源分配辅助决策机制进行设计时，需要考虑一些必要的决策信息并不能仅通过某一个个体获取，单一决策个体也难以在复杂的决策情境下做出正确的决策，想要提升对公共正式照护资源分配进行决策的效率，就要按照公共决策理论，思考引入多元决策主体，同时在决策程序上进行合理设计，分析能够促使不同决策主体协同联动的机制，增强向居家失能老人分配公共正式照护资源的决策合理性。

**四、元治理理论**

　　元治理（meta-governance）就是"治理的治理"。元治理理论是在传统治理理论的基础上发展出的新型治理理论。由于社会在经济、政治、文化的多层次互动下呈现出愈加复杂化、动态化和多样化的形态，因此对社会的治理要求不再依赖单一主体和单一治理模式之上的治理，而是更加要求政府、市场和社会公民三者的协同治理。而元治理理论的进步意义在于，它在承认和保留了协同治理理念的基础上，更加强调政府在治理中的重要性和地位。元治理理论认为，在公共事务的管理过程中，由于参与管理的多方主体利益并不一致，"治理"本身依然存在失灵的风险，如果要在多元化治理体系中实现平衡和协调，实现多元治理主体有机结合，就需要突出治理模式的中心——即政府在治理工作中的主导作用。同时，元治理强调政府的主导作用并非意指要构建一个至高无上、控制一切的政府，而是把政府视为"同辈中的长者"，其责任不仅是作为一个权威的机构，更重要的是为社会相关公共事务的运行确定行为准则。在元治理中，政府要促成包括政府自身在内的各种社会力量通过对话、协作，促进社会信息透明，使社会力量能够在充分的信息交换中了解彼此的诉求和立场，同时平衡各治理主体之间的社会利益博弈，避免协同治理机制受到利益驱动带来的损害。元治理理论尤其适合我国国情下，层级结构复杂多元的系统发展。基于元治理理论，能够在系统发展中以协同合作为导向，抓住重点，在政府作用下建立更加规范、明确的治理秩序，带动组织或系统整体不断发展。

　　由政府主导供给的公共正式照护资源，在决策如何分配的过程中涉及多方利益主体，如何促进各利益主体围绕"支持失能老人居家照护"这一目标通力协作，既是公共正式照护资源分配决策模式的优化目标之一，也是未来发展关注的重要议题。元治理理论为构建优化后公共正式照护资源分配决策模式未来发展策略提供了理论指导，同时也符合我国未来公共管理领域资源配置与整合的要求。作为主导公共正式照护资源分配的力量，政府的工作是在通过促进各方信息沟通，明确社会各方力量在公共正式照护资源分配过程中的分工及责任的基础上，"开源节流"地提升公共正式照护资源分配效率与科学性，使公共正式照护资源的分配能够随着决策模式的不断优化，充分发挥公共正式照护资源对居家失能老人及非正式照护者的支持功能，进而增强我国失能老人居家照护力量，使失能老人获得更加适宜的居家照护服务。

将本研究的目标、内容以及理论基础相结合形成研究框架，围绕"优化公共正式照护资源分配决策模式，促进公共正式照护资源向居家失能老人进行合理分配与支持"这一核心目标，按照以下逻辑展开研究：在发现问题阶段，从公共正式照护资源利用情况及对居家失能老人的照护支持情况这一微观视角切入，然后上升至公共正式照护资源分配决策模式这一中观视角；在分析问题阶段，集中在公共正式照护资源分配决策模式的执行与架构这一微、中观视角；在解决问题阶段，不仅在中观战术层面聚焦公共正式照护资源分配辅助决策机制的构建，同时在宏观战略层面研制了保障优化后决策模式实施的策略。通过运用4项理论，对5部分研究内容提供支撑，完成包括相关概念与内涵分析、定性与定量相结合的现状分析、优化决策模式的关键技术研制、优化后决策模式模拟推演以及决策模式发展策略研制等研究任务。如图3-2所示。

# 第三章 优化居家失能老人公共正式照护资源分配决策模式的研究思路

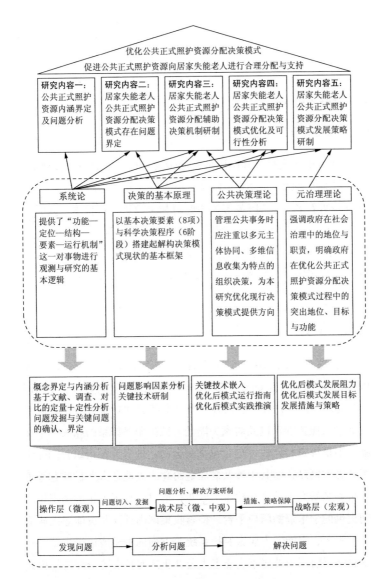

图3-2 本研究的研究框架示意图

## 第三节　研究资料来源

### 一、文献资料

（一）政策文件

通过中华人民共和国国务院政策文件库、上海市人民政府、上海市卫生健康委员会官方网站，以失能老人照护、老年人养老、政府购买养老/照护服务等为主题对相关政策进行检索，同时对涉及符合本研究公共正式照护资源定义与居家失能老人照护服务资源分配等主题的相关政策进行提取与整理。截至2021年1月1日，共收集国家层面相关政策文本81篇，上海市相关政策文本23篇。

（二）学术文献

通过对中国知网、独秀学术搜索等中文学术平台，以及PubMed、Web of Science、ProQuest等外文学术平台进行"主题词+关键词"检索，收集国内外涉及公共正式照护资源分配、居家失能老人照护需求以及居家失能老人照护服务体系的相关学术文献、书籍等资料；通过浏览包括联合国、世界卫生组织等国际组织的官方网站，对其中涉及健康老龄化、失能老人照护问题等主题报告和研究专著进行检索与收集；通过学校图书馆和图书馆官网提供的学术资源门户平台，检索收集国内外涉及失能老人居家照护服务、失能老人居家照护系统等方面的纸质或电子书籍。从中总结目前国内外居家失能老人公共正式照护资源分配决策模式的研究进展，梳理目前居家失能老人照护服务体系建设实践和特色项目，了解居家失能老人公共正式照护资源从筹集到分配的全流程以及关键环节。从研究和实践经验的角度，对公共正式照护资源的内涵与形式、居家失能老人公共正式照护资源分配决策模式的发展现状等进行了了解，为分析我国居家失能老人公共正式照护资源分配决策模式存在问题并提出优化策略提供借鉴。

**二、现场调查**

（一）问卷调查

为了解公共正式照护资源在支持失能老人及非正式照护者过程中存在的问题，采用问卷形式对居家失能老人和非正式照护者的照护现状及照护需求情况进行了现场调查。

1. 调查方式

课题组于2020年10—12月所开展的针对上海市杨浦区、虹口区以及金山区等辖区总计37个街道的功能障碍人群健康状况与照护需求专项调查，对包括失能老人在内的功能障碍人士及其主要照护者的健康状况、照护状况、照护需求、康复服务需求等方面进行了调查。在问卷调查工作中，课题组对由卫生事业管理学专业硕士研究生、博士研究生组成的调查员团队进行了统一培训，采用便利抽样与集中调查的形式，将年龄在18周岁以上的功能障碍人士召集到就近指定聚集点，由调查员使用调查工具对调查对象进行一对一、面对面询问。对因身体移动困难无法出门到达聚集点的受访者，以2名调查员为一组进行入户调查。

2. 研究对象纳入标准

从专项调查总数据库中，按标准抽取出符合本研究目的的研究对象，对象包括居家失能老人与非正式照护者两类。

对居家失能老人的纳入标准为：年龄≥60周岁；调查对象处于各种程度的失能状态，排除活动能力调查结果显示活动功能状态为"基本正常"的调查对象；目前调查对象主要在自家住宅内接受照护服务。

对非正式照护者的纳入标准为：目前正在照护的对象符合居家失能老人的纳入标准；每日对照护对象进行照护或陪伴活动的时间高于8小时；与照护对象为亲属关系，或进行的照护活动不收取照护对象直接或间接支付的费用。

按照以上纳入标准，从总数据库中抽取出居家失能老人问卷调查资料559份，非正式照护者问卷调查资料120份。将这些资料建立独立数据库进行分析。

3. 问卷调查资料的分析条目

针对居家失能老人的分析条目包括一般信息、日常生活能力与工具性日常生活活动能力量表（ADL-IADL联用量表，总计14项）、SF-12生活质量量表（由生理与心理两部分总分组成，总计12项）、照护需求满足情况表3个方面。其中一般信息部分包括居家失能老人性别、年龄、婚姻状况、个人月收入、照护服务来源情况；照护需求满足情况表则包含了基本生活支持类、医疗护理支持类、社会参与支持类、心理支持类总计14项照护服务项目，每条项目按照居家失能老人的需求满足感受分为"已经被充分满足""需求被部分满足""存在需求但完全没有被满足""不存在对此项目的需求"和"不确定"5个分类选项。

针对非正式照护者的分析条目包括一般信息、照护能力与照护压力、SF-12生活质量量表、所需支持项目情况表4个方面。其中一般信息部分包括非正式照护者性别、年龄、婚姻状况、文化程度、就业情况、与被照护者关系、照护时长；照护能力与照护压力部分包括6项非正式照护者日常照护项目完成能力情况和非正式照护者自评照护压力感受与压力来源；所需支持项目情况表包含了信息支持、经济支持、人力支持、情感支持、社会支持5类总计17项具体支持项目，每条项目按照非正式照护者的需要程度分为"需要支持""无需支持"和"不确定"3个分类选项。

（二）关键知情人访谈

在获取公共正式照护资源向居家失能老人及非正式照护者的支持现状与存在问题，以及上海市公共正式照护资源分配决策模式存在问题的相关信息时，采用了现场访谈形式对包括居家失能老人、非正式照护者以及社区基层公共正式照护资源管理者等公共正式照护资源分配过程中涉及的关键知情人进行了调查。

将居家失能老人及非正式照护者作为访谈对象，旨在从需方角度了解上海市公共正式照护资源在支持失能老人居家照护过程中存在的问题。访谈流程为：首先制订初步访谈提纲，在完成一轮访谈工作后即刻对访谈资料进行分析，然后根据前一次访谈结果，修订改进访谈提纲并开展下一轮访谈。经历3轮访谈，共计10名居家失能老人及5名居家失能老人的非正式照护者。

将社区卫生服务中心管理者、行政人员及家庭医生作为访谈对象，旨在从管理方角度了解上海市现行公共正式照护资源分配决策模式在社区基层运行过程、面临问题与影响因素。访谈调查的基本过程与对居家失能老人及非正式照护者相同。截至收集信息达到饱和，本研究经历3轮调查，共计对上海市4个不同行政区的4所社区卫生服务中心总计10名不同身份的社区卫生服务中心工作人员进行了访谈。

**三、专家咨询**

在对国内及上海市公共正式照护资源分配决策模式存在问题进行分析时，邀请了临床医学、卫生事业管理学、护理学等领域的专家对关键问题进行讨论与论证。以"学历在本科以上；职称在中级以上；从事相关研究与工作年限在 5 年以上"作为专家纳入标准，并采用自拟调查问卷，请求专家从重要性、严重性和可解决性三方面对各问题进行评分，获取各专家对现存问题的意向咨询资料，进而根据专家意见对问题进行排序，定位现行决策模式存在的关键问题。此外，在优化后公共正式照护资源分配决策模式的实施可行性进行分析时，通过专家咨询形式对优化后决策模式的实施可行性进行了评价，并对优化后决策模式的后续发展措施、策略进行了咨询。

## 第四节 研究分析方法

**一、文献内容分析法**

应用文献内容分析法对检索和收集到的文献资料进行整理分析。以发表年份、文献题目、文献研究主题、关键词、作者单位、发表刊物、主要研究结果等作为维度，对所获文献资料进行逐条整理，利用 Excel 2019 软件建立文献评阅库并描述评阅库中文献资料的基本特征。在此基础上，对文献中提及公共正式照护资源向居家失能老人进行分配的现状和存在问题进行整理、汇总与分析，借助现有研究成果为本研究了解当前理论层面公共正式照护资源现状提供参考，为后续总结分析各类公共正式照护资源分配决策模式、研制本研究关键技术、优化决策模式、提出决策模式发展措施及策略等方面，提供理论和经验支持。

## 二、社会网络分析法

社会网络分析法又称为结构分析法，是对社会网络关系结构及其属性进行分析的技术。社会网络分析能够将要素个体之间关系的"微观"网络与大规模系统的"宏观"结构结合起来，且注重对不同单位之间关系的分析，而不是根据不同单位的内在属性或本质进行单纯的归类，这使得社会网络分析不仅仅是一种工具，还是一种基于结构分析思想与关系论的思维方式，可以用来解释多种社会学、管理学领域的相关现象与问题。社会网络分析包括中心性分析、核心结构分析等多个分析角度，作为一种能够通过定量分析和图示得出具有一定质性结论的方法，社会网络分析的应用非常广泛：它既可以作为一种普适性的要素关系研究工具使用，同时也可以为特征分析、析因分析等研究提供支持。

针对研究中的部分文献资料，首先应用社会网络分析形成针对所收集文献资料的关键词共现网络，观测与研究主题相关的文献资料之间的关系；其次通过对文献资料中涉及公共正式照护资源的相关问题进行内容分析和归总，利用社会网络分析形成问题关联矩阵，并应用 NetDraw 可视化分析软件进行可视化处理，以此在理论层面分析目前公共正式照护资源在分配过程中存在问题之间的关联性，进而观测目前研究层面公共正式照护资源存在的主要问题及不同问题间的逻辑联系。针对部分现场调查资料，在利用社会网络分析呈现当前居家失能老人未被充分满足的照护需求现状的同时，从关系层面分析居家失能老人多种未被充分满足的照护需求之间的联系，为公共正式照护资源在支持居家失能老人照护工作所应具备的功能及支持重心方面提供证据。

### 三、扎根理论

扎根理论是一种在没有理论或预设假设的基础上，直接从原始资料中归纳出概念和命题，并在这些概念与命题之间建立联系，最终上升到理论的研究方法。扎根理论的研究过程严格扎根于资料，不掺杂研究者主观思想，强调在质化主导的研究中引入量化研究手段，将实证研究和理论构建相互联系。在扎根理论的应用过程方面，资料收集一般通过关键知情人访谈和观察法等方法获得，对资料进行开放式编码、主轴编码和选择性编码则是扎根理论的核心环节，也是量化特征最显著的环节。不同于传统定性研究方法通过对现有文献的阅读和回顾来发现现有研究的不足而提出研究问题，扎根理论既要求研究者在研究之初要带着对某方面问题的笼统、模糊的兴趣进入研究情境，又要求研究者在搜集资料和分析资料的过程中保持客观中立，在对情境的观察和与情境中不同主体的互动过程中，自然地发现和提出研究问题。扎根理论在质性研究中具有较为优秀的泛用性，一方面能够使研究者系统地对资料进行分析和归纳并得到理论，进行从主题到具象的分析，另一方面可以从实际现象中提炼主题，进行搭建研究问题框架的分析。

通过对居家失能老人、非正式照护者进行访谈，广泛收集资料，利用NVivo质性分析软件，对收集到的访谈资料进行基于扎根理论的三级编码，按照层级逻辑对受访者提供的访谈内容进行提炼。从居家失能老人及非正式照护者在照护过程中面临的问题、决策公共正式照护资源向居家失能老人进行分配过程中产生的问题等方面进行研究，以从质性角度系统分析相关问题的具体内容。

**四、主题框架法**

主题框架法是一种以建立表格为基本形式的成熟定性分析方法，主要包括资料整理与资料分析两个基本阶段。主题框架法应用的核心在于树立一个"主题框架（thematic framework）"，并依照主题框架，在明确分析主题的情况下对所获得的定性分析资料进行复审主题与定义主题标记，从而达到对复杂无序的访谈资料进行提取、归类与综合分析的目的。不同于应用扎根理论的过程中强调研究问题产生的自然性，主题框架法是基于主题框架进行的定性分析，在分析范围上相对较为聚焦，因此在对定性资料的分析结构性上更加严密，被广泛应用于公共政策学及社会学相关研究领域。

应用主题框架法对收集的关键知情人访谈资料及在沙盘推演过程中获得的定性资料进行分析。8项决策要素与6项决策程序为应用主题框架法提供了科学的访谈与主题分析框架，在搜寻公共正式照护资源分配决策模式存在问题的过程中，首先根据这一框架对关键知情人展开深度访谈，并依照主题框架法中的步骤，在对资料进行整理标记后，依照资料标记对关键知情人反映出的原话描述，按照相同意义和内涵进行凝练和资料汇总，进而形成复审主题。针对每一个复审主题的内涵，将其归总至主题框架对应的概念之下形成定义主题，从而将关键知情人反映的访谈资料与本研究理论基础有机融合，形成基于关键知情人访谈的公共正式照护资源分配决策模式问题集。按照相同的逻辑与方法，完成对沙盘推演获得的优化后决策模式可行性影响因素的分析。

**五、数据统计方法**

针对利用问卷调查获得的居家失能老人照护现状定量资料，利用 EpiData 3.1 软件构建问卷录入工具，并在数据录入完毕后以 Excel 格式导出形成数据库，在对数据进行清洗整理后，利用 SPSS 22.0 软件包对所调查的居家失能老人及非正式照护者的基本信息、照护需求及满足情况等方面进行数据统计分析。主要分析方法根据数据类型的不同包括描述性分析、单因素方差分析、非参数检验等。检验水准 $α=0.05$。

**六、比较分析法**

比较分析法是通过对两个或多个客观事物的相同或不同之处进行比较，从而归类出事物本质及分析不同事物之间差异产生原因的一种研究方法。研究内容中以决策论中的决策要素与决策程序为横向维度，在现状描述基础上，通过对不同国家、国内不同地区以及国内外公共正式照护资源分配决策模式进行多方面横向比较，分析各类决策模式在要素和程序层面上的异同和优缺点，进而在理论上分析我国及上海市公共正式照护资源分配决策模式存在的问题。

**七、诊断树分析法**

诊断树分析法是一种以"追踪溯源"为原则，分析问题成因或影响因素的方法。其一般流程是从已被界定清楚的具体问题切入，通过不断探究为什么来寻找问题产生的原因及根源。运用诊断树分析法分析上海市现行公共正式照护资源分配决策模式存在关键问题的影响因素，对不同关键问题的产生原因逐一进行分析，并描述不同影响因素之间的逻辑关系，为推导公共正式照护资源分配辅助决策机制的功能目标提供支持。

**八、逻辑分析法**

逻辑分析法主要包括归纳法和演绎法两种形式。归纳法是从"特殊"到"一般"进行推导的方法，是通过对大量存在某种共性，但可能具体表现形式又不相同的个案进行特征分析，梳理出这些个案的共性，从而得出兼具概括性和一般性结论的过程；演绎法是从"一般"到"特殊"进行推导的方法，与归纳法相反，是从一个一般性前提出发，经过结合实际情境进行"演绎"，得出能够针对不同情境和状况下不同结论或方案的过程。

本研究涉及对目前国内尚未完全建立的公共正式照护资源分配辅助决策机制进行研制，且需要对上海市现行公共正式照护资源分配决策模式进行优化。鉴于针对这些方面的研究或设计少有完整、系统且符合实际情境的方案可供直接借鉴，故应用逻辑分析法，以决策的要素和流程作为理论支撑，在对各类公共正式照护资源分配决策模式进行梳理的基础上进行"解构"，完成从"特殊"到"一般"的归纳。然后再针对我国及上海市的实际情况、面临的问题、居家失能老人特点和多样化的照护情境，对符合实际，能够解决现存问题，适应当前居家失能老人照护特点与情境的辅助决策机制和优化后决策模式按照决策要素与科学决策流程进行从"一般"到"特殊"的演绎式推导，进而从针对性补足目前公共正式照护资源分配决策模式存在缺陷以及对优化后决策模式在涉及人员、具备功能等各方面变化进行系统阐述的角度，完成对辅助决策机制这一模式所需关键技术的研制和整体决策模式优化的研究。

## 九、沙盘推演

沙盘推演是一种典型的体验式学习形式，被广泛应用于企业管理者的培养与锻炼。通过沙盘推演，可以对计划应用于实践的管理模式或管理行为进行桌面模拟，在推演过程中发现和验证管理模式在执行过程中可能面临的问题，讨论促进管理模式实施的优化措施。沙盘推演的基本步骤如图 3-3 所示。

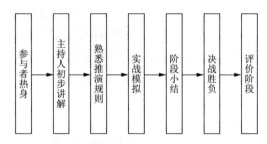

**图3-3　沙盘推演的基本步骤示意图**

采用沙盘推演对优化后公共正式照护资源分配决策模式的可行性进行分析，出于对研究目的以及现场组织可行性与操作性的考量，在实际执行阶段对传统沙盘推演进行了步骤层面的改进，改变了多小组以竞争为目的进行推演的形式，取消了"决战胜负"这一环节，而是采用了单小组"个案对照"的方式进行沙盘推演。即在一个社区范围内，结合社区实际条件与情境，首先要求参与推演的相关人员按照现行公共正式照护资源分配决策模式推演，体会现行决策模式的不足与缺点，然后再使其按照优化后决策模式推演，感受和比较优化前后决策模式的改进作用，讨论优化后决策模式在实际运行中可能会受到哪些因素的影响。在推演结束后，即可基于推演过程与讨论环节产生的定性资料，分析社区实施优化后公共正式照护资源分配决策模式的可行性及影响优化后决策模式实施的各类因素。本研究所采用的沙盘推演设计了3个阶段和6个环节，每环节包含1～4个步骤，具体如表3-1所示。

表3-1 本研究应用沙盘推演分析优化后决策模式可行性的步骤

| 阶 段 | 环 节 | 具体步骤 |
| --- | --- | --- |
| 推演准备阶段 | 1. 参与者热身 | 1.1 沙盘推演目的说明<br>1.2 确认参与者身份、职务（或扮演角色）、个人信息等基本情况<br>1.3 了解该社区居家失能老人与公共正式照护资源的基本情况<br>1.4 提前发放推演所需材料 |
|  | 2. 主持人初步讲解 | 2.1 介绍优化后决策模式的基本情况<br>2.2 介绍优化后决策模式中各相关方的工作目标、内容及注意事项<br>2.3 介绍沙盘推演规则及流程 |
| 推演模拟阶段 | 3. 熟悉推演规则 | 3.1 参与者针对优化后决策模式、工作方案及推演规则中存疑的方面进行提问，主持人需作出解答 |
|  | 4. 实战模拟 | 4.1 按照现行决策模式的工作流程进行推演<br>4.2 按照优化后决策模式的工作流程进行推演 |
| 讨论总结阶段 | 5. 阶段小结 | 5.1 针对优化后决策模式不同运行阶段产生的问题进行讨论和总结 |
|  | 6. 评价总结 | 6.1 参与者对优化前后决策模式中存在的优势与不足进行对比讨论<br>6.2 参与者对优化后决策模式的实施可行性影响因素进行讨论<br>6.3 主持人就其他相关问题进行提问、访谈及总结 |

# 第四章
# 居家失能老人公共正式照护资源现存问题分析

## 第一节 基于文献的我国公共正式照护资源问题分析

### 一、文献资料的基本特征分析

（一）文献资料的筛选

在广泛对失能老人照护相关研究进行检索的基础上，按本研究目的和与本研究主题相关性等角度对文献资料进行筛选，最终建立用于本研究的文献评阅库进行分析。首先对中国知网学术期刊全文数据库、万方学术期刊全文数据库以及 Web of Science 核心合集数据库进行检索。考虑到本研究所提出的"公共正式照护资源"为首次提出的表述，因此本研究在文献资料检索初期并未将"公共正式照护资源"作为主题词，而是尽可能全面检索与失能老人照护相关的文献，在检索出一定体量的文献资料后，再根据本研究界定的公共正式照护资源内涵，以及本节意图就国内公共正式照护资源在支持失能老人居家照护过程中存在问题进行了解这一目的，对所得文献资料进行筛选。针对中文数据库的检索主题词为"失能老人"

或"残疾老人",同时限定篇名、关键词、摘要含有"照护"这一主题词,文献发表时间限定为 2010 年 1 月 1 日至 2021 年 2 月 1 日;同时为保证文献质量,将检索文献资料的来源限定为"北大核心""中国科学引文数据库(CSCD)"或"中文社会科学引文索引(CSSCI)"收录期刊。针对外文数据库的检索主题词为"disabled elderly""long-term care""China",文献发表时间限定为 2010 年 1 月 1 日至 2021 年 2 月 1 日。以此共获得文献资料合计 377 篇。根据对题目和摘要的阅读与判断,首先排除与本研究主题不符的文献 50 篇,然后对文献资料进行核对,剔除重复文献 166 篇,之后排除非学术性研究(如短评)3 篇以及对患特定疾病失能老人具体照护方案设计(临床护理技术研究)、照护需求评估问卷设计和机构照护相关研究 17 篇,最终将 141 篇文献资料纳入文献评阅库。具体流程如图 4-1 所示。

(二)文献资料的发表年份分布

对文献评阅库中 141 篇文献资料的发表年份进行分析,结果显示 2010—2013 年,对公共正式照护资源相关情况进行研究的学术文献发表篇数相对较少,4 年间文献资料总数仅为 18 篇。这一方面是因为这段时间我国刚刚开始关注失能老人照护问题,另一方面是由于当时我国照护资源总量不足的问题最为严峻,还处在如何拓展社会照护资源的研究和实践初级阶段,无暇对分配照护资源等问题进行深入研究。而在 2018—2020 年,随着我国对失能老人照护问题的重视、社会照护资源逐渐丰富以及长期护理保险制度在全国各城市开始试点,对公共正式照护资源从多方面进行深入研究的学术文献发表数量激增,3 年间文献资料总数达 69 篇。尤其在 2019 年 3 月,国务院办公厅发布了《国务院办公厅关

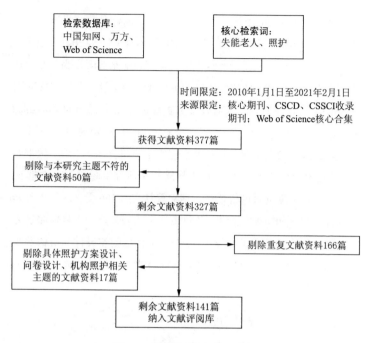

**图4-1 文献评阅库建立流程**

于推进养老服务发展的意见》(国办发〔2019〕5号),将积极应对我国老龄化问题上升为国家战略,提出要建立健全针对失能老人和残疾老人的长期照护服务体系,相关研究亦在同年达到顶峰,为31篇,如图4-2所示。

(三)文献资料的来源分布

　　文献评阅库中141篇文献资料来自于78种期刊,这些期刊既包括如《人口学刊》《人口与发展》《社会保障研究》《中国社会科学》等人口学、社会保障学领域的专业期刊,同时亦包括《中国卫生事业管理》《中国卫生政策研究》《卫生经济研究》等卫生

第四章　居家失能老人公共正式照护资源现存问题分析

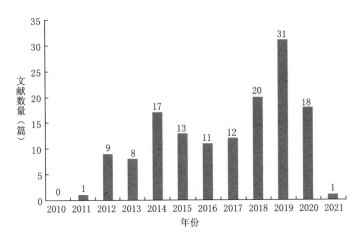

**图4-2　141篇文献资料的发表年份分布情况**

事业管理学领域的专业期刊，以及《中国老年学杂志》《中国全科医学》《护理研究》《护理学杂志》等老年学、全科医学及护理学领域的专业期刊。其中，获取文献资料最多的期刊来源为《中国老年学杂志》，达17篇，占文献评阅库的12.06%。其他获取文献资料较为集中的期刊来源有《护理研究》(6篇，占4.26%)、《卫生经济研究》(5篇，占3.55%)与《现代预防医学》(5篇，占3.55%)。丰富的来源反映了文献评阅库中文献资料的广泛性和全面性，同时也提示本研究居家失能老人照护问题与公共正式照护资源管理问题是一个既与多个学科领域交叉亦被多个学科领域关注的复杂问题，其涉及的研究角度较多，精准定位研究的切入点较为重要。

（四）研究者的单位类型分布

141篇文献资料的研究者来源广泛，但来自单位类型为高校的研究者所撰写的文献资料最多,达 132 篇,占 93.62%。其他来自国家卫生计生委卫生发展研究中心、北京人口与社会发展研究中心等研究机构,以及社区卫生服务中心、地(市)级医疗机构等单位的研究者撰写了 9 篇文献资料。这意味着目前对居家失能老人公共正式照护资源或失能老人照护问题的研究由高校主导。虽然高校方面的研究者能够从管理学、护理学、社会保障学等多个角度对居家失能老人照护问题进行广泛的理论与实证研究,并取得丰富的研究结果,但公共正式照护资源的管理与分配问题归根到底是一个需要由政府及相关部门落实解决的实践问题,因此政府及社会研究机构还需加强对该问题的关注与深入研究。

(五)文献资料的关键词共现网络

使用 ROST CM 6.0 文本内容挖掘系统对 141 篇文献资料的关键词进行提取,同时根据不同关键词之间的关系,使用 NetDraw 可视化分析软件形成关键词共现网络。能够发现位于网络中心位置的关键词包括"老人""居家""照护""服务"等,而环绕网络的关键词包括"非正式""供给""筹资""资源""负担"等,说明文献评阅库中纳入的相关研究主题聚焦于"非正式照护""照护服务模式"和"照护资源供给"等方面。

本研究发现,即使本研究在进行检索时限定了"失能老人"这一主题词,然而"失能"这一词汇却并没有出现在关键词共现网络中。结合前文对"公共正式照护资源"内涵进行分析的结果,照护的对象应该特指为包括失能老人在内的存在功能障碍的人群,能够自理、相对健康的老年人事实上并非照护服务的主要对象。根据目前文献资料的关键词共现网络分析与呈现结果,能够在一定程度上反映出我国相关研究在对照护服务对象上定位仍不完全准确的问题。在评阅文献内容的过程中，发现部分研究依然没有将失能老人作为一个有别于老年人群的具有独立特征的群体进行研究。但实际上，失能老人与一般老年人不但在身体机能等多方面存在差异，其对各类照护服务的需求强度、内容也极为不同。如果不能在研究中全面考虑失能老人与一般老年人在生活照料和护理需求方面既有重合又有区别的关系，那么在研究中对"照护"的定义和内容亦会出现混淆和误判，进而影响对研究结果的判断。本研究在进行研究和分析时，会锚定"居家失能老人"这一研究对象，充分结合居家失能老人的实际特征，不会将活动能力较强的一般老年人纳入研究分析，以契合本研究对公共正式照护资源以及资源支持对象的界定。141篇文献资料的关键词共现网络如图4-3所示。

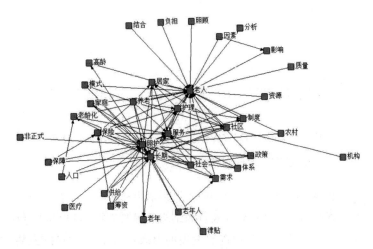

图4-3　141篇文献资料的关键词共现网络

## 二、基于文献的公共正式照护资源问题集

### （一）基于文献资料进行问题提取

通过对141篇文献进行逐条评阅，从文献资料内容中提取涉及当前我国公共正式照护资源支持失能老人居家照护过程中产生的各种问题表达并进行罗列，同时对表达意义一致的问题在提取与罗列时进行合并，使提取的问题随着文献资料评阅数量的增加逐渐达到饱和。本研究结果显示，经充分阅读文献资料，提取出39项问题后，未在文献资料中发现对相关问题的新表述，即对问题的提取已经达到饱和，如图4-4所示。

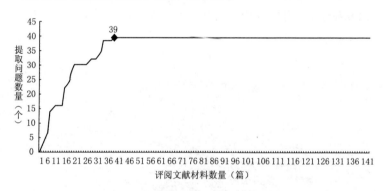

图4-4　基于141篇文献资料的问题提取饱和曲线示意图

### （二）同类问题归总形成问题集

根据141篇文献资料的内容所提取出的问题如表4-1所示。经过逐级归类，共得到涉及资源结构类问题7个（17.95%），包括"支持公共正式照护资源发展的财政投入不足""支持公共正式照护资源的照护人员数量不足"等；涉及行政结构层的问

题1个(2.56%),具体为"缺乏国家层面对公共正式照护资源分配与管理进行规范的行政法规";涉及组织结构存在的问题9个(23.08%),包括"不同公共正式照护资源管理部门之间未形成协作机制""公共正式照护资源分配与管理措施在基层难以落实"等;涉及公共正式照护资源在分配过程中存在的问题8个(20.51%),包括"分配公共正式照护资源的流程粗糙""公共正式照护资源分配过程存在内生性道德风险"等;涉及公共正式照护资源直接分配结果存在的问题8个(20.51%),包括"公共正式照护资源供给碎片化""公共正式照护资源分配的目标群体与实际受益群体之间差距较大"等;涉及公共正式照护资源对居家失能老人及非正式照护者支持结果方面的问题6个(15.39%),包括"居家失能老人对公共正式照护资源的获得感不强""公共正式照护资源对非正式照护者的支持力度低"等。

表4-1 基于141篇文献资料进行的问题提取结果、编码及分类

| 序号 | 提取问题 | 编码 | 归类1 | 归类2 | 归类3 |
|---|---|---|---|---|---|
| 1 | 用于向居家失能老人分配的公共正式照护资源总量不足 | Issue-SC1 | 资源总量 | 资源 | 结构 |
| 2 | 筹集与发展公共正式照护资源的途径不稳定,可持续性差 | Issue-SC2 | 资源来源 | | |
| 3 | 公共正式照护资源的发展方式使政府财政风险增大 | Issue-SC3 | | | |
| 4 | 支持公共正式照护资源发展的财政投入不足 | Issue-SC4 | | | |

续表

| 序号 | 提取问题 | 编码 | 归类1 | 归类2 | 归类3 |
|---|---|---|---|---|---|
| 5 | 支持公共正式照护资源的照护人员数量不足 | Issue-SC5 | 人力数量 | 资源 | 结构 |
| 6 | 公共正式照护资源的服务提供人员构成单一 | Issue-SC6 | 人力结构 | | |
| 7 | 对照护人员的培养缺乏国家标准与专业认证机制 | Issue-SC7 | 人力发展 | | |
| 8 | 缺乏国家层面对公共正式照护资源分配与管理进行规范的行政法规 | Issue-PC1 | 政策法规 | 行政 | |
| 9 | 缺乏对公共正式照护资源分配进行整合管理的机制与部门 | Issue-OC1 | 管理责任 | 组织 | |
| 10 | 分配公共正式照护资源的管理主体与责任不明确 | Issue-OC2 | | | |
| 11 | 不同公共正式照护资源管理部门之间未形成协作机制 | Issue-OC3 | 组织协作 | | |
| 12 | 公共正式照护资源管理部门与照护资源供给单位协调不畅 | Issue-OC4 | 组织协作 | | |
| 13 | 基层社区对分配公共正式照护资源的管理机制粗糙 | Issue-OC5 | 管理与控制机制 | | |

续表

| 序号 | 提取问题 | 编 码 | 归类1 | 归类2 | 归类3 |
|---|---|---|---|---|---|
| 14 | 公共正式照护资源分配与管理措施在基层难以落实 | Issue-OC6 | 管理与控制机制 | 组织 | 结构 |
| 15 | 缺乏对公共正式照护资源服务质量的监管措施 | Issue-OC7 | | | |
| 16 | 公共正式照护资源分配与管理机制缺乏对潜在照护资源的发掘与激励功能 | Issue-OC8 | | | |
| 17 | 公共正式照护资源分配与管理的数字化、信息化程度低 | Issue-OC9 | | | |
| 18 | 公共正式照护资源的分配标准和依据不统一、模糊或缺失 | Issue-PCS1 | 分配标准 | 公共正式照护资源分配过程 | 过程 |
| 19 | 公共正式照护资源的重点分配对象不明确 | Issue-PCS2 | | | |
| 20 | 分配公共正式照护资源的流程粗糙 | Issue-PCS3 | 分配流程 | | |
| 21 | 分配公共正式照护资源的依据缺乏弹性 | Issue-PCS4 | | | |
| 22 | 公共正式照护资源在分配时没有充分考量非正式照护者的实际照护能力 | Issue-PCS5 | | | |

续表

| 序号 | 提取问题 | 编码 | 归类1 | 归类2 | 归类3 |
|---|---|---|---|---|---|
| 23 | 公共正式照护资源分配过程存在内生性道德风险 | Issue-PCS6 | 分配流程 | 公共正式照护资源分配过程 | 过程 |
| 24 | 居家失能老人及非正式照护者不了解申领与分配公共正式照护资源的具体流程 | Issue-PCS7 | 宣传普及 | | |
| 25 | 照护需求评估的内容与实际向居家失能老人提供的照护服务之间存在割裂 | Issue-PCS8 | — | | |
| 26 | 公共正式照护资源对居家失能老人的覆盖率整体依然较低 | Issue-AS1 | — | 公共正式照护资源分配的结果 | 结果 |
| 27 | 公共正式照护资源在城乡之间分配不均衡 | Issue-AS2 | | | |
| 28 | 公共正式照护资源供给碎片化 | Issue-AS3 | | | |
| 29 | 公共正式照护资源包含的照护服务内容不全面 | Issue-AS4 | | | |
| 30 | 公共正式照护资源分配的目标群体与实际受益群体之间差距较大 | Issue-AS5 | | | |
| 31 | 公共正式照护资源实际供给的照护服务与居家失能老人照护需求错配 | Issue-AS6 | | | |

续表

| 序号 | 提取问题 | 编码 | 归类1 | 归类2 | 归类3 |
|---|---|---|---|---|---|
| 32 | 公共正式照护资源的服务质量较低 | Issue-AS7 | — | 公共正式照护资源分配的结果 | 结果 |
| 33 | 分配公共正式照护资源过程中的照护服务结算价格不合理 | Issue-AS8 | | | |
| 34 | 公共正式照护资源实际提供的照护服务对居家失能老人的支持力度低 | Issue-GS1 | — | 公共正式照护资源分配后的提供支持结果 | 结果 |
| 35 | 公共正式照护资源对失智老人的支持力度低 | Issue-GS2 | | | |
| 36 | 居家失能老人对公共正式照护资源的获得感不强 | Issue-GS3 | | | |
| 37 | 公共正式照护资源对非正式照护者的支持力度低 | Issue-GS4 | | | |
| 38 | 居家失能老人缺乏对公共正式照护资源照护服务内容与形式的自主选择权 | Issue-GS5 | | | |
| 39 | 部分公共正式照护资源的自付费用高于居家失能老人及非正式照护者的预期 | Issue-GS6 | | | |

## 三、公共正式照护资源问题集内部关联性分析

### （一）建立问题集内部关联矩阵

为了对相关问题间关系进行深入认知以树立对我国公共正式照护资源现状的系统理解，本研究采用社会网络分析对问题集内部不同问题之间的关联性进行分析。将提取出的39个问题按照问题编码排列成横轴，将文献资料编号并进行排列作为纵轴，对照从各文献资料中提取的问题情况，将文献资料中提及的问题标记为"1"，未提及的问题标记为"0"，从而形成一个二值化文献资料问题提及情况矩阵。其示意表如表4-2所示。

表4-2　文献资料问题提及情况矩阵示意表

| 资料编号 | 问题编码 | | | | | | |
|---|---|---|---|---|---|---|---|
| | Issue-SC1 | Issue-SC2 | Issue-SC3 | … | Issue-GS4 | Issue-GS5 | Issue-GS6 |
| R-001 | 0 | 1 | 0 | … | 1 | 0 | 0 |
| R-002 | 1 | 0 | 0 | … | 0 | 1 | 1 |
| R-003 | 1 | 1 | 0 | … | 0 | 0 | 1 |
| … | … | … | … | … | … | … | … |
| R-139 | 0 | 0 | 0 | … | 0 | 0 | 0 |
| R-140 | 1 | 0 | 1 | … | 1 | 0 | 1 |
| R-141 | 0 | 1 | 1 | … | 0 | 1 | 1 |

在形成文献资料问题提及情况矩阵的基础上，使用UCINET数据处理软件将文献资料问题提及情况矩阵转置为问题内部关联矩阵，通过问题内部关联矩阵可以观测到不同问题之间在数值上的关联情况。其示意表如表4-3所示。

表4-3 问题关联矩阵示意表

| 问题编码 | 问题编码 | | | | | | |
|---|---|---|---|---|---|---|---|
| | Issue-SC5 | Issue-GS4 | Issue-OC3 | … | Issue-GS5 | Issue-GS6 | Issue-SC2 |
| Issue-SC5 | 30 | 5 | 9 | … | 0 | 0 | 5 |
| Issue-GS4 | 5 | 24 | 5 | … | 0 | 1 | 2 |
| Issue-OC3 | 9 | 5 | 25 | … | 0 | 0 | 3 |
| … | … | … | … | | … | | … |
| Issue-GS5 | 0 | 0 | 0 | … | 1 | 0 | 0 |
| Issue-GS6 | 0 | 1 | 0 | … | 0 | 3 | 1 |
| Issue-SC2 | 5 | 2 | 3 | … | 0 | 1 | 11 |

(二)问题集内部的中心度和关联性分析

使用NetDraw可视化分析软件将问题关联矩阵可视化,形成基于文献资料的公共正式照护资源存在问题关联网络,并对该网络的中心度和关联性进行分析。在网络中,颜色相同代表此类问题在关联网络中的中心度与关联性相等。结果显示,在问题集内部关联性网络中,中心度最高的两个问题分别为"不同公共正式照护资源管理部门之间未形成协作机制"(Issue-OC3)和"公共正式照护资源管理部门与照护资源供给单位协调不畅"(Issue-OC4)。中心度次高的问题分别为"公共正式照护资源的分配标准和依据不统一、模糊或缺失"(Issue-PCS1)、"公共正式照护资源的重点分配对象不明确"(Issue-PCS2)、"分配公共正式照护资源的流程粗糙"(Issue-PSC3)、"公共正式照护资源供给碎片化"(Issue-AS3)、"公共正式照护资源对非正式照护者的支持力度低"(Issue-GS4)。高中心度说明这些问题在整个问题集当中的影响力较大。

关联性方面,以下6个问题的关联性最高,分别为:"用于向居家失能老人分配的公共正式照护资源总量不足"（Issue-SC1）、"支持公共正式照护资源的照护人员数量不足"（Issue-SC5）、"缺乏国家层面对公共正式照护资源分配与管理进行规范的行政法规"（Issue-PC1）、"缺乏对公共正式照护资源服务质量的监管措施"（Issue-OC7）、"公共正式照护资源分配的目标群体与实际受益群体之间差距较大"（Issue-AS5）、"公共正式照护资源实际提供的照护服务对居家失能老人的支持力度低"（Issue-GS1）。高关联性意味着问题集当中的绝大多数问题都与这些问题存在直接或间接联系，如图4-5所示。

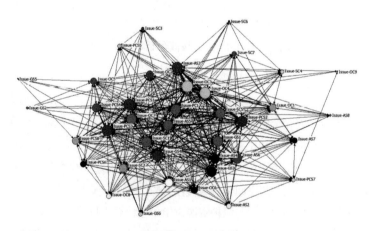

**图4-5 基于文献资料的我国公共正式照护资源存在问题关联网络**

## 四、文献提示我国公共正式照护资源存在的主要问题

基于对文献资料内容的分析以及问题关联网络中显示的结果，能够发现目前我国公共正式照护资源在资源来源、资源分配、对居家失能老人及非正式照护者进行支持方面存在诸多问题。其中，隶属于公共正式照护资源分配流程及分配标准层面的问题，

在中心度较高的7个问题中出现的比例最高，总计出现3个。在关联性较高的7个问题当中，公共正式照护资源在管理组织结构和资源筹集层面的问题出现比例最高，总计出现4个。这说明根据既往研究的经验来看，目前我国公共正式照护资源存在的主要问题分布在结构和分配过程上。结构层面的问题可能会直接导致公共正式照护资源筹集、发展以及功能发挥面临诸多障碍，而资源分配过程中存在的问题，则在问题系统中占据中心位置，是解决我国公共正式照护资源存在各方面问题的焦点之一。下面基于分析结果，结合提取问题的相互逻辑关联，对我国公共正式照护资源存在的主要问题进行凝练和阐述。

（一）公共正式照护资源总量不足且可持续性脆弱

照护资源不足一直以来都是我国居家失能老人照护工作的一个"痛点"。长期照护在我国仍处于起步阶段，针对居家失能老人的照护资源无论在人力、财力均较为薄弱，其中公共正式照护资源在总量上则更加捉襟见肘。虽然目前我国正在积极探索和拓展公共正式照护资源的形式和总量，但可以预见，增加我国公共正式照护资源仍然需要相当长时间的过程和积累。

公共正式照护资源的紧缺性首先体现在照护人员不足上，尤其是经过正规照护技能培训，有能力为居家失能老人提供真正意义上照护服务的人员更加紧缺。从相关文献资料中能够看出，目前我国正式照护人员存在"年龄高，流动性大，学习能力不强"等特点，且还尚未建立起专业照护人才的发掘、培养、发展体系，这不仅使目前能够向居家失能老人提供服务的照护人员实质上不足以对我国失能老人照护体系的服务终端提供强力支撑，照护人力资源后续发展的可持续性也受到限制。人员不足意味着正式照护的覆盖范围受限，能够向居家失能老人提供的照护服务内容在全面性和服务质量上也较难得到保证。此外，正式照护服务供给机构难以维持稳定的服务队伍，也在一定程度上制约着公共正式照护资源的供给稳定性。越来越多的研究认为，正式照护人员的薪酬待遇固然是影响照护人力流入及持续性的重要方面之一，但更关键的是能否在社会范围内形成正式照护者的职业价值认同与完善的职业培训和晋升路径，否则就难以从根本上促进照护人力资源的可持续发展。

公共正式照护资源的紧缺性还体现在财政支持不足上。近年来虽然我国大力发展养老与照护事业，但政府补贴重心在相当长的一段时间内在于鼓励社会兴办照护机构，将居家失能老人向照护机构"分流"。虽然自长期护理保险制度在我国开始试点以来，各地开始尝试鼓励尚未进入老年的在职职工缴纳长期护理保险，意图在国内将长期护理保险打造成社会"第六保险"。但从目前结果来看，一方面缴费率还尚未像其他社会保险一样广泛，另一方面部分年轻人并不认可现行由政府主导长期护理保险覆盖服务的服务成效，转而开始缴纳商业形式的长期护理保险。总体来看，我国还缺乏对居家失能老人照护问题进行专项支持的财政方案与措施，长期依赖医疗保险基金或其他社会保险基金，难以建立起支持居家失能老人照护工作的长效资源筹集机制。

（二）管理部门间缺乏联动协作使公共正式照护资源分配碎片化

我国公共正式照护资源的来源并不唯一，也没有设立对公共正式照护资源进行统一分配和管理的具体职能机关，往往是不同部门管理不同类型的公共正式照护资源，这使得目前公共正式照护资源的分配与管理呈碎片化，居家失能老人无法享受到资源

"一站式"支持。同时，碎片化的分配也造成本身总量就有限的公共正式照护资源在分配至居家失能老人个体时，失能老人获得的照护支持在时间长度和服务内容方面更加有限。

多数文献资料提及，目前我国对公共正式照护资源分配、管理的国家层面政策规范依然较为缺乏且不系统，相关政策仅对公共正式照护资源的发展方向与原则进行了方针性质的规定，对公共正式照护资源在分配过程中的具体路线规划不够明确。这一方面无法整合国内现有公共正式照护资源，另一方面也使宏观层面对公共正式照护资源的管理责任与负责部门界定不清，造成服务供给系统性差。不同公共正式照护资源的上层管理部门之间鲜有联动，资源管理系统之间互不联通，民政、卫生、人力资源与社会保障等部门无法就各类公共正式照护资源进行整合。直接参与和影响公共正式照护资源分配的社区行政部门同供给照护服务的社会照护机构之间也存在"信息鸿沟"，社区行政部门难以对社会照护机构提供服务的质量和方式进行有效管理，使居家失能老人实际获得的公共正式照护资源在服务质量上参差不齐。

公共正式照护资源分配的碎片化也造成基层无力落实对资源的合理分配与管理工作。相关研究认为，目前社区层面对公共正式照护资源的管理能力还是资源分配信息化，标准化、流程化角度均不成熟。本研究通过对文献资料的内容进行分析后认为，对于一些仅靠是否达到相关指标就可以决定分配的公共正式照护资源，基层管理人员在分配工作中尚能够按标准作出判断。但随着公共正式照护资源形式愈发多样，资源分配与管理更需要统筹兼顾、点面结合，基层管理没有规范的分配与管理流程，会造成公共正式照护资源管理措施在基层落实时较为随意，资源分配碎片化的问题难以得到解决。

## （三）公共正式照护资源的分配标准与流程存在缺陷

通过文献资料能够发现，长期护理保险试点城市和部分提供重度残疾人居家照护服务的城市已经开始探索以居家失能老人照护需求为导向的公共正式照护资源分配方式，但一方面对公共正式照护资源向居家失能老人进行分配的标准依然不明确，相关标准在不同地区及城市的差异较大；另一方面则是资源分配流程仍不完善，公共正式照护资源的实际服务供给方案存在与居家失能老人实际照护需求脱钩的现象。

目前我国公共正式照护资源根据需求向居家失能老人进行精准分配的首要障碍是还未能实现对失能老人这一群体的精准识别，这使得国家无法在宏观层面上对老年失能人口规模进行准确判断，照护服务相关政策无法对准最需要照护服务支持的对象，也就无法组织力量合理配置公共正式照护资源。在我国各地公共正式照护资源总量、失能老人数量、失能老人居家照护情况均存在较大差异的背景下，我国依然缺乏一套能够适应不同地区公共正式照护资源发展情况及居家失能老人照护情况的资源分配"托底"参考标准。这导致各地开展公共正式照护资源分配工作的随意性依然较大。

同时，直接负责管控公共正式照护资源分配的基层管理机关缺乏科学高效的分配管理流程指导与手段。以长期护理保险为例，分配这类公共正式照护资源的核心环节之一，是对居家失能老人的照护需求进行评估。对部分长期护理保险试点城市的研究显示，照护需求评估工作通常是由社区卫生服务中心的家庭医生，或外包给第三方评估机构进行，但评估质量难以保证。此外，照护需求评估工具中的多数问题，需要评估人员结合老年人所表现出的情况进行主观判断，如此既增大了对评估人员评估技能的要求，也增加了评估过程内生性道德风险的产生。评估结果缺乏对实际照护服务的指导与限制作用，会造成公共正式照护资源在分配过程中难以对准获益对象，导致资源浪费和资源滥用。

（四）公共正式照护资源对照护居家失能老人的支持力度不足

从总体上来说，目前我国公共正式照护资源对居家失能老人的支持还尚有不足，在居家失能老人照护工作中的功能还有待发掘。部分研究认为，当前公共正式照护资源所涵盖的服务本身就是不全面的，限于基础生活照料服务或临床护理服务，缺少如心理支持、社会支持类的照护服务。涵盖照护服务的单一化或不全面容易造成资源分配失衡，因为若仅限于基础生活照料，那么实质上获取公共正式照护资源的标准会相对较低，容易产生浪费；但仅限于临床护理，分配标准又会提高，一些失能程度较低的老年人可能无法获得支持。也有一些研究结果表明，在实际照护服务供给过程中，部分公共正式照护资源涵盖的照护服务项目无力展开或受到环境等条件限制无法开展，致使实际服务供给与居家失能老人和非正式照护者的需求错配，资源带来的支持效果不明显。

受制于公共正式照护资源总量有限，分配碎片化，部分研究结果表明，分配到居家失能老人手中的照护资源无论在总量还是服务内容方面并不足以完全替代非正式照护者在居家失能老人照护工作中的功能，但同时目前的公共正式照护资源管理机制和分配过程又无法充分发掘非正式照护者的照护潜力或增强非正式照护者的照护能力，造成目前我国公共正式照护资源实质上难以改善重度居家失能老人的照护状况。部分城市的公共正式照护资源在实际服务供给过程当中,对不同失能程度的老年人均每天供给1小时的照护服务,只是在每周服务天数上有所差别,这显然不能够满足重度居家失能老人对照护服务连续性的要求,也就更加难以对非正式照护者的照护工作形成有效支持。

## 第二节 基于现场调查的上海市公共正式照护资源问题分析

在对文献资料内容进行研究分析的同时,为了解公共正式照护资源在居家失能老人照护工作中具体能够发挥何种作用,从居家失能老人及非正式照护者的视角看待公共正式照护资源存在的问题,本研究以上海市作为样本地区,通过问卷调查与深度访谈的方式,以了解居家失能老人的照护现状及其利用公共正式照护资源过程中存在的问题为主题进行了现场调查。

### 一、基于问卷调查的居家失能老人照护现状分析

(一)问卷调查样本的基本情况

1. 居家失能老人的基本特征

接受调查的559名居家失能老人中,有男性313名(55.99%),女性246名(44.01%)。有337名(60.29%)失能老人年龄在60～69周岁之间,年龄≥80周岁的高龄失能老人101名(18.06%)。根据调查问卷中ADL-IADL联用量表的测算结果,处于功能下降状态的失能老人有215名(38.46%),处于功能障碍状态的失能老人有344名(61.54%)。婚姻状态方面,已婚的失能老人最多,有385名(68.87%)。值得注意的是,有84名(15.03%)失能老人为未婚,这意味着他们获得非正式照护服务

的支持较为困难。个人月收入方面，以月收入在3 000～4 999元的居多，有329名（58.86%），且有共计166名（29.69%）失能老人的个人月收入不足3 000元，其中包括15名（2.68%）月收入不足1 000元的贫困失能老人，这部分失能老人很可能难以自主购买正式照护服务，是公共正式照护资源需要关注的对象之一，如表4-4所示。

**表4-4　559名居家失能老人个体基本特征情况**

| 基本特征 | n | % | 基本特征 | n | % |
| --- | --- | --- | --- | --- | --- |
| 性别 | | | 失能程度 | | |
| 　男性 | 313 | 55.99 | 　功能下降 | 215 | 38.46 |
| 　女性 | 246 | 44.01 | 　功能障碍 | 344 | 61.54 |
| 年龄（周岁） | | | 个人月收入（元） | | |
| 　60～69 | 337 | 60.29 | 　<1 000 | 15 | 2.68 |
| 　70～79 | 121 | 21.65 | 　1 000～2 999 | 151 | 27.01 |
| 　≥80 | 101 | 18.06 | 　3 000～4 999 | 329 | 58.86 |
| 婚姻状况 | | | 　>5 000 | 52 | 9.30 |
| 　未婚 | 84 | 15.03 | 　未注明 | 12 | 2.15 |
| 　已婚 | 385 | 68.87 | | | |
| 　离婚 | 27 | 4.83 | | | |
| 　丧偶 | 63 | 11.27 | | | |

2. 居家失能老人非正式照护者的基本特征

接受调查的120名居家失能老人非正式照护者中，有男性58名（48.33%），女性62名（51.67%）。年龄在60～69周岁的照护者最多，有51人（42.50%），其次为年龄70～79周岁，有26人（21.67%）。结合与被照护者关系最多的照护者身份为"配偶"，有77人（64.17%）。这一结果，可见受访非正式照护者"以老养老"的情况较为普遍。照护时长方面，以照护居家失能老人时长在10

年以内的居多，有68人（56.67%）。由于本次调查所获非正式照护者资料以居家失能老人的配偶为主，老年人居多，因此绝大部分非正式照护者均处在退休的非就业状态。文化程度方面，非正式照护者以高中/中专学历最多，有53人（44.17%），其次是初中，有36人（30.00%），提示部分非正式照护者可能具备一定的

表4-5　120名居家失能老人非正式照护者基本特征情况

| 基本特征 | $n$ | % | 基本特征 | $n$ | % |
| --- | --- | --- | --- | --- | --- |
| 性别 | | | 就业状态 | | |
| 　男性 | 58 | 48.33 | 　就业 | 12 | 10.00 |
| 　女性 | 62 | 51.67 | 　非就业 | 108 | 90.00 |
| 年龄（周岁） | | | 未就业原因 | | |
| 　30～39 | 4 | 3.33 | 　退休 | 102 | 85.00 |
| 　40～49 | 5 | 4.17 | 　下岗/失业 | 3 | 2.50 |
| 　50～59 | 24 | 20.00 | 　主动辞职在家照护 | 4 | 3.33 |
| 　60～69 | 51 | 42.50 | 　未注明 | 11 | 9.17 |
| 　70～79 | 26 | 21.67 | 婚姻状况 | | |
| 　≥80 | 10 | 8.33 | 　未婚 | 7 | 5.83 |
| 与被照护者关系 | | | 　已婚 | 105 | 87.50 |
| 　配偶 | 77 | 64.17 | 　离婚 | 3 | 2.50 |
| 　女儿 | 24 | 20.00 | 　丧偶 | 5 | 4.17 |
| 　儿子 | 8 | 6.67 | 文化程度 | | |
| 　兄弟姐妹 | 9 | 7.50 | 　文盲 | 3 | 2.50 |
| 　其他（如邻居） | 2 | 1.66 | 　小学 | 13 | 10.83 |
| 照护时长（年） | | | 　初中 | 36 | 30.00 |
| 　≤10 | 68 | 56.67 | 　高中/中专 | 53 | 44.17 |
| 　11～20 | 32 | 26.67 | 　大专 | 12 | 10.00 |
| 　≥21 | 20 | 16.66 | 　大学及以上 | 3 | 2.50 |

照护技能学习潜力，公共正式照护资源在支持失能老人居家照护的同时对非正式照护者的照护技能进行培训和提升，是有可能获得一定成效的。如表 4-5 所示。

（二）问卷调查结果提示居家失能老人照护现状

1. 居家失能老人的照护来源情况

接受调查的 559 名居家失能老人中，所获照护服务的来源主要包括：既不依赖非正式照护也不依赖正式照护的居家失能老人自我照护、完全依赖非正式照护、完全依赖正式照护、非正式照护与正式照护相结合 4 种，而非正式照护与正式照护相结合这一服务来源，又分为通过非正式照护和公共正式照护相结合获取照护服务，以及通过非正式照护和自主雇佣的正式照护相结合获取照护服务 2 种。其中，有 7 名居家失能老人采用自我照护，占 1.25%；有 26 名居家失能老人完全依赖非正式照护，占 4.65%；有 31 名居家失能老人完全依赖正式照护，占 5.55%。而绝大部分居家失能老人是通过非正式照护与正式照护相结合来获取照护服务的，有 495 人，占 88.55%。而在这 495 名居家失能老人中，有 463 名居家失能老人采用非正式照护与公共正式照护资源相结合的方式获取照护服务，占 93.54%。这样的结果提示公共正式照护资源已愈发成为失能老人居家照护工作中不可或缺的一部分，这类资源是否能够发挥其应有功能，对失能老人居家照护工作至关重要。如图 4-6 所示。

2. 不同照护来源的居家失能老人生活质量情况

本研究应用 SF-12 量表对受访居家失能老人的生命质量进行了测算和统计，包括生理状态（physical component summary, PCS）与精神状态（mental component summary, MCS）两部分，分数越高说明相应状态越好。能够看出，不同照护服务来源支持

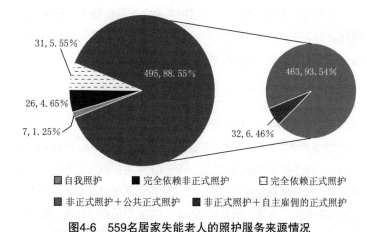

**图4-6　559名居家失能老人的照护服务来源情况**

的居家失能老人PCS得分均值分别为37.44分、29.28分、28.98分、33.07分以及34.99分，差异具有统计学意义（$F$=3.154，$P$<0.05）。采用自我照护的居家失能老人PCS得分均值最高，其次是将非正式照护与自主雇佣的正式照护结合作为服务来源的居家失能老人，而完全依赖正式照护与非正式照护其中一种的居家失能老人PCS均值分别列倒数第一、第二位，提示需关注并促进这些依赖单一照护服务来源的居家失能老人的生理状态。

不同照护服务来源支持的居家失能老人MCS得分均值差异同样具有统计学意义（$F$=3.835，$P$<0.05）。完全依赖非正式照护的居家失能老人MCS得分均值最高，为47.89分，完全依赖正式照护的居家失能老人MCS得分均值最低，为37.91分，将非正式照护与公共正式照护结合作为服务来源的居家失能老人MCS均值和将非正式照护与自主雇佣的正式照护结合作为服务来源的相同，均为46.91分。提示针对完全依赖或接受部分正式照护的居家失能老人，无论是公共正式照护还是自助雇佣的正式照护服务，均应进

一步关注并促进居家失能老人的精神、心理状态。如表4-6所示。

表4-6 559名不同照护服务来源居家失能老人的SF-12情况

| 照护服务来源 | PCS | | | | MCS | | | |
|---|---|---|---|---|---|---|---|---|
| | Mean | SD | Max | Min | Mean | SD | Max | Min |
| 自我照护 | 37.44 | 8.18 | 50.35 | 29.17 | 47.26 | 9.43 | 65.81 | 36.83 |
| 完全依赖非正式照护 | 29.28 | 7.82 | 44.02 | 17.88 | 47.89 | 13.77 | 70.43 | 23.50 |
| 完全依赖正式照护 | 28.98 | 8.08 | 50.78 | 18.34 | 37.91 | 13.28 | 64.65 | 19.06 |
| 非正式照护+公共正式照护 | 33.07 | 9.10 | 57.51 | 13.85 | 46.91 | 11.82 | 69.96 | 19.06 |
| 非正式照护+自主雇佣的正式照护 | 34.99 | 8.68 | 48.23 | 19.29 | 46.91 | 12.00 | 64.33 | 27.60 |
| $F(P)$ | 3.154（0.014） | | | | 3.835（0.004） | | | |

3. 公共正式照护资源支持下的居家失能老人照护需求情况

（1）居家失能老人照护需求满足情况

在调查居家失能老人个体照护需求时，有部分老年人由于对各类照护服务项目内容不了解、不清楚，或对自己的照护需求不了解、表述不清等原因，对问卷所调查的内容填写质量较差，故未被纳入本部分进行统计分析。在纳入分析的331名居家失能老人中，可见对"家政服务（打扫清洁、洗衣做饭等）"的需要率最高，为77.64%；其次为生活经济补贴，为73.11%。总体来看居家失能老人照护需求集中在基本生活支持类和医疗护理支持类，而对社会参与支持类和心理支持类照护服务的需求相对较低。居家失能老人照护需求被充分满足率整体偏低，没有一项照护服务的充分被满足率超过30%，照护需求充分被满足率最低的服务项目为"社区或街道心理咨询热线",充分被满足率为11.86%;照护需求充分被满足率最高的服务项目为"身体照料服务(助食、助浴等)",充分被满足率为26.76%。总体来看,无论通过何种来源获取照护服务,绝大多数居家失能老人照护需求依然尚未被全面且充分地满足,即使在对失能老人尤为重要的基本生活支持和医疗护理支持类照护服务方面,认为自身照护需求被充分满足的居家失能老人依然相对较少。如表4-7所示。

表4-7　331*名居家失能老人个体照护需求情况

| 照护服务项目 | 存在需求的人数 | 需求率(%) | 需求充分被满足率(%) |
|---|---|---|---|
| 基本生活支持类 | | | |
| 　家政服务(打扫清洁、洗衣做饭等) | 257 | 77.64 | 24.90 |
| 　身体照料服务(助食、助浴等) | 213 | 64.35 | 26.76 |
| 　生活经济补贴 | 242 | 73.11 | 14.46 |
| 　住宅适老化改造 | 193 | 58.31 | 12.44 |
| 医疗护理支持类 | | | |
| 　陪同就医服务 | 213 | 64.35 | 18.78 |
| 　医疗服务(如家庭医生) | 222 | 67.07 | 16.67 |
| 　身体护理和康复类服务 | 216 | 65.26 | 12.50 |
| 　突发紧急状况时的救助 | 221 | 66.77 | 14.48 |
| 社会参与支持类 | | | |
| 　失能老人专用辅具租借(如爬楼机) | 139 | 41.99 | 14.39 |
| 　社区内外的老年人公共活动空间 | 159 | 48.04 | 12.58 |
| 　适合失能老人参与的文娱活动 | 151 | 45.62 | 13.91 |
| 心理支持类 | | | |
| 　电话或上门访视关怀 | 161 | 48.64 | 16.77 |
| 　与他人交流互动活动(如志愿者) | 151 | 45.62 | 13.25 |
| 　社区或街道心理咨询热线 | 135 | 40.79 | 11.86 |

*有228名居家失能老人的问卷该部分填写质量欠佳,故未纳入进行数据分析。

## （2）居家失能老人未被充分满足的照护需求间关联情况

在了解居家失能老人照护需求以及被充分满足的照护需求基础上，进一步探索居家失能老人未被充分满足的照护需求间关联情况。在对各照护服务项目按次序进行编码后，将居家失能老人应答为"仅被部分满足"和"完全没有被满足"的照护服务项目情况合并为"未被充分满足"的照护服务项目，同时将应答为"未被充分满足"的照护服务项目标记为"1"，其他应答情况的照护服务项目记为"0"，形成居家失能老人未被充分满足的照护需求矩阵。之后应用 UCINET 数据处理软件将其转置为居家失能老人个体未被充分满足照护需求间关联矩阵。其示意表如表4-8 所示。

表4-8　居家失能老人个体未被充分满足照护需求间关联矩阵示意表

| 照护服务项目编码 | 照护服务项目编码 | | | | | | |
|---|---|---|---|---|---|---|---|
| | BLS-1 | BLS-2 | BLS-3 | … | GP-1 | GP-2 | GP-3 |
| BLS-1 | 197 | 147 | 157 | … | 100 | 101 | 94 |
| BLS-2 | 147 | 156 | 133 | … | 86 | 84 | 81 |
| BLS-3 | 157 | 133 | 207 | … | 103 | 100 | 90 |
| … | … | … | … | … | … | … | … |
| GP-1 | 100 | 86 | 103 | … | 134 | 118 | 109 |
| GP-2 | 101 | 84 | 100 | … | 118 | 131 | 115 |
| GP-3 | 94 | 81 | 90 | … | 109 | 115 | 119 |

使用 NetDraw 可视化分析软件将居家失能老人未被充分满足照护需求间关联矩阵可视化，形成居家失能老人个体未被充分满足的照护需求间关系网络。可见，网络中各居家失能老人未被充分满足的照护服务项目在中心度上基本一致。相互关联性较高的未被充分满足的照护需求主要包括"陪同就医服务"（MNS-1）、"医疗服务（如家庭医生）"（MNS-2）、"身体护理和康复类服务"（MNS-3）、"突发紧急状况时的救助"（MNS-4）、"家政服务（打扫

清洁、洗衣做饭等)"(BLS-1)以及"住宅适老化改造"(BLS-4)。这种结果一方面说明了居家失能老人的照护服务需求并非是彼此割裂和独立的,而是一个整体,各类照护需求彼此关联,一旦未能充分满足居家失能老人某一类或某一项照护需求,其余需求的满足程度都会受到影响,这也证明了不能单纯依赖非正式照护者,而是通过多个渠道对居家失能老人照护需求进行满足与支持的必要性。另一方面,居家失能老人未被充分满足的基本生活支持类和医疗护理支持类照护需求在网络中关联性普遍较高,这意味着优先充分满足这两类照护需求对满足其他居家失能老人照护需求的带动效应最好。但这两类照护服务明显不可能完全依靠非正式照护者完成,而当前公共正式照护资源也尚未能够充分支持和满足居家失能老人对这两类关键照护服务项目的需求,造成了居家失能老人照护服务需求充分满足程度不高,居家失能老人对照护服务的获得感较低情况产生。如图4-7所示。

4. 居家失能老人非正式照护者的照护能力与压力情况

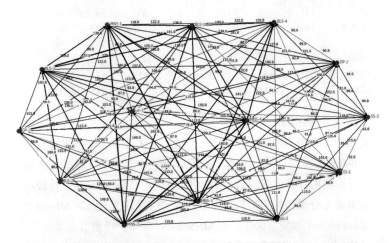

图4-7 居家失能老人个体未被充分满足的照护需求间关系网络

(1) 非正式照护者的照护能力

120名居家失能老人非正式照护者在调查中关注的6项照护服务项目上的能力表现总体情况较好。其中，"能够观察照护对象的情绪表现并给予适时安抚""能够为照护对象准备一日三餐（包括帮助进食）"以及"能够帮助照护对象保持基本清洁（如洗漱、排泄、穿脱衣物等）"这3项基本生活的物质和精神照护服务能力表现较好，应答为"可以做到"的比例分别为70.83%、70.00%和63.33%。针对"能够给照护对象安排休闲活动（如看书、运动）""能够独立地带照护对象在家附近或小区内活动"和"能够独立地带照护对象搭乘公共交通"这3项需要非正式照护者消耗更多时间或提供更多支持的照护服务项目，非正式照护者的能力表现较低，应答为"无力做到"的比例分别达到21.67%、28.33%和32.50%。如表4-9所示。

表4-9 120名非正式照护者照护能力情况表

| 照护服务项目 | 可以做到 n（%） | 有点吃力 n（%） | 无力做到 n（%） |
| --- | --- | --- | --- |
| 能够为照护对象准备一日三餐（包括帮助进食） | 84（70.00） | 31（25.83） | 5（4.17） |
| 能够帮助照护对象保持基本清洁（如洗漱、排泄、穿脱衣物等） | 76（63.33） | 37（30.84） | 7（5.83） |
| 能够观察照护对象的情绪表现并给予适时安抚 | 85（70.83） | 24（20.00） | 11（9.17） |
| 能够给照护对象安排休闲活动（如看书、运动） | 69（57.50） | 25（20.83） | 26（21.67） |
| 能够独立地带照护对象在家附近或小区内活动 | 58（48.34） | 28（23.33） | 34（28.33） |
| 能够独立地带照护对象搭乘公共交通 | 55（45.83） | 26（21.67） | 39（32.50） |

进一步对非正式照护者可以做到的照护项目数量进行分析,发现可以做到 5~6 项照护服务项目的非正式照护者占 46.67%,其余非正式照护者最多只可以做到 4 项照护服务项目。这说明绝大多数非正式照护者并不能完全承担居家失能老人照护工作,其势必需要正式照护服务的支持。如表 4-10 所示。

表4-10　120名非正式照护者可以做到的照护项目数分布表

| 可以做到的照护项目数 | $n$ | % | 累计% |
|---|---|---|---|
| 0~2 | 42 | 35.00 | 35.00 |
| 3~4 | 22 | 18.33 | 53.33 |
| 5~6 | 56 | 46.67 | 100.00 |
| 总计 | 120 | 100.00 | — |

(2)非正式照护者的照护压力

对非正式照护者在照护居家失能老人过程中感受的压力大小进行 1~10 分自评结果进行分析,发现照护居家失能老人为非正式照护者带来的照护压力总体较高,均值为 6.14 分。在作为非正式照护者的居家失能老人直系亲属中,与居家失能老人关系为"儿子"感受到的照护压力最大,均值为 6.63 分,其次为"配偶",均值为 6.38 分,自我感受照护压力最小的是"女儿",均值为 5.71 分。照护重度失能老年人的自评照护压力均值为 6.44,高于照护轻度失能老年人。值得注意的是,无论是与被照护者的关系,还是按照被照护者的失能程度进行分类,经统计学检验后,各类非正式照护者自评照护压力差异均没有统计学意义。这提示从本次调查结果来看,受访非正式照护者自我感受到的照护压力并不会随着与失能老人关系或失能程度的变化而发生明显波动,这种情况也提示无论失能老人的功能状态如何,非正式照护者均存在着一定程度的照护压力，需要得到关注和支持。如表4-11所示。

表4-11　120名非正式照护者照护压力情况

| 非正式照护者特征 | 类别 | Mean | SD | Max | Min | 统计量（$P$） |
| --- | --- | --- | --- | --- | --- | --- |
| 与被照护者关系 | 配偶 | 6.38 | 2.42 | 10 | 1 | 3.362[a]（0.499） |
|  | 女儿 | 5.71 | 2.73 | 10 | 1 |  |
|  | 儿子 | 6.63 | 2.07 | 10 | 3 |  |
|  | 兄弟姐妹 | 5.33 | 3.00 | 10 | 2 |  |
|  | 其他（如邻居） | 4.00 | 2.83 | 6 | 2 |  |
| 被照护者的失能程度 | 功能下降 | 6.02 | 2.43 | 10 | 1 | 5 023.000[b]（0.291） |
|  | 功能障碍 | 6.44 | 2.74 | 10 | 1 |  |
| 合计 |  | 6.14 | 2.51 | 10 | 1 |  |

[a] 应用 Kruskal-Wallis 检验，统计量为 $H$；[b] 应用 Wilcoxon 检验，统计量为 $W$。

对120名非正式照护者的压力来源进行分析，结果显示，有55.83%的非正式照护者认为"自己的身体健康状况不佳"是最主要的压力来源，位列第一。其次是"家中照护人手不足"，为45.83%。有38.33%的非正式照护人认为"经济压力"是照护压力的来源。可见，困扰居家失能老人非正式照护者的依然主要是自身健康、照护人力以及经济问题。如表4-12所示。

表4-12　120名非正式照护者照护压力来源情况

| 压力来源 | $n$ | % |
| --- | --- | --- |
| 经济压力 | 46 | 38.33 |
| 家中照护人手不足 | 55 | 45.83 |
| 照护时间太长 | 41 | 34.17 |
| 缺乏照护知识和技能 | 15 | 12.50 |
| 自己的身体健康状况不佳 | 67 | 55.83 |

续表

| 压力来源 | n | % |
|---|---|---|
| 心理、情感、精神压力 | 38 | 36.17 |
| 自己缺少了与外界的联系 | 11 | 9.17 |
| 其他 | 6 | 5.00 |
| 未注明 | 4 | 3.33 |

5. 居家失能老人非正式照护者的生活质量情况

对120名居家失能老人非正式照护者的生活质量进行分析，结果显示与居家失能老人关系不同的非正式照护者PCS得分均值分别为37.05分、44.72分、45.26分、41.10分以及54.67分，差异具有统计学意义（$F=4.527$，$P<0.05$）。在作为非正式照护者的居家失能老人直系亲属中，"儿子"作为非正式照护者的PCS得分均值最高，为45.26分，"配偶"作为非正式照护者的PCS得分均值最低，为37.05分。MCS得分方面，均值差异不具有统计学意义（$F=2.363$，$P<0.05$）。但"配偶"作为非正式照护者的MCS得分均值依然是最低的，为43.55分。这提示，无论是生理层面还是精神层面，身份为配偶的非正式照护者可能难以持续承担对失能老人的居家照护工作。如表4-13所示。

表4-13　120名居家失能老人不同非正式照护者身份的SF-12情况

| 非正式照护者类别 | PCS | | | | MCS | | | |
|---|---|---|---|---|---|---|---|---|
| | Mean | SD | Max | Min | Mean | SD | Max | Min |
| 配偶 | 37.05 | 10.75 | 56.28 | 16.75 | 43.55 | 9.85 | 61.60 | 19.06 |
| 女儿 | 44.72 | 8.98 | 59.29 | 22.53 | 44.20 | 8.81 | 60.79 | 25.01 |
| 儿子 | 45.26 | 8.30 | 53.80 | 29.52 | 51.75 | 5.74 | 60.69 | 42.61 |
| 兄弟姐妹 | 41.10 | 9.29 | 55.50 | 29.18 | 50.82 | 9.89 | 61.01 | 35.94 |
| 其他（如邻居） | 54.67 | 2.86 | 59.69 | 52.65 | 44.90 | 7.20 | 49.99 | 39.80 |
| $F(P)$ | 4.527（0.002） | | | | 2.363（0.057） | | | |

6. 居家失能老人非正式照护者支持需求情况

将非正式照护者在照护居家失能老人过程中自身所需要的支持项目,分为信息支持、经济支持、人力支持、情感支持和社会支持5个类别。总体来看,非正式照护者关于信息支持、经济支持与人力支持类的项目需要率高于其他类别支持项目,需要率最高的为"政府给予家庭一定的经济补贴",为83.33%,需要率最低的为"强化自主雇佣的正式照护人员支持",为35.83%。同时,"强化公共正式照护资源的照护人力支持"需要率为63.33%,远高于其他人力支持类项目。这说明大多数非正式照护者依然不倾向于利用自主雇佣式的正式照护带来支持,而是寄希望于公共正式照护资源,这可能也与居家失能老人及非正式照护者普遍并不宽裕的经济状况有关。一些其他需要率较高的支持项目,如信息支持类以及社会支持类项目,则在一定程度上反映了公共正式照护资源在进行分配时,需要着力针对非正式照护者发挥的功能导向。如表4-14所示。

表4-14 120名非正式照护者支持项目需求情况

| 支持项目 | 需要人数 | 需要率(%) |
| --- | --- | --- |
| 信息支持类 | | |
| 获取与照护对象相关的各类扶助政策信息 | 97 | 80.83 |
| 照护出现困难时有渠道以寻求咨询 | 93 | 77.50 |
| 专业人员指导关于照护的知识和技能 | 79 | 65.83 |
| 经济支持类 | | |
| 政府给予家庭一定的经济补贴 | 100 | 83.33 |
| 社会慈善机构能给予家庭一定的经济补贴 | 94 | 78.33 |
| 照护对象的原工作单位能给予家庭一定的经济补贴 | 77 | 64.17 |

续表

| 支持项目 | 需要人数 | 需要率（%） |
|---|---|---|
| 人力支持类 | | |
| 　其他家人参与照护 | 65 | 54.17 |
| 　强化自主雇佣的正式照护人员支持 | 43 | 35.83 |
| 　强化公共正式照护资源的照护人力支持 | 76 | 63.33 |
| 　朋友或邻居的支持 | 55 | 45.83 |
| 情感支持类 | | |
| 　有人听照护对象倾诉，交流照护的感受，并给予心理安抚 | 63 | 52.50 |
| 　针对照护对象开展的文娱活动，从而获得心情的放松 | 50 | 41.67 |
| 　社会大众对于照护对象的理解与关爱 | 68 | 56.67 |
| 社会支持类 | | |
| 　需要专门为照护对象提供固定长期照护的机构 | 66 | 55.00 |
| 　需要专门为照护对象提供相对短期照护的机构（如喘息服务） | 68 | 56.67 |
| 　来自社区工作者、居委会等社区组织的上门照护技能培训支持服务 | 79 | 65.83 |
| 　有固定的服务专线可以提供照护相关的电话咨询 | 69 | 57.50 |

对非正式照护者所需求的各支持项目按次序进行编码，将非正式照护者应答为"需要"的支持项目标记为"1"，其他应答情况的支持项目记为"0"，形成非正式照护者所需求的支持项目矩阵。之后应用 UCINET 数据处理软件将其转置为非正式照护者需求支持项目间关联矩阵。其示意表如表 4-15 所示。

使用 NetDraw 可视化分析软件将非正式照护者需求支持项目间关联矩阵可视化，形成非正式照护者所需支持项目关系网络，如图 4-8 所示。可从各点引申出的线条粗细程度观察到，相互关联

表4-15 非正式照护者需求支持项目间关联矩阵示意表

| 支持项目编码 | 支持项目编码 | | | | | | |
|---|---|---|---|---|---|---|---|
| | IS-1 | IS-2 | IS-3 | … | SYS-2 | SYS-3 | SYS-4 |
| IS-1 | 97 | 90 | 78 | … | 68 | 77 | 67 |
| IS-2 | 90 | 93 | 75 | … | 63 | 75 | 63 |
| IS-3 | 78 | 75 | 79 | … | 60 | 68 | 61 |
| … | … | … | … | | … | | … |
| SYS-2 | 68 | 63 | 60 | … | 68 | 64 | 57 |
| SYS-3 | 77 | 75 | 68 | … | 64 | 79 | 64 |
| SYS-4 | 67 | 63 | 61 | … | 57 | 64 | 69 |

性较高的几个支持项目分别为"获取与照护对象相关的各类扶助政策信息"(IS-1)、"专业人员指导关于照护的知识和技能"(IS-3)、"强化公共正式照护资源的照护人力支持"(HS-3)、"政府给予家庭一定的经济补贴"(ES-1)等，这些所需支持项目形成了对居家失能老人非正式照护者进行支持的关键节点，需被优先关注。总体来说，各具体支持项目之间形成了较为复杂的关联关系，既说明目前对非正式照护者的支持不足，也说明非正式照护者所需的支持是多方面、多维度的，他们既需要公共正式照护立刻对失能老人照护工作进行援助以及经济层面的支持，但同时也普遍不排斥学习照护相关知识和技能的信息，表现出了对提升自身照护知识和能力的需求。

## 二、基于关键知情人访谈的公共正式照护资源利用现状分析

为了进一步了解公共正式照护资源的需方，即居家失能老人及非正式照护者在接受并利用公共正式照护资源的过程中，可能面临的因特殊照护情境引起的问题及其他具体问题，本研究将其

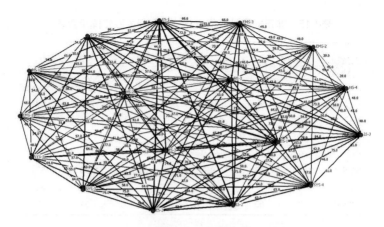

**图4-8 非正式照护者所需支持项目关系网络**

作为关键知情人,就其接受照护过程与利用公共正式照护资源对其照护进行支持过程方面的现状及问题进行了访谈。

(一)关键知情人的基本情况

关键知情人包括女性居家失能老人7名,男性3名,女性非正式照护者3名,男性2名;年龄方面,既包括刚刚超过60周岁的较为年轻的居家失能老人,同时也包括80周岁甚至93周岁的高龄居家失能老人;造成受访者或受访者的照护对象陷入失能状态的原因较为多样,但主要分为疾病致失能、意外伤害致失能以及原因不明3类;接受访谈的非正式照护者身份包括配偶、居家失能老人的妹妹以及居家失能老人的女儿3种。此外,截至访谈时,除访谈对象HCED-01和HCED-03完全依赖非正式照护之外,其他居家失能老人均同时享受非正式照护与公共正式照护资源共同支持。如表4-16所示。

表4-16 接受访谈的居家失能老人及非正式照护者基本特征情况表

| 调查轮次 | 编号 | 受访者身份 | 性别 | 年龄（岁） | 居家失能老人个体/照护对象失能表现 |
|---|---|---|---|---|---|
| 第一轮 | HCED-01 | 居家失能老人 | 女 | 69 | 青年时发生工伤导致下肢瘫痪 |
| | HCED-02 | 居家失能老人 | 女 | 70 | 脊髓损伤导致下肢瘫痪 |
| | HCED-03 | 居家失能老人 | 男 | 68 | 青年时不明疾病导致下肢瘫痪 |
| | HCED-04 | 居家失能老人 | 男 | 69 | 车祸导致下肢瘫痪 |
| | ICG-01 | 非正式照护者 | 男 | 71 | 访谈对象HCED-02的配偶 |
| | ICG-02 | 非正式照护者 | 女 | 67 | 访谈对象HCED-03的配偶 |
| 第二轮 | HCED-05 | 居家失能老人 | 女 | 93 | 因高龄活动能力下降 |
| | HCED-06 | 居家失能老人 | 女 | 76 | 脊髓灰质炎造成下肢功能障碍 |
| | HCED-07 | 居家失能老人 | 女 | 61 | 中年时意外导致高位截瘫 |
| | HCED-08 | 居家失能老人 | 女 | 64 | 曾患脑梗，留下后遗症，慢性病较多造成活动能力下降 |
| | ICG-03 | 非正式照护者 | 女 | 75 | 照护对象为该照护者的哥哥，失能原因不明，推测因妻子去世遭遇精神打击造成痴呆 |
| | ICG-04 | 非正式照护者 | 男 | 65 | 照护对象为该照护者的配偶，因帕金森病丧失意识 |
| | ICG-05 | 非正式照护者 | 女 | 36 | 照护对象为该照护者的母亲，因脑梗失能，难以下床活动 |

续表

| 调查轮次 | 编号 | 受访者身份 | 性别 | 年龄（岁） | 居家失能老人个体/照护对象失能表现 |
|---|---|---|---|---|---|
| 第三轮 | HCED-09 | 居家失能老人 | 男 | 73 | 有过跌倒经历，慢性病较多，活动能力下降 |
| | HCED-10 | 居家失能老人 | 女 | 80 | 高龄、慢性病较多导致活动能力下降 |

（二）访谈结果提示公共正式照护资源利用现状

采用扎根理论的分析思路和方法对收集到的居家失能老人及非正式照护者访谈资料进行编码，逐级提取为有意义的概念和范畴并予以整合，在建立和把握范畴之间相互关系的基础上对访谈资料进行分析。经开放式编码、主轴编码和选择性编码三级编码，可在将访谈资料进行归纳、总结和提炼的同时，了解居家失能老人及非正式照护者利用公共正式照护资源的现状及问题。

1. 居家失能老人利用公共正式照护资源的现状及问题

在针对居家失能老人的访谈方面，主要通过让居家失能老人对接受照护的过程及照护现状进行自主表达，访谈者负责记录以及对关键主题进行追问的方式进行半结构化访谈，共进行访谈10次，访谈时长平均约45分钟，访谈资料转录文字总计约8.5万字。在应用NVivo质性分析软件对居家失能老人的访谈资料进行归总、处理与分析后，梳理出与公共正式照护资源对其居家照护支持相关的原始语句与概念271个，经提炼与归类，抽象出主轴编码35个以及选择性编码7个。如表4-17所示。

表4-17 居家失能老人利用公共正式照护资源情况的扎根理论分析结果

| 编号 | 选择性编码 | 主轴编码 | 开放性编码频次 |
| --- | --- | --- | --- |
| RPS-1 | 个体特征 | 失能原因复杂；失能状态持续时间长；慢性病患病多；重大疾病患病史；自评健康状况；生活习惯；生活经历丰富；个人心态 | 71 |
| RPS-2 | 照护意愿 | 拒绝机构照护；自我照护能力；依赖配偶照护；会考虑子女对照护的看法；不希望子女为照护自己付出太多精力 | 33 |
| RPS-3 | 照护内容需求 | 家政服务；基础生活照料；按摩服务；护理服务；帮助取药买药；陪伴外出活动 | 41 |
| RPS-4 | 家庭照护条件 | 个人月收入低；兄弟姐妹支持少；子女照护负担重；家庭居住条件较差 | 69 |
| RPS-5 | 突发意外事件 | 家中发生意外事件；外出发生意外事件 | 15 |
| RPS-6 | 公共正式照护资源认知 | 申请途径；服务获取流程；服务内容预期；服务付费预期；公共正式照护资源的来源 | 11 |
| RPS-7 | 公共正式照护资源支持感受 | 服务内容与需求匹配程度；照护人员服务质量；照护舒适度；照护满意度；照护质量反馈 | 31 |

（1）居家失能老人个体差异及照护意愿多样且复杂

从访谈过程以及对访谈资料的分析结果中能够看出，虽然居家失能老人有这一群体在照护服务需求及意愿方面的共性，但是聚焦于每一名居家失能老人个体，其在个体特征、照护意愿、照护需求、照护条件等方面的差异过于多样，在这些差异的作用下，他们对自身照护的看法和未来预期等亦存在较大差异，甚至同一种因素在 2 名不同居家失能老人身上产生对照护需求的影响也不同。这种差异所造成照护需求的差别必然会对公共正式照护资源有限的服务内容和服务方式形成挑战。若难以根据这些纷繁复杂的影响因素确定迫切需要支持的对象，会导致资源分配后难以获得较好的社会效益。

此外，居家失能老人会对自身照护问题有自己的理解或较为固执的看法，这些纯粹由居家失能老人自身产生的想法，较少会在接受照护时明确地表达出来，也难以在短期内被有效识别。比如一些居家失能老人利用公共正式照护资源的需求并不强烈，即使在他人看来活动能力已经很差，存在一定风险，但其自觉活动能力尚可且不希望别人来照护；部分居家失能老人只能表达自己的条件和状况，但对自己具体需要哪些照护服务认知与表达不清；一些居家失能老人对付费非常敏感，即使子女或自身经济条件足够支持照护费用，但有几名居家失能老人依然对公共正式照护资源同样要收取一定费用表达了不满。

HCED-01：我认为我现在靠自己其实可以照护好自己的，女儿再偶尔过来帮帮我，就够了。未来的话，如果确实不行了，反正到时候再说吧，现在还是就自己照护自己挺好的。

HCED-03：我们这一批人啊，反正只要觉得还有能力照顾好自己呢，就靠自己，不要给别人添麻烦，我们以前就一直没有想着给国家添麻烦，以后我们也不想给国家添麻烦。

HCED-05：那阵我女儿说要给我评这个（上海市长期护理保险），我就说不用，我自己能照护自己，我评那个东西干什么？但是她就一直说这个好，反正后来就还是评了。

（2）居家失能老人在利用公共正式照护资源前对其认知程度低

居家失能老人对公共正式照护资源的认知程度较低，尤其是在接受公共正式照护资源支持之前，很多居家失能老人表达了他们原本其实不太清楚申领了这部分资源支持具体能够为自己提供哪些照护服务，对公共正式照护资源的申领方式、服务主体、责任主体也不完全了解，往往会在获得公共正式照护资源支持后随遇而安。一方面他们普遍不会在公共正式照护资源的服务覆盖范围内合理地提出新的照护需求，另一方面部分居家失能老人在前期错误地理解了公共正式照护资源涵盖的服务内容与标准，导致实际受照护体验和预期不一致。

HCED-05：*我是后来才知道好像这个照护是不给做饭和打扫房间的是吧？我有一次让那个护理员在过来的时候帮我带个药，他说规定不允许。后来还是我打电话和王大夫（该老人的家庭医生）说，他上门给我带过来的。*

HCED-06：*当时说是让我去申请，我也没太明白去哪里申请。后来是我女婿去的，然后就是我的家庭医生过来给我评了，评了之后过了一阵（护理员）就开始上门了。我其实不太管这个的，每次也就是护理员做好了让我签个单子，我一般也就是他怎么说我就签一下。*

HCED-08：*刚开始一直不太理解这个服务到底能干嘛，不能干嘛，我也看不太懂它（服务手册和流程），我要是有什么不懂的，一般就问问护理员和家庭医生。*

（3）公共正式照护资源对居家失能老人的支持程度和服务质量不稳定

部分居家失能老人对目前获得的公共正义照护资源支持较为满意，或者持"有总比没有强"的态度，同时也有一些居家失能老人认为公共正式照护资源对自己的照护和生活没有产生预期的影响，获得感较低。这实质上表现了目前公共正式照护资源在分配的公平性上存在欠缺。另外，公共正式照护资源并非向居家失能老人进行全天候支持，也尚无紧急呼叫等机制，因此难以对居家失能老人在家中或外出时发生的意外情况（如摔倒）进行有效支持。部分居家失能老人反映自己与一些照护人员在提供照护服务的时候会发生一些误会和矛盾，但一方面不清楚投诉渠道，另一方面也不知道是自己对照护服务的内容理解有误，还是护理员确实做得有问题。这表现了目前公共正式照护资源在服务质量稳定性方面以及服务内容告知方面的不足。

　　HCED-02：*有的时候会觉得他（护理员）能做的其实我老公也都能做，然后我老公就跟着他学，做得还比他好，之后会觉得他（指护理员）的作用就不那么明显了。*

　　HCED-07：*我在之前都没有这种服务的，只能靠自己雇人，现在有这个服务，相比我们自己雇人便宜好多，负担肯定会轻一些。*

　　HCED-10：*之前那个护理员不知道为什么，我就觉得他有点凶，工作也有点敷衍。过了大概1个多月吧，我实在受不了了，后来我是往那里（护理站）打了电话反映了一下，然后给换了一个，现在这个好一些。*

**2. 非正式照护者利用公共正式照护资源的现状及问题**

　　对非正式照护者的访谈方式与居家失能老人相同，共进行访谈5次，访谈时长平均约25分钟，访谈资料转录文字总计约4.2万字。在应用NVivo质性分析软件对非正式照护者的访谈资料进行处理分析后，梳理出与公共正式照护资源对其照护居家失能老人进行支持相关的原始语句与概念85个，经提炼与归类，抽象出主轴编码23个以及选择性编码5个。如表4-18所示。

## 表4-18　非正式照护者利用公共正式照护资源情况的扎根理论分析结果

| 编号 | 选择性编码 | 主轴编码 | 开放性编码频次 |
|---|---|---|---|
| RIS-1 | 照护服务内容 | 日常家务；经济支持；精神支持；就医陪护；服药买药；按摩；初级护理（如身体清洁、吸痰）；意外情况支持 | 27 |
| RIS-2 | 照护负担 | 照护能力差；需照护家中其他成员；所照护的居家失能老人对照护依赖过高 | 15 |
| RIS-3 | 公共正式照护资源分配 | 对居家失能老人进行照护需求评估时对照护者情况了解过于简单或未进行了解；向居家失能老人分配的资源数量不合理；对分配标准不清楚 | 7 |
| RIS-4 | 公共正式照护支持感受 | 服务内容有限；服务时长不足；服务价格合理；服务质量较低；照护过程存在风险 | 14 |
| RIS-5 | 其他来源照护服务支持感受 | 收费较高；服务质量不稳定；照护人员的道德与人品；发生意外确定责任较困难 | 22 |

（1）公共正式照护资源尚未在实质上降低非正式照护者的照护负担

从对非正式照护者的访谈过程以及对访谈资料的分析结果中能够看出，目前非正式照护者承受着较大的照护负担，一方面来自于需要为居家失能老人提供的照护内容过多，另一方面则来自于自身照护能力不足。在缺少正式照护或正式照护时间不足的情况下，非正式照护者不仅要完成如日常家务、经济支持等初级照护内容，甚至要顶替一部分正式照护的内容，如对失能老人进行擦身、吸痰等。这些原本应该由正式照护来提供的照护服务，非正式照护者实际上是无力提供的，但又被居家失能老人所必需，因此非正式照护者只能勉强进行照护。这既增大了非正式照护者的负担，同时实际上又并没有使居家失能老人获得高质量的照护服务，甚至存在较高的照护操作风险。

由于目前公共正式照护资源的日均提供时间短，且服务内容受到照护人员技能和资源分配方案的限制，实质上无法对非正式照护者产生明显的"减负"效果，一些照护重度失能老人的非正式照护者表现出了在接受公共正式照护资源的同时，还需要再自主雇佣1名照护人员常住家中进行照护的想法，而部分非正式照护者则认为公共正式照护资源的支持较自己雇佣的照护人员质量低。

ICG-01：我觉得靠那个（上海市长期护理保险）还是靠不住，它每天就1小时肯定不够的，像她这种情况我肯定得24小时陪着，走肯定走不开。

ICG-03：像我哥哥这样的，即使是他（护理员）每天来也不行，护理员不在的时候我自己都很难照顾他的，我也这么大岁数了，也在想怎么办。最难的就是逢年过节的时候，雇护工都雇不到。我侄女还得过来帮我照顾一下，她平时在国外，好不容易回来了还得不到休息就要照顾着他。

ICG-04：我现在是每天都在家的，有时候还可以带她（指照护对象）出去走走（把照护对象转移到轮椅上然后陪同出门），那个服务（上海市长期护理保险）每天就1小时，说实话起不到什么作用，而且他（护理员）在做的时候其实我也不完全放心，我还得在旁边看着。

（2）公共正式照护资源在分配过程中对非正式照护者状态缺乏关注

部分非正式照护者指出，公共正式照护资源在分配过程中对自己关注较少。一些非正式照护者认为，虽然自己照护的居家失能老人具备一定的活动能力，但自己的照护负担依然非常大，依然处于需要较长时间陪护的状态，无法安心从事自己的工作，公共正式照护资源在分配时对居家失能老人的定级比自己预想的要低，应该提升公共正式照护资源对自己的支持力度。就实际来说，非正式照护者是居家失能老人照护工作的第一责任人，在公共正式照护资源分配过程中，需要充分且全面地考虑居家失能老人目前接受的非正式照护情况，否则会造成服务内容难以对非正式照护者形成针对性支持。

ICG-02：我知道他们有些老人申请了那个（上海市长期护理保险），但是一方面那个也不是完全免费。而且我也看了他们申请完了以后不也得有人天天陪在家里吗，这个和我现在的情况也一样，就不想再花那个钱了。

ICG-03：当时说评估的时候是家庭医生过来评的，也没问我个人的一些情况，主要还是对他（照护对象），但是其实你也看到了，我这个样子是吧（该非正式照护者的下肢因脊髓灰质炎存在一定程度的功能障碍），照护起来真的不方便，我一直都觉得现在这个（照护服务）还不够。

ICG-05：当时过来评的时候，第一次好像是评了5级，我还纳闷为什么不是6级，因为我现在还得照护孩子，自己还得出去打工，确实只能晚上回来照护一下。后来问了知道5级和6级服务的时间是一样的，本来还觉得不行就再评一下，因为感觉我自己确实没办法照护她，但是后来发现好像确实一样，就觉得先这样了，等以后再说。

（3）公共正式照护资源未对非正式照护者照护能力提升产生引导作用

在访谈过程中发现，非正式照护者存在照护技能学习需求。有照护者在访谈过程中向访谈者诉说了自己对一些照护技能的掌握情况，并且向访谈者演示了自己平时如何对居家失能老人进行照护。例如访谈者在家庭医生的陪同下观察了编号ICG-04访谈对象对其妻子的照护过程，发现其照护技能相对较高，且自述自身依然在持续学习照护技能。本研究认为，非正式照护者是具备一定照护潜能的，但是在照护技能的系统化和专业化上，需要专业照护人员进行培训或一定支持。公共正式照护资源除了对非正式照护者进行照护方面的支持之外，应注重拓展非正式照护者的潜能。尤其在当前资源无法对重度居家失能老人进行全方位支持的情况下，更应该通过各种手段提升非正式照护者的照护能力，填补非正式照护和正式照护之间的"空档期"。

ICG-01：我现在也还在学习怎么能把她伺候得再舒服一点，但是就是我年纪大了，腿脚也不好，有的时候力气差了太多，抬她啊比较困难。

ICG-02：我其实挺希望有人能来教一下我怎么弄（照护），像我们家没那个经济条件去雇人啊，那我自己学嘛，我自己学自己照护，我再教我女儿和女婿，肯定就比现在（好）。每次给他（照护对象）搬到轮椅上都很费劲，但是我看人家学过的就不怎么费劲。

ICG-04：我现在知道的这些都是自己学的，刚开始我老婆住院的时候，我向医院那个护工学，到家后我自己学，看书、看视频，有的时候也问问那个小胡（照护对象的家庭医生），现在我觉得我比那个护理员有用，他有时候做有些事儿都不敢上手的，我就可以。

## 三、现场调查提示上海市公共正式照护资源存在问题分析

### （一）公共正式照护资源供给照护内容与实际需求存在错配

从问卷调查结果来看，上海市部分居家失能老人及非正式照护者的照护服务内容需求总体依然处于尚未被充分满足的状态。在未被充分满足的照护服务需求中，一些照护服务项目是目前公共正式照护资源尚未包括的内容，而一些则是虽然提供了相应服务，但未能将服务递送到最需要的居家失能老人手中，产生因照护资源分配对象不准带来的供需错配问题。

居家失能老人及非正式照护者最主要的照护需求是基本生活照料和护理需求两类。访谈结果显示，对这两类照护服务内容的需求程度并不完全根据居家失能老人的失能程度及健康状况发生相应变化，一些居家失能老人虽然失能程度较高，但其对基本生活照料如做饭、房间清洁等服务项目的需求更强，其健康服务可以通过如家庭病床等医疗服务进行补足，对公共正式照护资源的支持依赖并不强。但尤其是处于失智状态的居家失能老人，虽然他们可能患慢性病较少，活动能力尚可，但其非正式照护者面临着比普通失能老人更大的照护负担，需要公共正式照护资源提供基本生活照料和专业护理的双重支持。这种不同居家失能老人个体间较大的照护需求差异，必须在公共照护资源分配过程中予以重视和分辨，否则资源配置的准确性和效率就会受到损害。

同时，目前上海市以长期护理保险为主要形式的公共正式照护资源普遍侧重于提供临床护理服务，在服务内容供给上忽略了基本生活照料对居家失能老人及非正式照护者的重要作用。同时实际提供公共正式照护的服务人员普遍没有足够能力提供专业临

床护理服务（如导尿、造口护理、经外周静脉置入中心静脉导管维护等），居家失能老人在接受服务之前，对公共正式照护资源的具体服务内容又普遍不了解，造成在资源分配后，居家失能老人及非正式照护者发现"自己想让护理员做的护理员不能做，护理员能做的对自己作用又不大"，最终导致部分居家失能老人及非正式照护者对公共正式照护资源的作用产生质疑。

（二）公共正式照护资源分配的相对公平性不足

公共正式照护资源所带有的公共性使其在分配过程中注重对公平性的考量，然而居家失能老人的个体特征和非正式照护者的实际情况差别较大，当前公共正式照护资源在分配时对这些差异的考虑尚不周全，逐渐演化为居家失能老人获取照护支持的相对不公平。具体于调查研究结果中表现在两点：一是数据统计结果显示居家失能老人的照护需求被充分满足的比率依然总体较低，二是访谈调查中非正式照护者认为自家失能老人获得的公共正式照护支持不足。

从上海市开展的公共正式照护资源实际情况来说，以长期护理保险为例，其服务等级按服务时长划分共有3个等级：即1周3次上门服务、1周5次上门服务和1周7次上门服务，每次上门服务时间均为1小时。1小时照护时间可能对于轻度失能的老年人尚且较为充分，但对于重度居家失能老人来说，其照护工作对连续性的要求更高，完成照护工作需要的时间也更多，因此即使重度失能老人享受1周7次上门服务，但较短的次均照护时间难以对其照护工作产生实质性支持，最终造成照护服务分级有时并未产生对居家失能老人照护强度进行区分的引导作用，造成资源分配中的相对不公平。

同时,受制于护理员能力,公共正式照护资源对不同失能程度、不同家庭条件等特征下居家失能老人提供的服务内容存在趋同性,服务内容逐渐僵化。部分服务对于轻度失能老人来说需求并不强烈,对重度失能老人的作用又不明显。在照护服务时长和内容上的相对公平性不足,使部分最需要公共正式照护资源支持的居家失能老人反而难以获得足够支持,实质上是使公共正式照护资源的功能定位和支持对象发生了偏移,久之会削弱公共正式照护资源在失能老人照护服务体系中的价值。

(三)公共正式照护资源的功能发挥不充分

从调查结果来看,公共正式照护资源对居家失能老人照护的"托底"功能发挥依然不足,部分居家失能老人及非正式照护者难以获得有效照护支持的现状仍未完全改善,对非正式照护者的支持依然较弱。公共正式照护资源的功能被局限在服务供给,没有产生对非正式照护者照护能力及潜力的提升和发掘作用,居家失能老人照护服务的"空档期"依然存在。

公共正式照护资源在分配过程中对非正式照护者的实际照护体验与照护状态关注程度不高,与非正式照护者难以形成合力。作为公共正式照护资源的支持主体,聚焦居家失能老人个体无可厚非,但在照护居家失能老人的实际情境中,现有公共正式照护资源无论在照护功能还是服务强度方面,不能够也没有足够资源对非正式照护进行全面替代。因此,照护失能老人时间更长、承受照护压力更大的非正式照护者的健康、精神状态与照护能力等会成为影响失能老人居家照护质量的重要因素。在资源分配时考虑非正式照护者的情况,重视资源对非正式照护的支持、补充和保护功能,不仅是更全面把握居家失能老人目前受照护状态,提升资源分配精准性的要求，同时也是在公共正式照护资源有限的背景下，使公共正式照护资源与非正式照护合力满足居家失能老人照护需求。

（四）居家失能老人及非正式照护者的资源支持获得感弱

调查研究结果显示，当前上海市居家失能老人及非正式照护者对公共正式照护资源对照护状态带来的改善和支持获得感较弱，甚至会有居家失能老人及非正式照护者表现出公共正式照护资源的支持可有可无的感受。目前上海市公共正式照护资源在供给的服务内容、配置的服务时间以及照护服务质量方面，仍和居家失能老人及非正式照护者的预期存在较大差距。

同时，在照护居家失能老人的过程中，部分照护服务内容之间的界限其实很难划清，比如护理员帮助居家失能老人洗澡属于护理服务，但是洗澡之后清理卫生间留下的水渍究竟属于家政服务还是护理服务的一部分，公共正式照护者和非正式照护者各执一词，产生矛盾。这种情况在注重护理服务内容的其他城市也普遍存在。特别是当公共正式照护资源同样需要收取一定费用的时候，经济条件并不宽裕、对付费情况敏感的居家失能老人与非正式照护者必然会对服务内容与质量进行衡量，当感觉公共正式照护资源的内容并不能够对其照护产生实质帮助或与支持对象的实际需求不符的时候，居家失能老人及非正式照护者的获得感降低，公共正式照护资源的作用难以获得充分认可，社会效益亦难以实现。

## 第三节 本章小结

公共正式照护资源是支持失能老人居家照护的重要战略资

源，对完善我国失能老人长期照护服务体系，减轻非正式照护者照护负担，促进居家失能老人家庭发展具有突出意义。本章通过对文献资料的收集与分析，结果显示目前我国公共正式照护资源总量依然有限，同时在管理与分配过程中存在诸多问题，主要包括资源筹集可持续性差、管理部门间缺乏联动协作使资源分配碎片化、资源向居家失能老人进行分配的标准与流程存在缺陷以及资源对照护居家失能老人的支持力度不足。

以上海市作为样本地区，通过对调查资料的收集与分析，结果显示目前上海市公共正式照护资源同样存在诸多问题，主要包括公共正式照护资源供给的照护服务内容与居家失能老人实际需求存在错配、资源分配的相对公平性不足、资源功能发挥尚不充分以及居家失能老人及非正式照护者对公共正式照护资源带来的支持获得感不强。

可见，虽然公共正式照护资源已日益成为失能老人居家照护工作中不可或缺的重要照护来源，然而公共正式照护资源供需错配、分配失准等问题依然广泛存在，这些表象问题提示资源分配与管理层面依然存在问题。若要持续发展公共正式照护资源，就必须对存在于公共正式照护资源分配与管理过程中的问题进行深入分析和解决。

# 第五章
# 居家失能老人公共正式照护资源分配决策模式现状与比较

## 第一节　国内外居家失能老人公共正式照护资源分配决策模式现状

### 一、本研究公共正式照护资源分配决策模式的内涵

（一）决策模式的内涵

决策（decision making）是为了实现某一目标，在提出解决问题和实现目标的各种可行方案基础上，依据评定准则与标准，在多种备选方案中选择一个方案进行分析、判断并付诸实施的管理过程。模式（mode）则是主体行为的一般方式，具有结构性、稳定性、可操作性的特征。不同模式在实际运用过程中必须结合具体情境，同时根据情境的变化调整要素与结构以维持操作性。因此，所谓决策模式，即是对决策过程的一般性概括，是决策主体在一定的决策情景下进行决策所必须遵从的规律、流程与方式。

（二）本研究公共正式照护资源分配决策模式的内涵

作为一种向特定人群提供支持，带有公共性或准公共性的社

会资源，公共正式照护资源进行分配的过程，实质上是社区相关管理者根据一定标准，经过一定流程进行决策的过程。故结合决策模式的内涵，公共正式照护资源分配决策模式即是指公共正式照护资源在筹集完毕之后，处于基层的公共正式照护资源决策主体（个体或组织）为了将其合理分配给居家失能老人，依据既定的分配标准与流程，对多种分配方案中的一种进行判断与实践的一般流程。

公共正式照护资源分配决策模式的最主要功能，是结合居家失能老人的实际情况，决策其是否应该获得公共正式照护资源的支持以及应当对其提供何种程度的支持。这一主要功能决定了公共正式照护资源分配决策模式既是居家失能老人获取公共正式照护资源支持的必由途径，同时也是决定公共正式照护资源能否精准识别支持对象进而充分发挥资源功能的关键环节。

（三）本研究以长期护理保险的分配过程作为决策模式示例

由于公共正式照护资源的形式和内容较为多样，公共正式照护资源分配决策模式亦会因与公共正式照护资源的内容以及分配情境相适应而不同。比如，一些不对照护服务等级进行区分，每名支持对象能够获取到的数量基本相同的公共正式照护资源，其资源分配决策模式通常为"准入式"，只要申请者符合统一要求与标准即可对其进行分配，典型的如针对"五保"失能老人和持证重度残疾老人的照护服务；若公共正式照护资源的形式与内容决定了其在分配时需要依据支持对象情况的不同进行差异性分配，设置照护服务等级，那么资源分配决策模式通常为"评估式"，必须从多个角度考察支持对象的实际情况，同时在相应环节进行决策判断，最终对是否应向其提供支持以及支持级别进行决策，典型的即长期护理保险这一公共正式照护资源的分配决策模式。

显然,长期护理保险作为典型的公共正式照护资源形式,其采用的"评估式"决策模式是一种更强调以居家失能老人照护需求为导向,主张公共正式照护资源覆盖下的照护服务个性化、分配标准与决策流程更为多样和灵活的先进决策模式,更加符合促进公共正式照护资源合理分配以及充分发挥资源在失能老人居家照护工作中支持功能的要求。同时,"评估式"决策模式在决策要素与程序上更加清晰,易于对比、分析并提出明确的优化路径。

随着我国公共正式照护资源的发展,未来将会有更多类型的公共正式照护资源在分配时采用"评估式"决策模式,对其进行优化的意义和价值显然更高。故本研究所关注的"居家失能老人公共正式照护资源分配决策模式",将主要围绕以长期护理保险为代表的"评估式"决策模式展开。

## 二、国内外公共正式照护资源分配决策模式现状分析

我国对失能老人长期照护体系建设的探索与发展处于起步阶段,在完善公共正式照护资源的分配方式方面仍然需要借鉴发达国家的先进经验。依据本研究公共正式照护资源分配决策模式的内涵与范畴,选取德国、美国、日本3国作为发达国家代表,连同中国内地一起,基于从文献资料、各国政府官方网站资料等途径收集到的信息,对其公共正式照护资源分配决策模式现状进行描述,为后续进行横向对比分析提供基础。

(一)德国

1. 德国公共正式照护资源的发展背景

德国公共正式照护资源的代表是长期护理保险(LTC)。德

国是世界上首个将长期护理保险制度纳入社会保险系统应对失能老人长期照护问题的国家，制度起源最早可追溯到1961年颁布的《联邦社会救济法案》。1994年，德国颁布了世界上首份在全国范围内实施长期护理保险制度的法案——《长期护理保险法案》，该法案以强制缴费的形式筹集照护资源，以需求评估和照护等级分级为手段，利用长期护理保险对失能老人居家照护进行全面覆盖。在此基础上，德国在2015年和2016年颁布了《护理加强法案》第一部与第二部，实现了对长期护理保险制度的阶段性改革。改革内容包括对照护需求与覆盖对象的再明确、进一步细分照护等级、提高缴费率与照护服务待遇、为居家照护和非正式照护者提供进一步支持等，长期护理保险制度的可持续性与社会效益进一步得到增强。

"独立性"与"强制性"是德国公共正式照护资源分配系统最显著的特征。"独立性"体现在对公共正式照护资源管理方面的独立。德国长期护理保险制度在管理上得以借助德国社会保障系统原有的制度、机构、体系。其在医疗保险的疾病基金（Krankenkasse）内建立了护理基金（Pflegekasse），但基金之间奉行自主经营、自负盈亏、独立管理的原则，公共正式照护资源可在借助医疗保险制度数据支持与组织架构优势的同时，明确并建立自己的管理边界。"强制性"则体现在德国公共正式照护资源采用强制性全民筹集与全民获益的方式。德国长期护理保险针对不同的人群设置了不同的缴费方案，雇员、家中配偶的无收入一方、低收入人士、失业人员、大学生、外国留学生甚至是未成年子女等人群，均需要参加保险并缴纳保费。有数据表明截至2018年，德国有约7 275万居民被法定长期护理保险制度覆盖，占德国当年总人口的89.43%。强制全民参保使德国公共正式照护资源覆盖范围与保障范围极大，不仅可以对失能老人居家照护进行支持，任何年龄段的残障人士、儿童、非正式照护者以及其他需要照护支持的人群均能够在接受评估后获得照护服务或现金给付，最大限度发挥了公共正式照护资源的保障能力。

2. 德国公共正式照护资源分配决策模式现状

德国分配公共正式照护资源的特点是在尽可能广泛筹集资源基础上，实现全体国民获益。因此，德国长期护理保险制度下公共正式照护资源分配决策模式的重点目标，并非是决策申请人是否有资格享受资源支持，将部分申请者排除在获益群体之外，而是聚焦申请者应享受的资源支持程度。

德国公共正式照护资源分配决策模式由对长期护理保险基金行使法定管理职能的健康保险基金会，以及以医疗保险医事鉴定服务中心（Medizinischer Dienst der Krankenver-sicherung，MDK）为代表的第三方咨询机构共同完成。MDK 等第三方咨询机构是为公立保险管理部门提供技术服务支持，链接照护资源筹集与分配过程的中介。他们虽与各州长期护理保险基金协会签约合作，但不受基金会管理，而是独立自主地运行。这些机构在各州设立办事处，直接对接长期护理保险参保人，承担对参保人失能程度、健康状况、照护需求、照护等级等方面的认定工作。其中，MDK 是德国认可度最高、管理参保人最多的咨询机构，承担了德国 80% 以上的长期护理保险认定工作。

在模式运行流程方面则主要分为 3 个阶段：其一，参保人提出申请至州长期护理保险基金会，基金会请参保人选择一家咨询机构准备评估的申请阶段；其二，MDK 响应并受理申请，派遣评估专家对参保人情况进行考察以及决策参保人获益资格与服务等级的阶段；其三，MDK 将决策结果报送至参保人和州长期护理保

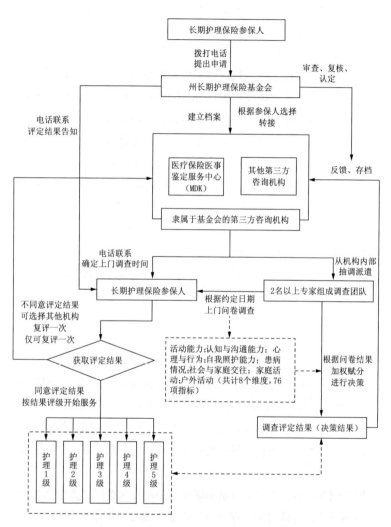

图5-1 德国公共正式照护资源分配决策模式示意图
（以长期护理保险为例）

险基金会进行复审,并根据参保人是否认可决策结果进行后续措施的决策反馈阶段。从州长期护理保险基金会受理申请开始,到参保人获得并认可长期护理保险等级认定报告,整个决策过程一般需要在 5 周内完成,且每隔 1 年需要 MDK 对参保人的情况进行复审。本研究根据德国 MDK 官方网站及文献资料,总结并制作德国公共正式照护资源分配决策模式如图 5-1 所示。

德国公共正式照护资源分配决策模式是公立部门与第三方机构协同进行决策的典型案例。基金会负责对整个决策过程进行统筹、沟通、信息传递与协调,同时对决策结果进行审核,以保证决策过程与决策结果符合德国长期护理保险制度的规定。而直接面向居家失能老人,并通过现场情景和实际情况做出决策的工作则由 MDK 派遣具备资质的专业人员进行。由于 MDK 同基金会之间并没有实质上的利益或从属关系,亦不负责照护服务供给,因此能够独立地执行决策工作,保障了决策的公正性。

(二)美国

1. 美国公共正式照护资源的发展背景

美国公共正式照护资源的代表是老年和残障医疗保险计划(Medicare)。自 1965 年《美国老年人法案》颁布以及设立 Medicare 以来,Medicare 就一直担任美国失能老人居家照护系统"守门人"的角色,其虽然并不直接供给照护服务,但一般来说,失能老人会优先考虑加入 Medicare,然后自主选择各类居家照护服务项目,否则难以负担居家照护的各项费用。美国联邦及各州持续通过修订和颁布倡议与地方性法规等方式对公共正式照护资源进行管理与强化,如 1992 年对《美国老年人法案》进行修订,规定各州政府必须设立长期照护监察员以对接受照护的失能老人受虐待、忽视及照护质量等问题进行监管，同时设立了长期照护援助发展计划，拓展失能老人的照护服务内容；在美国老龄局的资助下，美国国会根据修订后的《美国老年人法案》授权并通过了居家养老社区创新倡议（Community Innovations for Aging In Place Initiative），向失能老人聚集居住的社区、家庭提供包括环境改善、安全支持、信息支持等多方面服务。

Medicare 覆盖下，美国居家失能老人能够选择的公共正式照护资源形式非常多样。如备受 Medicare 推崇的扶助性居家老年人全面护理项目（Program of All-Inclusive Care for the Elderly, PACE），PACE 项目兴起于 20 世纪 70 年代，随着美国联邦及州政府的大力支持，目前该项目已经发展为覆盖 31 个州的居家失能老人长期照护项目体系，拥有超过 100 种由各州发展的具体服务内容。此外，美国还拥有持续照护退休老年人社区（Continuing Care Retirement Communities，CCRC）、合作居住社区（Co-housing）等多种 Medicare 覆盖下的居家照护或居家—社区照护形式。

2. 美国公共正式照护资源分配决策模式现状

Medicare 不对居家失能老人进行强制性缴费，而是以自主申请、自愿加入为最基本的原则。公共正式照护资源的筹集方与执行分配的管理方之间从属关系较弱。针对居家失能老人，美国通常不设置和区分"照护等级"，而是直接对具体照护服务内容进行决策，对照护需求识别与决策的精确度高，能够保证对居家失能老人照护服务的精准递送与适时变更。在尊重居家失能老人个性化选择的基础上，避免因照护分级带来的一些失能老人个性化需求由于等级不够造成难以满足的情况。

申请 Medicare 支持时，医疗保险和医疗救助服务中心（Centers for Medicare & Medicaid Services，CMMS）、各州社会

保障署（Social Security Administration，SSA）及卫生和公众服务部（Department of Health and Human Services，HHS）首先会按照准入标准与获益资格，对申请者资质进行审查认定。在居家失能老人被Medicare纳入保障，选择Medicare覆盖的照护服务项目后，由失能老人所在社区的家庭医生、护士、家政服务人员、社工与志愿者等人员组成照护团队，执行对居家失能老人具体所需照护服务内容的决策工作。照护团队会应用如国际居民评估系统（International Resident Assessment Instrument，interRAI）等照护服务信息系统对需要执行的照护服务内容进行筛选、评价、决策与实施，并在存档后生成针对该名居家失能老人的动态照护档案，以便使未来该失能老人需要更换其他照护项目时，无需进行二次评价，而是将照护档案向其他照护项目系统传递即可，保障了照护服务的连续性。本研究根据美国Medicare官方网站及文献资料，总结并制作在Medicare覆盖下美国公共正式照护资源分配决策模式如图5-2所示。

美国公共正式照护资源分配决策模式是一种以制定照护计划为目标的决策模式。在居家失能老人自行选择并申请的基础上，执行较宽松的准入标准和精细、连续的服务内容决策是其特点。政府管理部门只提供最初的资格认定决策，不参与后续具体照护服务的决策流程。各照护服务项目下属的照护服务团队既是照护服务计划的决策者同时也是照护服务的提供者，对居家失能老人的个体健康情况、家庭照护情况、家庭居住环境、社区环境等相关信息十分熟悉，能够迅速且多维度地在照护工作中进一步了解失能老人的照护需求与意愿，并及时变更照护计划。

由于美国公共正式照护资源的筹集基础是参保人缴纳的保费，但并非强制覆盖全体国民，公共正式照护资源亦会对部分商

第五章 居家失能老人公共正式照护资源分配决策模式现状与比较

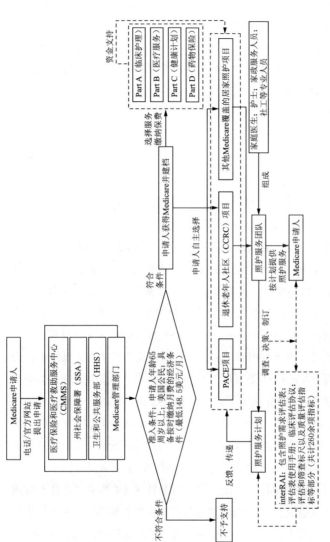

图5-2 美国公共正式照护资源分配决策模式示意图
（以Medicare为例）

125

业化照护服务产生"挤出效应",因此随着照护需求的不断膨胀,美国也产生了公共正式照护资源供求失衡的状况。根据美国联邦统计局统计的数据显示,2012年美国有超过50万人被列入居家照护支持的等候名单中,而且平均等候时间长达2年以上,这会增加部分急需公共正式照护资源支持的居家失能老人健康状况与生存条件恶化的风险。

(三)日本

1. 日本公共正式照护资源的发展背景

日本公共正式照护资源的代表是介护保险。日本是亚洲地区老龄化进程最快的国家,有注重老年人福利建设的传统,其于1963年制定的《老人福祉法》是世界上最早的老年人福利专项法律。日本于1997年制定,2000年开始实施的《介护保险法》开创了介于"普通照料"和"临床护理"之间的"介入式照护服务"新概念,正式在日本范围内建立起以介护保险为资金基础,覆盖全体老年国民的长期照护系统。在后续的20年间,日本针对其进行了多次改革,包括2003年在社区安全理事会中建立介护保险委员会对资源分配进行专门管理;2005年完成了介护系统内失能预防服务体系建设;2006年确定了以"地方""居家""预防"为核心要素的"地域支援事业"方针;2011年改进对失智和痴呆症老年人的照护措施、改善失能老人居住条件、缓解保险费用的增长压力等。

日本公共正式照护资源分配与管理的责任者并非国家,而是基层行政组织单位——市、町、村及特区(4类单位在日本为同一级行政组织)。资源分配过程具有中央集权和部分权力下沉相结合的显著特点。介护制度改革方向、覆盖的年龄范围、介护需求的证明材料范本、照护服务的分类及定价、费用负担份额及上限等由国家统一立法制定,体现了中央权威;但各基层行政单位可根据本地老龄人口规模和结构、收入水平、非正式照护可及性等方面,调整当地保费缴纳金额并自主管理地方照护事务,体现了地方在资源分配过程中的自主权。这种管理体制在保障制度贯彻落实连续性与稳固中央政府在宏观层面领导控制的同时,调动了地方的积极性与申领公共正式照护资源的便利性,利于提升公共正式照护资源分配效率。

2. 日本公共正式照护资源分配决策模式现状

以介护保险为代表的日本公共正式照护资源分配决策模式完全由基层管控,市、町、村等基层行政单位设有社区整合照护支援服务中心这一专职管理公共正式照护资源分配的机关,信息高度集中,传递便捷,有能力对资源进行网格式管理。日本公共正式照护资源分配决策模式较德、美两国更为精细,注重资源分配科学性和满足不同特征失能老人照护需求之间的平衡。在发动主管当地老年人健康与养老问题的家庭医生参与决策的同时,通过上门问卷调查、居住环境观察、专家团队评审等多种方式对居家失能老人的照护状态与需要公共正式照护资源进行支持的水平进行多角度决策,同时细致的照护分级系统将居家失能老人照护需求分为"可自理""要支援"和"要介护"3大类7个等级,在融入失能预防服务的同时,基本能够覆盖失能老人可能面临的各类情境。

日本"现收现付"的公共正式照护资源筹集方案导致其资源规模相对较小,并且对居家失能老人接受公共正式照护资源支持情况的复核间隔为6年一次,时间较长,对决策的精确度要求更高,故日本公共正式照护资源分配决策模式尤其注重对决策依据的收集和分析。在模式运行流程方面,通过调查员上门调查和获取主管失能老人健康与疾病状况的家庭医生开具的健康状况意见书后，还需进行由介护认定审查会进行决策的"二次认定"，是日本决策模式的显著特点。负责"二次认定"的介护认定审查会成员是在辖区各学会推荐下，由地方行政长官直接任命，最少为5人，在主导决策人选产生方面具备权威性。此外，审查会委员管理和待遇方面施行类似于我国"参公"编制，隶属于政府公务系统，在法律规定和公务系统的监督下对决策结果负责，使审查会的决策责任更加明确和规范。设置"二次认定"能够使决策模式在充分参考采纳家庭医生、调查员、介护认定审查会三方建议的同时，保证彼此独立性，防止对居家失能老人照护状态和照护需求的主观臆断，依靠树立对居家失能老人照护状态的不同观测视角，提升决策准确性与科学性。本研究根据日本厚生劳动省官方网站及文献资料，总结并制作日本公共正式照护资源分配决策模式如图5-3所示。

　　日式公共正式照护资源分配决策模式流程繁琐且耗时较长，申请者普遍需要等待1个月以上才能够获知结果，且需要动员大量行政资源、人力资源支持模式运行。但从中长期来看，结合日本庞大的老年人口数量背景，对每一次照护资源分配进行精细化决策，是在合理分配总量紧张的公共正式照护资源的要求下最大程度兼顾居家失能老人个体照护需求的必然选择，在日本社会保障财政支出日益加重的背景下，对维护公共正式照护资源的可持续性具有突出意义。

（四）中国内地

1. 我国公共正式照护资源分配决策模式的政策背景

　　我国失能老人居家照护事业发展的法律依据是《中华人民共

第五章 居家失能老人公共正式照护资源分配决策模式现状与比较

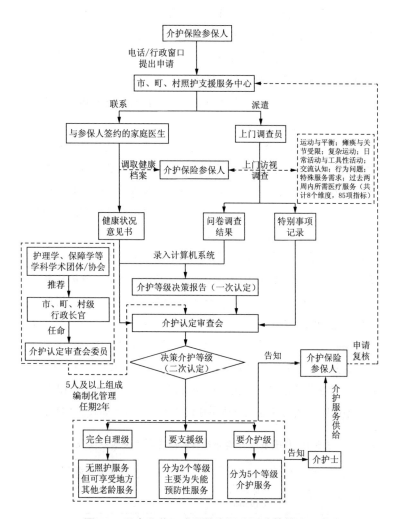

图5-3 日本公共正式照护资源分配决策模式示意图
（以介护保险为例）

和国老年人权益保障法》，公共正式照护资源的产生与发展普遍基于该法通过民政、卫生等各相关部委出台的政策逐步推进。虽然我国围绕"老有所医，老有所养"这一原则出台了大量政策，但在政策理念上一方面没有将失能老人从老年人进行区分，另一方面未能将照护服务与养老服务进行区分，容易造成公共正式照护资源支持对象失准。

我国国家层面公共正式照护资源在筹集、分配与决策模式方面的发展通常与我国养老政策变迁亦步亦趋。大部分研究都将我国养老政策的发展过程分为4个阶段，但对各阶段迄止时间存在一定差异。本研究在综合前期对我国养老政策变迁研究结果的基础上，结合公共正式照护资源及公共正式照护资源分配决策模式的概念，将我国涉及公共正式照护资源的政策发展历程分为4个阶段：第一阶段是从1949—1982年完全依赖国家式、家庭式养老阶段；第二阶段是从1982—2006年逐步推动居家、社区、机构三方面养老相结合的阶段；第三阶段是从2007—2012年我国养老服务体系在宏观层面基本形成的阶段；第四阶段是从2013年至今，照护服务逐渐进入政策视野，尤其是"十三五"末期"照护服务"这一概念在我国政策文件内容中明确出现的这一阶段。本研究列举了不同阶段我国养老服务体系建设的主要政策，如表5-1所示。

表5-1　我国发展养老服务各阶段主要相关政策情况

| 发展阶段 | 政策名称 | 颁布年份（年） |
| --- | --- | --- |
| 第一阶段 | 《高级农业合作社示范章程》（1956年） | 1956 |
| 第二阶段 | 《中国老龄工作七年发展纲要（1994—2000）》 | 1994 |
|  | 《中华人民共和国老年人权益保障法》 | 1996 |

续表

| 发展阶段 | 政策名称 | 颁布年份（年） |
|---|---|---|
| 第二阶段 | 《中共中央、国务院关于加强老龄工作的决定》 | 2000 |
| | 《国务院办公厅转发全国老龄委办公室和发展改革委等部门关于加快发展养老服务业意见的通知》 | 2006 |
| 第三阶段 | 《国民经济和社会发展第十二个五年规划纲要》 | 2011 |
| | 《国务院关于印发中国老龄事业发展"十二五"规划的通知》 | 2011 |
| | 《社会养老服务体系建设规划（2011—2015年）》 | 2011 |
| 第四阶段 | 《国务院关于加快发展养老服务业的若干意见》 | 2013 |
| | 《民政部关于推进养老服务评估工作的指导意见》 | 2013 |
| | 《关于加强养老服务标准化工作的指导意见》 | 2014 |
| | 《国务院办公厅转发卫生计生委等部门关于推进医疗卫生与养老服务相结合指导意见的通知》 | 2015 |
| | 《关于开展长期护理保险制度试点的指导意见》 | 2016 |
| | 《国务院办公厅关于全面放开养老服务市场提升养老服务质量的若干意见》 | 2016 |
| | 《国务院关于印发"十三五"国家老龄事业发展和养老体系建设规划的通知》 | 2017 |
| | 《国务院办公厅关于推进养老服务发展的意见》 | 2019 |
| | 《关于开展老年护理需求评估和规范服务工作的通知》 | 2019 |

续表

| 发展阶段 | 政策名称 | 颁布年份（年） |
|---|---|---|
| 第四阶段 | 《关于建立完善老年健康服务体系的指导意见》 | 2019 |
| | 《国家积极应对人口老龄化中长期规划》 | 2019 |
| | 《养老产业统计分类（2020）》 | 2020 |

这些政策中，对我国公共正式照护资源分配决策模式产生重大影响的政策集中在对长期护理保险制度进行试点之后。2016年在《关于开展长期护理保险制度试点的指导意见》（人社厅发〔2016〕80号）中，明确提出试点城市要"探索长期护理保险的保障范围、参保缴费、待遇支付等政策体系；探索护理需求认定和等级评定等标准体系和管理办法"。我国涉及公共正式照护资源政策的局限性较为明显：其一，相关政策并不能够发挥像德国、日本立法形式的强制性作用，而只具有参考和指导性；其二，普遍侧重于对居家失能老人护理需求的考察，但照护工作应该以包括家政服务、护理服务、心理支持等多个方面的服务包形式提供，对公共正式照护资源支持内容方案不够全面；其三，尚未有政策能够对公共正式照护资源分配决策模式在流程、方案、结果反馈等方面进行规范，"照护需求—照护等级—照护服务内容"之间的关联性较弱。

2. 我国公共正式照护资源分配决策模式的实践现状

我国并不具备全国层面统一的公共正式照护资源分配决策模式，长期护理保险作为当前我国公共正式照护资源的代表形式，其分配流程在各试点城市之间亦存在一定区别，尤其是决策流程、决策工具、决策准则等方面的差异较大。此外，由于公共正式照护资源形式多样，缺乏整合，在管理系统上亦缺乏核心主管部门，因此无法像德、美、日3国公共正式照护资源分配决策模式一样明确其中相关方。本研究基于《关于开展长期护理保险制度试点的指导意见》和《关于开展老年护理需求评估和规范服务工作的通知》两项政策，结合各长期护理保险试点城市执行此种公共正式照护资源分配决策的一般过程，对我国公共正式照护资源分配决策模式的实践现状进行描述分析。

目前，长期护理保险在我国49所城市开展试点，包括于2016年启动的15所首批试点城市以及于2020年启动的34所扩大试点城市。本研究综合了包括北京市、上海市、山东省青岛市等首批试点城市以及云南省昆明市等扩大试点城市出台政策，总结了以长期护理保险为例的我国公共正式照护资源分配决策模式示意图。如图5-4所示。

由于绝大多数试点城市从医疗保险的保费中划出一定比例形成长期护理保险这一公共正式照护资源的基金池，使得医保部门

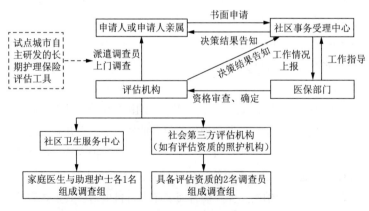

**图5-4　我国公共正式照护资源分配决策模式示意图**
**（以长期护理保险为例）**

成为管理主体，但在缺乏民政等部门协助的情况下，医保部门通常难以完成对公共正式照护资源的综合管理工作。此外，公共正式照护资源在基层分配的过程一般由以社区事务受理中心为代表的民政下属系统和以社区卫生服务中心、社会第三方评估机构为代表的卫生机构、社会组织完成，各方之间既缺乏互相监督的机制，亦不属于同一行政系统，缺乏联动与信息共享，导致对公共正式照护资源分配过程的多头管理现象。部分试点城市中，第三方评估机构还同时承担着公共正式照护服务供给工作，既是"裁判员"又是"运动员"，易产成诱导需求和资源浪费。

决策工具与准则建设薄弱是我国决策模式存在的另一突出问题。目前绝大多数试点城市均采用自制工具对居家失能老人健康状况与照护状况进行了解，但所用工具普遍难以全面反映居家失能老人的照护状况。如山东省青岛市、四川省成都市等地在进行决策时，除失能程度外采用的依据几乎完全依赖临床生理指标，导致后续照护服务变成了临床护理服务，不仅服务人员在能力和数量上难以承担相关工作，部分轻微失能老人亦被排除在外，造成支持对象与功能出偏。

此外，由于试图对目前已经进入老年的失能人群进行全覆盖，因此一些试点城市学习日本经验采用"现收现付制"，即已经超过 60 周岁的居家失能老人，可以在缴纳医疗保险或社会保险超过一定年限而不缴纳长期护理保险保费的情况下，在开始接受照护服务后以月供的形式自付一小部分费用享受照护支持。这种方式对处于起步阶段，尚无统一标准的我国决策模式提出了挑战：一方面，大量缴纳医疗保险的普通老年人盲目申请公共正式照护资源支持，导致决策人员必须对每一名申请者按照标准流程进行决策，使决策效率降低，错误决策的风险提高；另一方面，相关管理机构一般无力对决策结果进行研判,缺乏对决策结果的审核,容易引发申请人利用不实信息骗取资源支持的道德风险。

## 第二节 国内外居家失能老人公共正式照护资源分配决策模式对比分析

为进一步透视我国公共正式照护资源分配决策模式存在的问题,本研究以8项决策要素与6项决策程序为维度,对上述4国决策模式进行解构和比较。

### 一、国内外公共正式照护资源分配决策模式的决策要素对比

根据决策的基本原理,决策的基本要素包括决策主体、决策客体、决策目标、决策情境、决策准则、备选方案、决策信息与技术、决策结果8项。

#### (一)决策主体

由于德国和日本公共正式照护资源分配决策模式采用先决策照护等级,进而影响照护服务内容的方式,因此在决策主体方面分为直接前往失能老人家中进行走访调研的直接决策主体,以及对决策结果进行复核的间接决策主体。在德国,间接决策主体是州长期护理保险基金会,而在日本则是介护认定审查会。美国由于照护团队以制订照护计划的形式作为决策结果,且一方面照护团队在首次决策时即采用组织决策保障决策准确性,另一方面照护计划能够实现动态调整,故没有设置间接决策主体。我国绝大多数长期护理保险试点城市将社区卫生服务中心的家庭医生作为直接决策主体,亦有部分由社会第三方机构派遣的调查人

员作为评估主体，缺乏行使复核职权的间接决策主体。如表5-2所示。

**表5-2 国内外公共正式照护资源分配决策模式的决策主体情况**

| 国别 | 直接决策主体 | 间接（复核）决策主体 |
|---|---|---|
| 德国 | MDK派遣的专家组（通常为2人） | 州长期护理保险基金会 |
| 美国 | 多学科照护服务团队 | — |
| 日本 | 家庭医生；上门调查员 | 介护认定审查会 |
| 中国内地 | 家庭医生；其他具备资质的调查人员 | — |

（二）决策客体

虽然德国、美国、日本3国均将失能老人作为公共正式照护资源的重点支持对象，但由于德国"全民参保"的特征，故公共正式照护资源分配决策模式的泛用性更高，除失能老人外还可覆盖其他参保群体，根据德国改革后的《护理加强法案》，因个人身体或精神方面的问题致其在至少6个月以上的生活中，在涉及卫生、饮食、行动、家务4个方面的日常生活行为中，至少有两个方面需要经常或实质性帮助的德国公民，均可申请支持。美国和日本公共正式照护资源分配决策模式不仅接纳失能老人，也接纳部分年龄尚未进入老年，但可以缴纳保费的残障人士。我国由于并未对失能老人这一群体进行独立管理，同时缺乏统一的长期护理保险制度，因此决策客体普遍为缴纳社会医疗保险超过一定年限的老年人。如表5-3所示。

**表5-3　国内外公共正式照护资源分配决策模式的决策客体情况**

| 国　别 | 决策客体 |
| --- | --- |
| 德国 | 主要为65周岁以上参保的失能老人；可以覆盖所有参保者，包括满足条件的儿童、中青年残障人士等； |
| 美国 | 65周岁以上的失能老人；残障人士；有能力缴纳月费的参保者； |
| 日本 | 65周岁以上的失能老人；45～65周岁存在功能障碍且缴纳保费的日本公民； |
| 中国内地 | 60周岁以上；缴纳社会医疗保险超过一定年限的老年人 |

（三）决策目标

德国、美国、日本以及我国公共正式照护资源分配决策模式的总体决策目标均为向居家失能老人分配适当的公共正式照护资源。具体决策目标方面，则主要包含3个：①对决策客体是否符合公共正式照护资源支持资质的决策；②符合何种等级支持的决策；③应当获得资源中哪些具体照护服务内容的决策。相比发达国家，我国侧重对支持资质和等级的决策，但支持等级和服务内容的衔接性不佳。通过决策目标的设置，能够看出国外对公共正式照护资源分配决策导向的区别。德国侧重于放宽资质，尽可能多地将决策客体纳入资源的支持范围，显示社会福利的普适性；美国注重对资源支持资质的审核准入以及照护服务具体内容的决策；日本则体现出"按需分配"的特点，既要将符合基本资质但尚不需要公共正式照护资源支持的决策客体排除在外，又要权衡应当向切实需要资源的居家失能老人进行照护支持的程度和服务内容。如表5-4所示。

表5-4 国内外公共正式照护资源分配决策模式的决策目标情况

| 国别 | 决策公共正式照护资源支持资质 | 决策公共正式照护资源支持等级 | 决策公共正式照护资源服务内容 |
| --- | --- | --- | --- |
| 德国 | × | √ | √ |
| 美国 | √ | × | √ |
| 日本 | √ | √ | √ |
| 中国内地 | √ | √ | × |

（四）决策情境

决策情境是在做出决策的过程中可能出现影响决策结果的各类情况及因素。德国、美国、日本及我国公共正式照护资源分配决策模式中都包含对居家失能老人的上门访视环节，以便决策者实地观测失能老人的生活环境，推测其难以准确表达但客观存在的照护需要。

除在失能老人家中获取相关信息之外，非正式照护者介入决策过程亦是重要的决策情境之一。德国、日本两国在进行对居家失能老人访视的过程中会要求非正式照护者在场，以更加全面地对非正式照护状态进行了解。美国由于能够直接调度照护团队对居家失能老人照护需求进行分析，照护团队能够提供的服务内容多样，因此对非正式照护者的关注较德国、日本两国低。但近年来有文献资料表明，由于同样面临着较大的公共正式照护资源分配压力，美国亦正在考虑调动非正式照护者的照护意愿，通过类似德国采用现金补贴的方式发展非正式照护潜力。我国对上门访视过程中非正式照护者是否在场通常不做硬性要求，对非正式照护者照护能力、压力亦少有细致考察。

此外，德国公共正式照护资源分配决策模式进行一轮完整决策需要约 5 周时间，日本需要 4~6 周的决策时间，美国则一般需要 1~3 个月的时间，但是美国较长的生效时间并非用于对照护需求进行分析，而是出于对 Medicare 保费缴纳金额计算便利性以及给付政策要求的考虑。合理的决策时间一般意味着决策主体能够对决策结果进行更为细致的审核，对提升决策质量带来一定的积极作用。我国大部分试点城市一般要求在 15 个工作日左右完成决策工作，这在一定程度上限制了对决策客体的观测时间，可能对决策结果的准确性产生不利影响。

（五）决策准则

德国和日本在公共正式照护资源的分配过程中，均以照护等级代表公共正式照护资源的支持强度，因此在公共正式照护资源分配决策模式的决策准则方面，德国与日本有相似之处。

无论是在改革前后，德国公共正式照护资源分配决策模式均是以居家失能老人每天所需正式照护的时长和频率为准则决策照护等级，称之为"护理必须性"。在改革之前，德国将每天至少需要 1 次、所需正式照护时长至少 90 分钟的居家失能老人定为 1 级；每天至少需要 3 次、所需正式照护时长至少 3 个小时的居家失能老人定为 2 级；而需要 24 小时不定次数、所需正式照护时长至少 5 个小时的居家失能老人则定为 3 级。改革之后，虽然照护服务等级从 3 级变为 5 级，但是决策准则并未发生变化，而是将原有级别自动向上浮动一级，此外把之前未能被纳入公共正式照护资源支持的轻微失能老年人作为新分级中的一级照护等级，使德国公共正式照护资源覆盖的范围更大。

日本将居家失能老人所需正式照护服务的时长和强度作为决策准则，创造了"每分钟护理强度研究法"。该方法能够在计算机的帮助下，对照护居家失能老人所需的时间进行标准化，即在获取居家失能老人所需照护服务项目后，通过对各项目进行编码，根据不同项目间关联性，推算完成这些正式照护服务所需的时间，并形成得分决策公共正式照护资源支持强度，此即为前文所述日本公共正式照护资源分配决策模式中"一次判定"的决策准则。家庭医生出具的健康状况意见书，也会在测算照护时间的过程中进行充分考虑。

美国公共正式照护资源分配决策模式由于少有照护等级决策这一过程，因此一方面将各公共正式照护服务项目的准入条件作为准则，另一方面则是在应用 interRAI 系统等工具制定照护服务计划时，工具的评定准则即成为决策准则。

我国在《关于开展老年护理需求评估和规范服务工作的通知》中，建议按照老年人能力以及老年综合征罹患项数两个指标作为决策准则。其中，老年人能力包括日常生活活动能力（0～60分，4级）、精神状态与社会参与能力（0～40分，4级）和感知觉与沟通能力（0～12分，4级）；老年综合征包括：跌倒（30天内）、谵妄（30天内）、慢性疼痛、帕金森综合征、抑郁症、晕厥（30天内）、多重用药、痴呆、失眠症、尿失禁、压力性损伤，本质上将临床指标与慢性病患病数量作为决策准则。

（六）备选方案

德国公共正式照护资源分配决策模式下的照护资源分配备选方案按照评定分数划分为5个等级。如表5-5所示。

表5-5 德国公共正式照护资源分配决策模式备选方案情况

| 方案级别 | 评定分数 | 失能程度 |
| --- | --- | --- |
| 照护1级 | 12.5～27.0 | 生活自理功能较正常/轻微障碍 |
| 照护2级 | 27.0～47.5 | 生活自理功能显著障碍 |
| 照护3级 | 47.5～70.0 | 生活自理功能较重障碍 |
| 照护4级 | 70.0～90.0 | 生活自理功能严重障碍 |
| 照护5级 | 90.0～100.0 | 基本丧失自理功能/有特殊照护或临床护理需求 |

美国公共正式照护资源分配决策模式会说明不同服务项目大类中应当包含的基本照护服务，供参保人选择，这些服务项目即为决策模式的备选方案，由照护团队制订的照护方案亦是在此基础上进行内容丰富。在Medicare缴费时罗列的照护服务项目如表5-6所示。

表5-6 美国公共正式照护资源分配决策模式备选方案情况

| 备选方案 | 方案内容 |
| --- | --- |
| 项目1 | 入住照护机构享受照护服务 |
| 项目2 | 入住辅助生活住宅或社区接受生活照料服务与护理服务 |
| 项目3 | 由具备资质的健康服务机构提供家庭卫生保健服务，内容包括专业医疗护理与物理辅助治疗服务 |
| 项目4 | 由具备资质的日间照护中心提供照护服务，内容包括专业护理、日常保健、日常看护、社会活动组织等 |
| 项目5 | 附加项目，在上述4项之外可与之搭配的照护服务，内容包括家务帮助、喘息照护、出院照护、非正式照护者照护技能培训、安宁疗养、临终关怀等 |

日本公共正式照护资源分配决策模式的备选方案与德国基本相同，但划分等级更加丰富。除进行"完全自理级""要支援级"

和"要介护级"的划分之外,还对"要支援级"和"要介护级"进行了更细致的划分,基本覆盖居家失能老人从轻微失能到完全失能的整个阶段,不同级别转切更加平滑。如表5-7所示。

表5-7　日本公共正式照护资源分配决策模式备选方案情况

| 方案级别 | 评定分数 | 指代失能程度(特征) |
| --- | --- | --- |
| 完全自理级 | <25 | 生活自理功能正常 |
| 要支援级 | | |
| 　要支援Ⅰ级 | 25～32 | 存在轻微功能障碍,需初级支持 |
| 　要支援Ⅱ级 | 32～50 | 失能程度在支援和介护之间,需密切关注 |
| 要介护级 | | |
| 　要介护Ⅰ级 | 32～50 | 无法独立穿衣;站立需要帮助 |
| 　要介护Ⅱ级 | 50～70 | 无法独立如厕;无法独立吃饭 |
| 　要介护Ⅲ级 | 70～90 | 认知理解力下降;无法单腿站立 |
| 　要介护Ⅳ级 | 90～110 | 认知理解力严重下降;无法行走 |
| 　要介护Ⅴ级 | >110 | 生活自理能力丧失;完全失能 |

国内不同城市设置的长期护理保险具体备选方案则存在较大差异,难以总结。《关于开展老年护理需求评估和规范服务工作的通知》中建议的照护等级分为能力完好(0级)到极重度失能(4级)5档,分别对应不同活动能力状态与老年综合征罹患项数。如表5-8所示。

表5-8　我国公共正式照护资源分配决策模式备选方案情况

| 方案级别 | 老年人活动能力等级 | 老年综合征罹患项数 |
| --- | --- | --- |
| 0级(能力完好) | 完好 | 1～2项 |
| 1级(轻度失能) | 完好 | 3～5项 |
| | 轻度受损 | 1～2项 |

续表

| 方案级别 | 老年人活动能力等级 | 老年综合征罹患项数 |
|---|---|---|
| 2级（中度失能） | 轻度受损 | 3～5项 |
| | 中度受损 | 1～2项 |
| 3级（重度失能） | 中度受损 | 3～5项 |
| | 重度受损 | 1～2项 |
| 4级（极重度失能） | 重度受损 | 3～5项 |
| | — | 5项及以上 |

（七）决策信息与技术

利用适宜技术对决策所需信息进行收集分析是选取备选方案的重要手段。德国公共正式照护资源分配决策模式的决策技术主要为 NBA 评估工具；美国除了应用 interRAI 系统之外，一些照护团队还会根据需要选择 CGA、GSQ 等结构化工具对居家失能老人的生理、精神情况进行收集和分析；日本则是通过由家庭医生出具的《健康状况意见书》和由调查员用于上门访视的《要介护认定调查表》及特别事项记录组成收集决策信息的技术工具包。而我国目前并未有全国统一的决策技术，各地实行的决策工具存在较大差异。如表 5-9 所示。

（八）决策结果

德国、美国、日本及我国公共正式照护资源分配决策模式通常会将决策结果以电话、邮寄或上门告知的方式通知居家失能老人。同时，德国、日本与我国一般会为对决策结果不满的决策客体设置再次决策的机会。德国享受公共正式照护资源支持的居家失能老人需每隔 1 年进行一次复评，基本流程与首次相同；日本

表5-9 国内外公共正式照护资源分配决策模式决策技术情况

| 国别 | 决策技术名称 | 主要内容 | 主要指标 | 特点 |
|---|---|---|---|---|
| 德国 | Neues Begutachtungs Assessment（NBA） | 活动能力；认知与沟通能力；心理行为；自我照护能力；患病情况；社会与家庭交往；家庭活动与户外活动 | 坐稳；移动；爬楼梯；认知与识别；空间与时间定向；心理和行为；记忆力；日常生活决策；自我照顾能力等76项指标 | 评估维度注重失能老人个体状态；评估结果支持对失能老人照护服务计划制订工作 |
| 美国 | interRAI | 日常生活；认知行为；社会生活；社会支持；疾病资料；用药资料等多方面信息 | 由各类标准量表或结构化工具组成，包括福利和社区健康评估；家庭照护评估；辅助生活评估；急症后评估；安宁医疗评估；精神评估工具等 | 考察内容全面，标准统一；使决策结果（即照护计划）能够在不同照护服务项目之间传递；在拓展照护服务提供形式的同时保障照护的连续性 |

144

续表

| 国别 | 决策技术名称 | 主要内容 | 主要指标 | 特点 |
| --- | --- | --- | --- | --- |
| 日本 | 要介护认定调查表 | 运动与平衡；瘫痪与关节运动受限；复杂动作；日常活动与工具性活动；交流认知；行为问题；特殊服务需求；过去两周内所需医疗服务 | 床上翻身；床上举起；着地保持坐姿；脚不着地保持坐姿；双脚站立；步行移动；穿衣；打扫房间；吃药；管理财务；记忆问题等85项指标 | 对活动能力的考察非常细致；搭配家庭医生意见及调查员记录特别事项，将照护等级与所需照护服务合二为一进行决策；照护等级与服务内容联系更加紧密 |
| 中国内地 | 未统一，各地采用决策技术不同 | 普遍包括自理能力与病患病状况两部分内容。部分地区有对其他生理指标的考察内容 | 各试点城市通常采用ADL/IADL等标准量表评估自理能力；疾病患病状况则包括对常见慢性病患病时长，严重程度，患病种类等情况的评估 | 决策工具的考察维度单一、弹性较差；对具体照护服务内容以及非正式照护者的关注较低 |

则为 6 年复评一次，一方面由于日本公共正式照护资源分配决策模式的单次决策周期较长，决策可靠程度相对较高，可适当延长决策时效，另一方面亦是地方政府出于对公共正式照护资源分配管理便捷性的考虑，不希望短时间内频繁发生个体或群体照护资源分配方案变动，防止家庭医生、调查员等决策主体面临较大的重复工作压力。我国长期护理保险试点城市对决策结果的复评间隔普遍为 1～2 年，部分城市（如北京市）设置了每半年对部分居家失能老人公共正式照护资源分配决策结果进行抽检的程序。

**二、国内外公共正式照护资源分配决策模式的决策程序对比**

根据决策的基本原理，决策的程序包括决策问题界定、决策问题原因分析、可行方案列举、最佳方案选定、选定方案执行、决策评估与反馈 6 个阶段。

从国内外公共正式照护资源分配决策模式能够看出，不同决策阶段与各决策要素之间形成了相互融合、嵌套的关系。同时，决策阶段的推进不是如决策基本原理所展示的线性循环过程。尤其在发达国家，公共正式照护资源分配决策模式的运行流程往往不是"一次性"和"时点性"的，而是一种包含若干轮次的复合过程。因此，同一决策要素在各决策程序中并非仅出现一次，而是通过不同的形式参与决策程序的各阶段中。比如：负责决策工作的决策主体贯穿了决策问题界定、决策问题原因分析、最佳方案选定、决策评估与反馈阶段；作为决策客体的居家失能老人，既需要配合参与决策问题界定和决策问题原因分析阶段，同时也作为客体参与选定方案执行阶段；决策目标能够对决策问题界定、可行方案列举、最佳方案选定阶段产生影响；决策信息与技术则能够影响决策问题原因分析、最佳方案选定阶段。

基于这种实际情况,本研究在综合国内外公共正式照护资源分配决策模式现状的基础上,针对决策模式中要素与程序的一般交互关系,形成了公共正式照护资源分配决策模式中各决策要素在各阶段决策程序中的对应关系。本研究认为分析决策程序层面存在问题的过程中,应将决策程序与其中所包含的决策要素结合起来进行分析。公共正式照护资源分配决策模式中决策要素与程序的嵌套关系如图5-5所示。

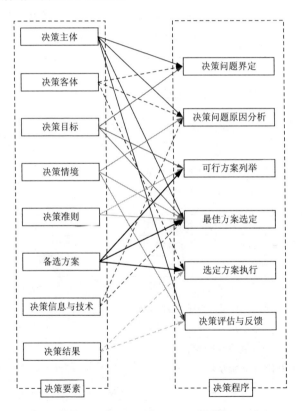

图5-5 公共正式照护资源分配决策模式中决策要素与程序关系示意图

可见,对国内外公共正式照护资源分配决策模式的决策程序对比,即可以看作将国内外决策模式中不同决策要素进行串联和流程化后的对比。本研究结合决策要素与决策流程之间的关系,将德国、美国、日本及我国公共正式照护资源分配决策模式按照决策程序的不同阶段进行拆解,而后在不同决策阶段填入对应要素内容进行横向比较,如表5-10所示。

从比较结果能够看出,我国公共正式照护资源分配决策模式的决策程序在各阶段还有较大的提升空间。尤其是在决策问题原因分析、可行方案列举和最佳方案选定这3个决策程序的核心阶段,相较发达国家还存在明显短板。

表5-10 国内外公共正式照护资源分配决策模式的决策程序情况

| 决策程序阶段 | 各阶段内容/要素 | 德国 | 美国 | 日本 | 中国内地 |
|---|---|---|---|---|---|
| 决策问题界定 | 具有全国统一的公共正式照护资源分配决策依据为工作指导 | √ | √ | √ | ○ |
| | 申请人公共正式照护资源申领资格审查或准入机制 | × | √ | √ | ○ |
| 决策问题原因分析 | 全国统一的标准化决策工具 | √ | ○ | √ | ○ |
| | 全国统一的通用决策准则 | √ | ○ | √ | ○ |
| | 居家失能老人失能程度 | √ | √ | √ | √ |
| | 居家失能老人疾病患病情况 | √ | √ | √ | √ |
| | 居家失能老人心理、精神情况 | √ | √ | √ | ○ |
| | 居家失能老人社会支持情况 | √ | √ | √ | × |
| | 非正式照护者状态 | √ | ○ | √ | × |
| 可行方案列举 | 失能预防方案 | × | × | √ | × |
| | 照护分级方案 | √ | × | √ | × |
| | 照护内容方案 | ○ | √ | √ | × |

续表

| 决策程序阶段 | 各阶段内容/要素 | 德国 | 美国 | 日本 | 中国内地 |
|---|---|---|---|---|---|
| 最佳方案选定 | 决策主体上门访视 | √ | √ | √ | √ |
|  | 电子计算机导出决策结果 | √ | √ | √ | √ |
|  | 决策过程中的结果复核 | √ | ○ | √ | × |
| 选定方案执行 | 公共正式照护人员个体 | √ | ○ | √ | √ |
|  | 照护团队 | × | √ | × | × |
| 决策评估与反馈 | 决策完成后结果审核或复评 | √ | ○ | √ | ○ |

注:"√"表示具备;"×"表示不具备或不需要;"○"表示部分具备或视情况而异。

## 第三节 国内居家失能老人公共正式照护资源分配决策模式问题分析

依据国内外公共正式照护资源分配决策模式比较分析结果,对我国公共正式照护资源分配决策模式在决策要素和程序宏观上存在的问题进行汇总与分析。

### 一、决策要素层面存在的问题分析

决策要素在设置上是否准确健全、能否充分发挥作用,决定了公共正式照护资源分配决策模式功能发挥的效度。我国公共正式照护资源分配决策模式在决策要素层面的各类问题,大部分源于尚未通过立法形式对各地试行的公共正式照护资源分配决策模式进行整合与标准化,导致公共正式照护资源的"重点支持对象"

和"具体服务内容"这两个核心问题在资源分配决策模式中未能明确。

我国目前并不具备将公共正式照护资源进行全民覆盖的客观条件，部分地区对照护资源准入标准过于宽泛，不仅造成公共正式照护资源分配决策模式的决策客体过多，增加决策主体的工作量，同时产生包括决策目标失准、决策情境与准则不全面系统、备选方案粗放、决策信息与技术粗糙等连锁反应，使各决策要素以及公共正式照护资源前端决策层与后端管理层之间难以形成系统联动。

此外，我国公共正式照护资源分配决策模式在一些决策要素的设置上有僵化学习发达国家经验的倾向，尤其在备选方案设置和决策技术设计方面。必须要认识到的是，发达国家公共正式照护资源分配决策模式形成的契机是其较早进入老龄化社会的时代背景和国情，且经历了长时间的发展与改革，具备完整的配套及管理措施。我国在国内社会保障系统建设、长期照护发展程度、居家失能老人个体生理及心理特征、照护意愿、非正式照护者承担照护责任等诸多方面，同发达国家存在明显的区别。目前我国公共正式照护资源分配决策模式中的决策工具与备选方案与居家失能老人照护现状、照护特点存在脱节的情况，尚未充分结合相关量表进行本土化改良和设计，同时决策结果与目前我国能够提供的公共正式照护服务项目、内容尚未进行挂钩与匹配，导致备选方案难以充分指导公共正式照护资源具体内容。根据国内外公共正式照护资源分配决策模式的现状与比较分析，总结我国公共正式照护资源分配决策模式在决策要素层面存在的问题18项，如表5-11所示。

表5-11　国内公共正式照护资源分配决策模式决策要素存在问题情况

| 决策要素 | 问题内容 |
| --- | --- |
| 决策主体 | 1. 缺乏对决策结果进行复核的决策主体，难以发挥组织决策的优势 |
| | 2. 公共正式照护资源分配决策主体资质标准不统一 |
| | 3. 公共正式照护资源管理方与资源分配决策主体缺乏联动 |
| 决策客体 | 4. 对公共正式照护资源支持的对象定位不准，准入过于宽泛 |
| 决策目标 | 5. 未将具体照护内容的决策纳入决策目标中 |
| 决策情境 | 6. 未考虑失能老人居家照护情境中非正式照护者对照护服务的影响 |
| | 7. 决策时间较短，难以对相关信息进行深入考察与分析 |
| 决策准则 | 8. 公共正式照护资源分配决策准则不统一 |
| | 9. 过于机械地以失能程度与患病种类数作为决策准则 |
| 备选方案 | 10. 不同照护分级之间对失能老人特征与照护现状的区别体现不显著 |
| | 11. 不同照护分级与不同照护具体内容之间关联不强 |
| 决策信息与技术 | 12. 全国层面尚无能够指导合理决策的统一决策工具 |
| | 13. 各地决策工具设计僵化，考察指标不全 |
| | 14. 支持决策的相关信息获取不全面 |
| | 15. 尚未充分地将非正式照护者相关情况纳入决策信息与决策工具 |
| | 16. 决策工具难以充分体现居家失能老人受照护现状 |
| | 17. 缺乏能够描述居家失能老人健康状况与基本信息的客观依据 |
| 决策结果 | 18. 决策结果难以提升公共正式照护资源的分配效率 |

## 二、决策程序层面存在的问题分析

决策程序在设置与运行上是否合理、决策程序中的不同阶段能否与决策要素充分适应并流畅转切,决定了公共正式照护资源分配决策模式产出决策的信度。决策要素层面存在的问题导致我国公共正式照护资源分配决策模式在决策程序层面亦存在一定缺陷。这些缺陷主要表现在决策问题原因分析阶段、可行方案列举阶段及最佳方案选定阶段。在决策问题界定阶段,我国尚未建立公共正式照护资源申领资格的准入和初筛机制,导致失能程度、照护意愿、家庭情况、居家失能老人个体及其非正式照护者需求、目前照护状态各异的老年人大量提出申请,目前对公共正式照护资源支持的原因分析方面又较为粗糙,资源分配管理系统尚不健全,难以对申请者的照护需求进行全面、有效识别,从而导致进入最佳方案选定阶段时,决策主体难以根据充分的决策依据聚焦决策对象,选定适宜方案。同时,我国公共正式照护资源分配决策模式在可行方案列举阶段并没有设置失能预防等支持性、预防性方案,决策问题原因分析阶段采用的决策准则又较为机械,导致部分失能程度较轻但照护需求较强的老年人难以获得支持。

缺乏对决策结果的评估与审核,是我国公共正式照护资源分配决策模式的另一主要决策程序问题。由于我国公共正式照护资源的管理权和分配决策权在实际上并不统一,亦未形成合力,由哪方在产生正式决策结果之前行使审核职权、审核若不通过应当是哪方的责任、后续应如何处理决策结果等问题均不明确,导致我国公共正式照护资源分配决策模式走向依赖单一决策主体的"一次性决策"。决策结果的科学性和可靠性,在绝大多数情况下依赖决策主体对复杂决策依据的判断。然而,单一决策主体本身不具备根据决策客体的特点对决策依据进行全面多角度分析的能力和时间,产生的决策结果在执行之前难以得到充分论证,导致决策质量不稳定。本研究根据比较分析结果,剔除部分与决策要素相同或相似的问题,总结我国公共正式照护资源分配决策模式在决策程序层面存在的问题7项。如表5-12所示。

表5-12 国内公共正式照护资源分配决策模式决策程序存在问题情况

| 决策程序 | 问题内容 |
| --- | --- |
| 决策问题界定阶段 | 1. 对居家失能老人所需公共正式照护资源的具体内容与发挥的功能界定不明确 |
| 决策问题原因分析阶段 | 2. 决策工具对造成居家失能老人需要公共正式照护资源支持的依据列举不全面<br>3. 决策主体难以在短时间内准确分析和判断居家失能老人的实际照护情况 |
| 可行方案列举阶段 | 4. 缺乏失能预防方案,未达到公共正式照护资源支持最低标准但存在失能风险的老年人被忽视<br>5. 缺乏对与居家失能老人照护等级挂钩的照护内容方案 |
| 最佳方案选定阶段 | 6. 缺乏对决策过程中产生照护方案的审核机制 |
| 选定方案执行阶段 | — |
| 决策评估与反馈阶段 | 7. 缺乏经决策流程后对决策结果的评估与反馈环节 |

## 第四节 本章小结

本研究所指的公共正式照护资源分配决策模式,是指公共正式照护资源在筹集完毕之后,处于基层的公共正式照护资源决策主体(个体或组织)为了将公共正式照护资源合理分配给居家失能老人，依据既定的标准与流程，对多种分配方案中的一种进行判断与实践的一般流程。其主要功能是综合居家失能老人的实际情况，决策对象是否应该获得公共正式照护资源的支持以及资源应当对其提供何种程度的支持。通过梳理国内外不同公共正式照护资源分配决策模式宏观现状，对比分析决策要素及决策程序，结果表明我国决策模式较国外在决策要素与程序上均存在差距。

# 第六章
# 上海市公共正式照护资源分配决策模式现存问题分析与界定

## 第一节 上海市公共正式照护资源分配决策模式的现状

从国内外公共正式照护资源分配决策模式的对比结果能够看出，相较发达国家，我国决策模式在决策要素和程序层面存在诸多问题。但由于国内各地公共正式照护资源分配决策模式的执行方案存在较大差异，这意味着本研究仅通过对比分析得到的问题可能并不全面，对相关问题的阐述和理解依然较为空泛，难以把握这些问题在公共正式照护资源实际分配过程中的具体表现。此外，通过对比分析得到的问题在我国不同地区现行公共正式照护资源分配决策模式中是否确实存在，严重程度如何等方面均存在差别，难以据此明确优化重心。因此，需要在对比分析的基础上，以我国典型地区的公共正式照护资源分配决策模式为例，结合实际情况以点带面地对相关问题进行具化，以明确关键问题进而研制有针对性的优化措施。

上海市是我国公共正式照护资源总量与形式较为丰富，公共正式照护资源分配决策模式探索起步较早、运行持续性较强的城市之一。尤其对长期护理保险制度的试行经验常被相关研究视作典型，能够在一定程度上前瞻性地发现我国公共正式照护资源分配决策模式在未来发展过程中可能面临的问题。本研究发现并分析了上海市公共正式照护资源对失能老人进行居家照护支持过程中存在的问题，提示上海市公共正式照护资源分配决策模式依然存在不足。以上海市及其长期护理保险制度作为典型，对其长期护理保险这一公共正式照护资源的分配决策模式进行研究，具有透视关键问题的较高研究价值。

## 一、上海市现行公共正式照护资源分配决策模式的政策背景

上海市在 2017 年初于徐汇区、普陀区、金山区先行推进长期护理保险试点工作，与此同时，上海市卫生和健康发展研究中心组织研发了与上海市长期护理保险制度配套执行的照护需求评估工具，即《上海市老年照护统一需求评估调查表》。以该工具为基础，上海市逐步建立起基于长期护理保险制度的公共正式照护资源分配决策模式。可见，对上海市公共正式照护资源分配决策模式进行研究，必须要首先了解上海市在试行长期护理保险制度时搭建的政策框架，以分析上海市现行决策模式在制度设计方面的运行原则。

通过对上海市人民政府网站中上海市行政规范性文件管理平台进行检索，以"长期护理保险"为检索主题关键词，收集了自上海市层面开展长期护理保险试点工作以来的相关政策。从 2016 年 12 月 29 日首次颁布《上海市长期护理保险试点办法》至 2020 年 12 月，上海市共颁布涉及长期护理保险相关政策 23 项，其中有 9 项政策已经由于政策更新而废止；在标题中直接提及"照护需求评估""需求评估体系"等关键词的政策有 7 项，现行有效 4

项。如表 6-1 所示。

表6-1 上海市公共正式照护资源相关政策情况
（以长期护理保险为例）

| 序号 | 政策名称 | 政策文号 | 政策效力 |
| --- | --- | --- | --- |
| 1 | 关于印发《上海市长期护理保险试点办法》的通知 | 沪府发〔2016〕110号 | 失效 |
| 2 | 上海市人民政府办公厅印发关于全面推进老年照护统一需求评估体系建设意见的通知 | 沪府办〔2016〕104号 | 失效 |
| 3 | 关于明确养老服务机构开展长期护理保险服务有关事项的通知 | 沪民老工发〔2016〕29号 | 有效 |
| 4 | 关于印发《上海市长期护理保险试点办法实施细则（试行）》的通知 | 沪人社医监发〔2016〕58号 | 失效 |
| 5 | 关于印发《上海市长期护理保险社区居家和养老机构护理服务规程（试行）》的通知 | 沪人社医监发〔2016〕59号 | 失效 |
| 6 | 关于印发《上海市长期护理保险定点护理服务机构管理办法（试行）》的通知 | 沪人社医监发〔2016〕61号 | 失效 |
| 7 | 关于老年照护统一需求评估费用补贴有关问题的通知 | 沪民规〔2017〕1号 | 失效 |
| 8 | 关于印发《上海市长期护理保险试点办法实施细则（试行）》的通知 | 沪人社规〔2017〕44号 | 失效 |
| 9 | 关于印发《上海市长期护理保险结算办法（试行）》的通知 | 沪人社规〔2017〕45号 | 失效 |
| 10 | 关于本市长期护理保险试点区养老服务补贴政策相关事项的通知 | 沪民老工发〔2017〕6号 | 有效 |
| 11 | 关于印发修订后的《上海市长期护理保险试点办法》的通知 | 沪府发〔2017〕97号 | 有效 |

续表

| 序号 | 政策名称 | 政策文号 | 政策效力 |
|---|---|---|---|
| 12 | 关于印发《上海市老年照护统一需求评估及服务管理办法》的通知 | 沪府办规〔2018〕2号 | 有效 |
| 13 | 关于印发《上海市老年照护统一需求评估标准（试行）》的通知 | 沪卫计基层〔2018〕12号 | 失效 |
| 14 | 关于公布本市长期护理保险评估费试行价格的通知 | 沪价费〔2018〕1号 | 有效 |
| 15 | 关于本市长期护理保险试点有关个人负担费用补贴的通知 | 沪民规〔2018〕2号 | 有效 |
| 16 | 关于印发《上海市长期护理保险社区居家和养老机构护理服务规程（试行）》的通知 | 沪人社规〔2018〕36号 | 有效 |
| 17 | 关于印发《上海市老年照护统一需求评估标准（试行）2.0版》的通知 | 沪卫老龄〔2019〕3号 | 有效 |
| 18 | 关于印发《上海市长期护理保险结算办法（试行）》的通知 | 沪医保规〔2019〕11号 | 有效 |
| 19 | 关于印发《上海市长期护理保险试点办法实施细则（试行）》的通知 | 沪医保规〔2019〕12号 | 有效 |
| 20 | 关于印发《上海市长期护理保险定点护理服务机构管理办法（试行）》的通知 | 沪医保规〔2019〕3号 | 有效 |
| 21 | 关于延长《上海市长期护理保险试点办法》有效期的通知 | 沪府规〔2019〕46号 | 有效 |
| 22 | 关于社区日间照护服务纳入本市长期护理保险试点有关事项的通知 | 沪医保规〔2020〕2号 | 有效 |
| 23 | 关于印发《上海市老年照护统一需求评估办理流程和协议管理实施细则（试行）》的通知 | 沪医保规〔2020〕3号 | 有效 |

在相关政策中，最为重要的是 2017 年修订的《上海市长期护理保险试点办法》和 2019 年颁布的《上海市长期护理保险试点办法实施细则（试行）》。其中指出主管长期护理保险这一公共正式照护资源的行政部门主要包括：上海市人力资源社会保障局（市医保办）、市发展改革委、民政局、卫生健康委和财政局。其中，上海市卫生健康委和上海市民政局在公共正式照护资源分配决策准则与决策工具的制定方面位于主导地位。而在公共正式照护资源分配决策模式的决策执行层面，则是由卫生部门领导的社区卫生服务中心以及部分获得民政部门授权的社会机构共同完成。

## 二、上海市现行公共正式照护资源分配决策模式的基本框架

### （一）上海市公共正式照护资源分配决策模式的决策要素

依据现行政策中规定的内容，对长期护理保险制度下的上海市公共正式照护资源分配决策模式按照决策主体、决策客体、决策目标、决策情境、决策准则、备选方案、决策信息与技术、决策结果 8 项决策要素为维度进行剖析。

决策主体方面，《上海市老年照护统一需求评估办理流程和协议管理实施细则（试行）》中规定了可以派遣决策人员的机构资质，主要包括：依法独立登记的社会服务机构或企事业单位；具有稳定的专职评估人员、办公场所，良好的财务资金状况；具备完善的人事管理、财务管理、档案管理、评估业务管理、质量控制管理等制度；配备符合上海市长期护理保险信息联网和管理要求的计算机管理系统，并有相应的管理和操作人员。机构负责人和决策人员无相关违法违规等不良记录。机构业务负责人除具有评估员资质外，还应有医疗、护理、康复等专业中级以上职称

及相关工作经验。同时，机构必须配备不少于 10 名负责对决策工作进行管理协调的人员，其中专职决策人员不少于 5 人。专职决策人员分为 A、B 两类，其中 A 类应具有养老服务、医疗护理或社会工作等实际工作经验且是中专及以上学历人员，B 类应为取得执业医师或执业助理医师资格人员。相关机构需要拥有至少 5 名取得 B 类资质同时具有 5 年以上医疗专业工作背景的专职人员才能具备开设资质。综合这些标准不难发现，上海市公共正式照护资源分配决策模式对决策机构与主体的要求相对较高，社会服务机构一般难以具备相关条件开展公共正式照护资源分配决策工作，故最为广泛的决策人员派遣机构以社区卫生服务中心为主，家庭医生则成为最主要的决策人员。

决策客体方面，年龄在 60 周岁以上且参加上海市职工和居民医疗保险的老年人均可提出长期护理保险申请。在缴纳保险年限等方面均无要求，决策客体的准入标准较为宽泛。

决策目标方面，主要决策目标是确定决策客体的照护等级，在决策模式运行过程中并不对照护对象的照护具体内容进行决策。照护具体内容主要依靠公共正式照护服务正式开始后，由居家失能老人同公共正式照护供给机构（一般为民营性质的护理站）和公共正式照护者（即护理站派遣的护理员）一并，对照上海市长期护理保险覆盖的 42 项基本生活照料及常用临床护理服务内容填表确定。

决策情境方面，上海市公共正式照护资源分配决策模式施行入户调查的方式，在申请者提出申请后，由社区派遣评估员前往申领人家中进行调查。原则上要求亲属或非正式照护者陪同，但在调查中主要观测老年人的个体状态。入户调查的评估员至少 2 人，其中 1 人必须为 B 类评估员。从入户调查至决策结果发出需在发起申请后的 15 个工作日内完成，决策时间较为紧张。

决策准则方面，主要为申请者的自理能力和所患疾病情况，将其他依据作为参考。其中，自理能力分为日常生活活动能力、工具性日常生活活动能力和认知能力，疾病情况则分为是否患有慢性肺炎、糖尿病、脑出血等11种慢性病。两部分根据一定权重，通过计算机电子系统推定决策结果。

备选方案方面，将照护等级分为1～6级，其中1级不享受长期护理保险覆盖的照护服务，其余等级每天享受1小时的照护服务，不同级别在每周享受照护服务次数方面存在差异。评定等级不与照护服务包直接挂钩，同时不同身份的照护人员在收取费用上有所不同，如由执业护士提供的居家照护为80元/小时，由普通护理员提供的居家照护服务则是40元/小时。照护费用采取月度结算制，在费用结算时，由长期护理保险基金报销总费用的90%，申领人需自费剩余的10%。如表6-2所示。

表6-2 上海市公共正式照护资源分配决策模式备选方案情况

| 评定等级 | 服务频率 | 具体内容 | 费用情况 |
| --- | --- | --- | --- |
| 1级 | 不享受长期护理保险覆盖下的照护服务 | 头面部清洁、口腔清洁等27项基本生活照料；鼻饲、吸氧、灌肠等15项常用临床护理；服务内容的确定与搭配由护理站根据照护等级同居家失能老人协商认定 | 执业护士：80元/小时；医疗护理员：65元/小时；健康照护员：40元/小时；月度总费用由长期护理保险基金报销90%，居家失能老人自付10% |
| 2级 3级 | 每周3次，每次1小时的照护服务 | | |
| 4级 | 每周5次，每次1小时的照护服务 | | |
| 5级 6级 | 每周7次，每次1小时的照护服务 | | |

决策信息与技术方面，以上海市自主研发的《上海市老年照护统一需求评估调查表》作为决策信息收集工具，目前该工具已经过3轮优化改良，现行版本为2.0版。工具采用结构式调查问

卷的形式，共分为诚信声明、居家信息、基本项目、总体状况和疾病信息 5 个部分，共计 14 页。该决策工具各部分包含内容与指标如表 6-3 所示。

表6-3　上海市公共正式照护资源分配决策模式
决策信息与技术各部分情况

| 标　签 | 主要内容 | 具体指标 |
|---|---|---|
| 诚信声明 | 诚信声明 | 决策客体姓名；身份证号；决策客体及调查员签字；时间日期 |
|  | 申请目的 | 协助进食、排泄照护、穿衣洗漱等26项决策客体日常生活中最需要接受支持的项目。最多可选择4项 |
|  | 决策客体使用辅助工具 | 眼镜、放大镜、拐杖、轮椅等14项 |
| 居家信息 | 基本特征 | 人口学信息；非正式照护者身份信息；决策客体的居住环境；过去12个月评估对象的门诊、住院情况等。共计26个条目 |
| 基本项目 | 活动能力 | 翻身、坐起、移动、洗漱、洗浴、排便等。共计20个条目 |
|  | 认知与记忆 | 对自己姓名、年龄等认知与记忆情况。共计8个条目 |
|  | 心理与精神状态 | 疲乏、生气、睡眠等。共计6个条目 |
|  | 工具性日常生活活动能力 | 自主烹饪、做家务、上下楼、外出等。共计8个条目 |
|  | 强迫及异常行为 | 强迫性与破坏性行为等。共计8个条目 |
| 总体状况 | 总体状况 | 判断力、表达力等。共计5个条目 |
| 疾病信息 | 疾病总体信息 | 一般生理体征（如心跳、呼吸等）；所患疾病情况；14天内接受的医疗治疗内容；疾病对生存的影响程度 |
|  | 特定疾病信息 | 包括慢性阻塞性肺疾病、糖尿病等11项疾病，每项疾病中包括症状、体征、辅助检查、合并症等考察项目 |

决策结果方面，决策主体上门调查后将决策工具收集的信息录入上海市长期护理保险信息联网系统，该系统会自动得出照护等级并直接反馈至申请者所在社区事务受理中心进行公示，如无异议，则将决策结果发送至就近照护服务供给机构，并派遣照护人员开始上门服务。同时上海市规定，如申请者对决策结果不满，可在收到决策结果30个工作日以内向原首次受理申请的社区事务受理中心发起复核申请，由除首次参与决策的其他机构对申请人进行再次决策，若对复核决策结果仍有异议，还可以发起一次终核申请。但是，若复核或终核结果同首次一致，则申请者需要100%支付复核与终核的费用（每次决策费用总计200元，首次决策费用由长期护理保险基金报销80%，申请人自付20%）；若不一致，则复核费用由首次决策机构承担，终核费用由复核决策机构承担。此外，已享受长期护理保险支持的申请者需要每2年进行一次期末评估，决定下一支持阶段的照护等级。若申请者在接受支持期间发生明显活动状态恶化，可以发起调整照护等级的"状态评估"申请。期末和状态评估涉及决策要素等均与首次评估一致。

(二) 上海市公共正式照护资源分配决策模式的决策程序

上海市公共正式照护资源分配决策模式的决策程序如图6-1所示。上海市现行决策模式的决策程序从总体看较为完整，总体架构与德国公共正式照护资源分配决策模式较为相似，社区卫生服务中心派遣的家庭医生和助理护士组成的调查组承担了决策任务的主体部分。仅从决策程序设计表象来看，与发达国家相比，上海市现行决策模式在决策程序方面的问题表现在决策程序各阶段在运行上过于线性化，缺乏对决策质量的核查和保障手段。

## 第二节　基于关键知情人访谈的上海市决策模式问题分析

在了解上海市公共正式照护资源分配决策模式现状的基础上，为了进一步系统探究上海市现行决策模式存在的问题，本节通过对上海市现行决策模式中的主要决策者与管理人员，即家庭医生与社区卫生服务中心管理者进行深度访谈，应用主题框架法，从访谈内容中提取出上海市现行决策模式存在的问题。

**一、关键知情人基本情况**

在对长期护理保险于上海市各区施行情况进行充分了解考察及专家建议下，选择了上海市不同行政区的 4 家社区卫生服务中心。在经历 3 轮调查，共计对 10 名不同身份的社区卫生服务中心工作人员进行访谈后达到问题饱和。其中，3 名调查对象是社区卫生服务中心主管长期护理保险相关工作的副主任；4 名调查对象是自 2017 年上海市老年照护统一需求评估开始执行后，就持续从事一线评估工作，工作年限均在 5 年以上的家庭医生；3 名调查对象是在社区卫生服务中心副主任领导下分管长期护理保险社区层面管理工作的行政人员。

问题收集能够快速达到饱和的原因有以下两个方面：其一，现行决策模式在全市执行方式上的统一性较高，不同社区在执行时面临的问题亦较为统一，关键知情人反映的问题较为集中；其二，公共正式照护资源分配决策模式的管理与决策层知情人数量较为平均，关键知情人对上海市现行公共正式照护资源分配决策模式的流程、工具、发展历程等方面均十分了解，对决策过程中遇到的实际问题亦有较为丰富的经验，对问题的反映较为全面。

第六章 上海市公共正式照护资源分配决策模式现存问题分析与界定

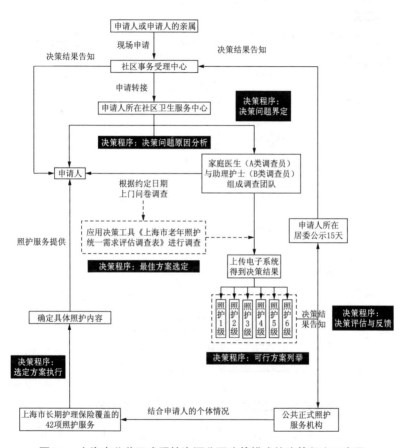

图6-1 上海市公共正式照护资源分配决策模式的决策程序示意图
（以长期护理保险为例）

本节研究访谈的关键知情人具体基本情况如表 6-4 所示。

表6-4 访谈关键知情人基本情况

| 调查轮次 | 访谈对象编号 | 访谈对象所属单位 | 访谈对象身份 | 访谈对象所属辖区 |
| --- | --- | --- | --- | --- |
| 第一轮 | PZ-SW01 | Z社区卫生服务中心 | 中心副主任 | P区 |
| 第二轮 | MX-SW01 | X社区卫生服务中心 | 中心副主任 | M区 |
|  | MX-YB01 | X社区卫生服务中心 | 医保科科长 | M区 |
|  | MX-CH01 | X社区卫生服务中心 | 家庭医生 | M区 |
|  | MX-CH02 | X社区卫生服务中心 | 家庭医生 | M区 |
|  | MX-CH03 | X社区卫生服务中心 | 家庭医生 | M区 |
|  | MX-CH04 | X社区卫生服务中心 | 家庭医生 | M区 |
| 第三轮 | BQ-SW01 | Q社区卫生服务中心 | 中心副主任 | B区 |
|  | JJ-YB01 | D社区卫生服务中心 | 医保科科长 | J区 |
|  | JJ-HL01 | D社区卫生服务中心 | 护理部副主任 | J区 |

## 二、上海市公共正式照护资源分配决策模式问题分析

从 10 名关键知情人访谈资料中，共提炼出相关问题表述 28 项，在定义主题方面涵盖了全部决策要素及决策程序。在决策程序层面定义主题中，定义为"决策问题原因分析"阶段的问题数量最多，达 15 项，占 53.57%。提示上海市现行决策模式存在的问题主要发生在以家庭医生为代表的决策主体对以居家失能老人

为代表的决策客体进行评估调查的这一过程中。

通过各复审主题的阐述能够看出,在决策过程中家庭医生、居家失能老人及非正式照护者之间由于各种原因存在明显的信息不对称;决策模式在备选方案上考虑尚不周全,没有顾及轻微失能老人的其他服务需求以及重度失能老人的照护强度;决策工具尚未能够向决策主体提供有效的决策依据;对决策情境的考虑依然不到位,仅对居家失能老人的个体情况进行单次了解与分析,负责决策的家庭医生难以调取到真实的信息并进行理性决策,加大了申请者干扰家庭医生判断以获取更高评级的道德风险。如表6-5所示。

表6-5 上海市公共正式照护资源分配决策模式存在问题情况

| 编码 | 复审主题 | 定义主题<br>(决策要素) | 定义主题<br>(决策程序) |
| --- | --- | --- | --- |
| P-01 | 不同家庭医生对居家失能老人照护现状的理解不一致,决策的主观差异性大 | 决策主体 | 决策问题原因分析 |
| P-02 | 家庭医生难以在调查过程中准确判断居家失能老人所反映情况的真实性 | 决策主体 | 决策问题原因分析 |
| P-03 | 家庭医生出于对部分居家失能老人的私人情感,容易陷入道德困境 | 决策主体 | 决策问题原因分析 |
| P-04 | 部分居家失能老人难以准确对自身部分特征及照护需求进行描述 | 决策客体 | 决策问题原因分析 |
| P-05 | 居家失能老人谎报或瞒报自身情况误导家庭医生以期获得自己想要的评级 | 决策客体 | 决策问题原因分析 |
| P-06 | 居家失能老人不愿获得公共正式照护资源支持,不配合调查工作 | 决策客体 | 决策问题原因分析 |

续表

| 编码 | 复审主题 | 定义主题（决策要素） | 定义主题（决策程序） |
| --- | --- | --- | --- |
| P-07 | 可申请长期护理保险评估的对象过于宽泛，照护资源支持目标缺乏针对性 | 决策目标 | 决策问题原因分析 |
| P-08 | 家庭医生只能在一个特定时间点上对居家失能老人进行一次调查，难以充分了解居家失能老人真实照护状态 | 决策情境 | 决策问题原因分析 |
| P-09 | 非正式照护者会出于自己的目的谎报或瞒报真实情况误导家庭医生 | 决策情境 | 决策问题原因分析 |
| P-10 | 助理护士在调查过程中作用发挥有限，缺乏对调查过程的监督和干预手段 | 决策情境 | 决策问题原因分析 |
| P-11 | 家庭医生在调查时缺乏客观证据，面对复杂的居家失能老人状况难以坚持恒定准则 | 决策准则 | 决策问题原因分析 |
| P-12 | 家庭医生不掌握调查结果与照护等级之间的权重与关系，对同一调查条目在内涵理解上不一致 | 决策准则 | 决策问题原因分析 |
| P-13 | 缺乏对非正式照护者的照护支持内容 | 备选方案 | 可行方案列举 |
| P-14 | 对轻度失能老人缺乏预防性支持服务方案 | 备选方案 | 可行方案列举 |
| P-15 | 对需要持续性照护的重度失能老人的服务方案在照护支持上明显不足 | 备选方案 | 选定方案执行 |
| P-16 | 照护等级与实际供给的照护内容割裂，家庭医生难以对具体照护内容供给方案进行决策 | 备选方案 | 可行方案列举 |
| P-17 | 评估工具内容与条目设置过多 | 决策信息与技术 | 决策问题原因分析 |

续表

| 编码 | 复审主题 | 定义主题（决策要素） | 定义主题（决策程序） |
| --- | --- | --- | --- |
| P-18 | 评估工具中的部分条目在实际调查中难以得到真实、具体的结果 | 决策信息与技术 | 决策问题原因分析 |
| P-19 | 评估工具中考察的条目在内容设置上前后存在矛盾 | 决策信息与技术 | 决策问题原因分析 |
| P-20 | 评估工具缺乏对非正式照护者的关注，难以全面反映居家失能老人受照护状态 | 决策信息与技术 | 最佳方案选定 |
| P-21 | 纸质版评估工具填写不便，且需要后期录入，增加了家庭医生的后期工作量 | 决策信息与技术 | 最佳方案选定 |
| P-22 | 评估结果难以全面反映居家失能老人的真实照护状态 | 决策结果 | 选定方案执行 |
| P-23 | 老年人或非正式照护者发生骗保行为 | 决策结果 | 选定方案执行 |
| P-24 | 评估结果与部分居家失能老人或非正式照护者预期不符，盲目申请重复评估 | 决策结果 | 决策评估与反馈 |
| P-25 | 评估结果不向家庭医生进行反馈，难以使其对评估过程进行反思与改善 | 决策结果 | 决策评估与反馈 |
| P-26 | 缺乏第三方或专业人士对评估结果进行审核，决策准确性和科学性不稳定 | 决策结果 | 决策评估与反馈 |
| P-27 | 评估结果2年复核一次，难以适时对错误决策结果进行调整 | 决策结果 | 决策评估与反馈 |
| P-28 | 仅在每周服务时长存在差别的照护等级无法对实际供给的照护内容产生指导或区分作用 | 决策结果 | 决策评估与反馈 |

## 第三节　上海市公共正式照护资源分配决策模式的关键问题界定

### 一、形成上海市公共正式照护资源分配决策模式问题清单

基于决策要素与决策程序的理论指导，在对多个公共正式照护资源分配决策模式进行解构与分析的基础上，将经由国内外对比分析所得的我国公共正式照护资源分配决策模式存在问题，与主题框架法分析所得的上海市公共正式照护资源分配决策模式存在问题进行了汇总和整理。针对所描述内容含义高度相似的问题进行合并；针对国家层面存在、上海市层面表现更为明显与具体的问题，依照上海市实际情况对问题内容进行了具化；针对国家层面存在但在关键知情人访谈资料分析中并未发现的问题进行了保留；以此为原则对经各渠道收集的问题内容进行了总结与再凝练，最终形成总计包含34项问题的上海市公共正式照护资源分配决策模式问题清单。如表6-6所示。

表6-6　上海市公共正式照护资源分配决策模式问题清单

| 问题编号 | 问题描述 | 决策要素层面分类 | 决策程序层面分类 |
| --- | --- | --- | --- |
| ICL-01 | 决策模式对公共正式照护资源的重点支持对象定位不准确 | 决策目标 | 决策问题界定 |
| ICL-02 | 决策模式对决策目标为"决策确定照护等级"还是"决策确定照护服务内容"的定位不明确 | | |
| ICL-03 | 通常由家庭医生个人完成公共正式照护资源分配决策工作，缺乏其他相关方为其决策提供帮助或支持 | 决策主体 | 决策问题原因分析 |
| ICL-04 | 家庭医生受制于工作压力与工作绩效等因素，难以保证稳定的决策质量 | | |

续表

| 问题编号 | 问题描述 | 决策要素层面分类 | 决策程序层面分类 |
|---|---|---|---|
| ICL-05 | 家庭医生只能通过一次调查收集决策信息，难以在调查过程中充分了解决策客体的真实情况 | 决策主体 | 决策问题原因分析 |
| ICL-06 | 给予家庭医生进行调查与决策的总时长较短，家庭医生难以充分对居家失能老人照护需求进行分析与判断 | 决策情境 | |
| ICL-07 | 家庭医生缺乏判断决策客体所提供失能情况、疾病情况、家庭经济情况等相关决策信息真伪的确切依据 | 决策主体 | |
| ICL-08 | 家庭医生在决策过程中的主观性强，不同家庭医生对相同信息的内涵理解不一致 | | |
| ICL-09 | 家庭医生出于对部分失能老人的私人情感，陷入希望为其争取更高照护评级和如实决策之间的道德困境 | | |
| ICL-10 | 家庭医生缺乏对决策过程进行改进以促进决策质量提高的方法与积极性 | | 决策评估与反馈 |
| ICL-11 | 公共正式照护资源管理方与家庭医生缺乏沟通联动，家庭医生在决策过程中产生的问题难以得到答复、反馈与解决 | | |
| ICL-12 | 缺乏对家庭医生等决策主体在决策过程中发生误判或不规范操作的纠正、监督措施 | | |
| ICL-13 | 陪同家庭医生进行现场调查与决策的辅助人员功能发挥不足，难以对决策过程起到切实监督效果 | 决策情境 | 决策问题原因分析 |
| ICL-14 | 除家庭医生以外的其他身份决策主体在资质与决策能力上参差不齐，难以保证决策质量 | 决策主体 | |
| ICL-15 | 老年人对公共正式照护资源的内容、决策模式的标准与流程认知缺乏，实际不需要照护服务的部分老年人盲目申请评估 | 决策客体 | |

续表

| 问题编号 | 问题描述 | 决策要素层面分类 | 决策程序层面分类 |
|---|---|---|---|
| ICL-16 | 老年人在家庭医生决策过程中不配合调查工作,影响家庭医生正常决策 | 决策客体 | 决策问题原因分析 |
| ICL-17 | 老年人无法对自身情况及相关信息进行表达,或表达不清、不准,影响家庭医生的判断 | | |
| ICL-18 | 老年人自身瞒报或谎报自身情况,存在骗取公共正式照护资源支持等级或服务内容的道德风险 | 决策结果 | 选定方案执行 |
| ICL-19 | 非正式照护者出于自身目的瞒报或谎报老年人相关情况,存在骗取公共正式照护资源支持等级或服务内容的道德风险 | | |
| ICL-20 | 老年人或非正式照护者认为经决策模式产生的照护等级与自身预期不符,盲目申请重复评估 | | 决策评估与反馈 |
| ICL-21 | 决策模式的决策准则过于依赖失能情况与患病情况,缺乏对能够影响决策客体照护状态的其他因素的考量 | 决策准则 | 决策问题原因分析 |
| ICL-22 | 决策模式的备选方案中缺乏向普通老年人及尚未达到最低照护级别的轻微失能老人提供的预防性服务 | 备选方案 | 可行方案列举 |
| ICL-23 | 决策模式备选方案中的最高照护等级依然不足以满足重度居家失能老人的照护需求 | | 选定方案执行 |
| ICL-24 | 决策模式中照护等级备选方案难以切实指导实际照护服务内容,不同照护等级下的实际照护服务内容同质性高 | | |
| ICL-25 | 决策模式的备选方案中缺乏针对非正式照护者的照护技能培训或其他支持性服务的相关内容 | | 可行方案列举 |
| ICL-26 | 决策模式采用的决策工具内容多、体量大,单次调查工作量大 | 决策信息与技术 | 决策问题原因分析 |

续表

| 问题编号 | 问题描述 | 决策要素层面分类 | 决策程序层面分类 |
|---|---|---|---|
| ICL-27 | 决策模式采用的决策工具既需要手写亦需电脑录入，为家庭医生决策带来不便 | 决策信息与技术 | 最佳方案选定 |
| ICL-28 | 决策模式采用的决策工具在内容上存在前后矛盾或不合常理 | | 决策问题原因分析 |
| ICL-29 | 决策模式采用决策工具中包含的部分调查内容，家庭医生在实际决策过程中难以获取真实的信息 | | |
| ICL-30 | 决策模式采用的决策工具对决策所需决策客体的相关信息与决策依据的收集不全面 | | |
| ICL-31 | 决策模式采用的决策工具缺乏对非正式照护者的关注，缺少对其照护能力、照护负担等方面的考察 | | |
| ICL-32 | 经决策模式所产生的调查结果无法准确、全面地反映决策客体的受照护状态 | 决策结果 | 选定方案执行 |
| ICL-33 | 缺乏权威专家或第三方专职人员对调查结果与决策结果进行审核，结果的可靠性与科学性难以保障 | | 决策评估与反馈 |
| ICL-34 | 缺乏对错误或存疑的决策结果及时进行复核或更正的措施与机制 | | |

## 二、确认上海市公共正式照护资源分配决策模式的关键问题

上海市公共正式照护资源分配决策模式存在问题较多，若要对其进行优化，必须明确导致上海市现行决策模式功能难以实现的关键点。故采用专家论证的方式，在论证问题清单对问题的涵盖是否完整、其中各项问题是否切实存在的同时，依靠专家判断按照重要性、严重性和可解决性的维度对问题进行评分和排序，以此定位并界定上海市公共正式照护资源分配决策模式中的关键问题。

## (一)专家的基本情况

邀请包括高校科研人员、上海市社区卫生服务中心管理者、家庭医生以及卫生行政机关管理人员在内的专家21名。参与论证工作的专家中学历为博士研究生的有4名,占19.05%,硕士研究生12名,占57.14%;职称方面,中级职称的专家有8名,占38.10%,副高级职称的专家有10名,占47.62%,正高级职称的专家有3名,占14.28%;专家中专业为临床医学与卫生事业管理学的均为7人,另有预防医学专业5人,护理学专业2人;57.14%的专家具有5年以上相关工作经验,10年以上工作经验的专家占42.86%,并且有42.86%的专家从事失能老人照护相关研究、实践工作超过10年。如表6-7所示。

表6-7 专家基本信息

| 基本特征 | $n$ | 百分比(%) | 基本特征 | $n$ | 百分比(%) |
|---|---|---|---|---|---|
| 性别 | | | 专业或研究领域 | | |
| 男性 | 9 | 42.86 | 临床医学 | 7 | 33.33 |
| 女性 | 12 | 57.14 | 护理学 | 2 | 9.53 |
| 学历 | | | 预防医学 | 5 | 23.81 |
| 博士研究生 | 4 | 19.05 | 卫生事业管理学 | 7 | 33.33 |
| 硕士研究生 | 12 | 57.14 | 从事认证主题相关工作年限 | | |
| 本科 | 5 | 23.81 | 5~9 | 12 | 57.14 |
| 职称 | | | 10~14 | 5 | 23.81 |
| 中级 | 8 | 38.10 | ≥15 | 4 | 19.05 |
| 副高级 | 10 | 47.62 | | | |
| 正高级 | 3 | 14.28 | | | |

## (二)专家论证结果的描述分析

### 1. 专家的积极程度

专家的积极程度一般以调查问卷的回收率表示。本次专家论证工作共发放论证调查问卷 21 份,回收 21 份,问卷回收率达 100%,针对上海市公共正式照护资源分配决策模式存在关键问题的论证工作获得了专家们的鼎力支持。

### 2. 专家的权威程度

采用权威系数(Cr)对专家的权威程度进行反映。权威系数由专家的判断系数(Ca)和熟悉程度(Cs)决定,其值为判断系数与熟悉程度的平均数,一般认为权威系数在 0.7 以上是可以被接受的。

参与论证工作的专家通过自我评价填写对论证主题的判断系数与熟悉程度。其中,判断系数的计算主要根据专家对问题评估采用的判断依据,依据分为实践经验、理论研究与分析、参考国内外经验或文献、直观感受 4 个维度,各维度分为大、中、小三个程度,不同维度下不同程度赋分分别为:实践经验(0.5、0.4、0.3),理论研究与分析(0.3、0.2、0.1),参考国内外经验或文献(0.1、0.1、0.1),直观感受(0.1、0.1、0.1);熟悉程度则分为非常熟悉、比较熟悉、一般熟悉、不太熟悉和不熟悉 5 个层次,分别赋分 0.9、0.7、0.5、0.3、0.1。本次论证中,未出现自评熟悉程度在比较熟悉以下层次的专家成员。

根据专家反馈的结果,最终计算得出 21 名专家判断系数的均值为 0.876,熟悉程度的均值为 0.738,故得出权威系数为 0.807,具有较高的权威程度。如表 6-8 所示。

表6-8 参与论证专家的权威系数情况

| 专家判断系数（Ca） | 专家熟悉程度（Cs） | 专家权威系数（Cr） |
| --- | --- | --- |
| 0.876 | 0.738 | 0.807 |

3. 专家论证评分结果的描述性分析

受邀专家针对每项问题按重要性、严重性和可解决性进行评分，采用Likert量表形式，1代表程度最低，10代表程度最高。重要性方面，得分最高的问题为ICL-02（决策模式对决策目标为"决策确定照护等级"还是"决策确定照护服务内容"的定位不明确），为8.62分；严重性方面，得分最高的问题为ICL-28（决策模式采用的决策工具在内容上存在前后矛盾或不合常理），为8.24分；可解决性方面，得分最高的问题为ICL-33（缺乏权威专家或第三方专职人员对调查结果与决策结果进行审核，结果的可靠性与科学性难以保障），为8.29分。同时，通过变异系数（CV）来观测专家意见的协调程度，一般认为变异系数<0.25即认为专家意见协调程度可被接受。经计算，所有问题在重要性、严重性、可解决性三方面评分的变异系数均<0.25，可见专家意见协调程度较高，对各项问题不同维度的评分相对集中。如表6-9所示。

（三）基于专家论证结果的问题排序

在基于专家论证结果对问题进行排序时，将不设权重法所获问题论证得分与主观权重法所获问题论证得分应用肯德尔（Kendall）协调系数进行了一致性检验，一般来说，肯德尔系数在0~1之间，越接近于1表示一致性越高。

采用主观权重法自主设定重要性、严重性和可解决性3个维度的权重主要基于如下考虑：其一，对于特定问题来说，如果其

第六章 上海市公共正式照护资源分配决策模式现存问题分析与界定

表6-9 专家对各问题评分情况

| 问题编号 | 重要性评分 (Mean [SD]) | CV重要 | 严重性评分 (Mean [SD]) | CV严重 | 可解决性评分 (Mean [SD]) | CV可解决 |
| --- | --- | --- | --- | --- | --- | --- |
| ICL-01 | 8.10 [1.38] | 0.17 | 7.95 [1.29] | 0.16 | 8.05 [1.33] | 0.16 |
| ICL-02 | 8.62 [1.09] | 0.17 | 8.10 [1.38] | 0.17 | 7.52 [1.50] | 0.20 |
| ICL-03 | 7.67 [1.61] | 0.21 | 8.10 [1.06] | 0.13 | 8.24 [1.41] | 0.17 |
| ICL-04 | 7.81 [1.33] | 0.13 | 8.05 [1.17] | 0.15 | 8.00 [1.07] | 0.13 |
| ICL-05 | 7.90 [1.51] | 0.19 | 7.71 [1.35] | 0.18 | 7.57 [1.65] | 0.22 |
| ICL-06 | 8.19 [1.47] | 0.18 | 7.62 [1.21] | 0.16 | 8.14 [1.49] | 0.18 |
| ICL-07 | 7.62 [1.33] | 0.17 | 7.76 [1.41] | 0.18 | 8.00 [1.83] | 0.23 |
| ICL-08 | 7.43 [1.59] | 0.21 | 7.76 [1.23] | 0.16 | 7.67 [1.55] | 0.20 |
| ICL-09 | 8.05 [1.43] | 0.18 | 7.33 [1.64] | 0.22 | 7.57 [1.40] | 0.18 |
| ICL-10 | 7.81 [1.37] | 0.18 | 7.76 [1.19] | 0.15 | 7.76 [1.57] | 0.20 |
| ICL-11 | 7.67 [1.58] | 0.21 | 7.62 [1.29] | 0.17 | 7.90 [1.38] | 0.17 |
| ICL-12 | 8.29 [1.08] | 0.13 | 7.81 [1.33] | 0.17 | 8.10 [1.23] | 0.15 |
| ICL-13 | 7.86 [1.21] | 0.15 | 7.67 [1.39] | 0.18 | 8.14 [1.52] | 0.19 |
| ICL-14 | 7.90 [1.34] | 0.17 | 7.86 [1.25] | 0.16 | 7.00 [1.68] | 0.24 |
| ICL-15 | 7.48 [1.76] | 0.24 | 7.57 [1.29] | 0.17 | 7.52 [1.73] | 0.23 |
| ICL-16 | 8.24 [1.63] | 0.20 | 7.90 [1.23] | 0.16 | 7.81 [1.84] | 0.24 |
| ICL-17 | 8.29 [1.39] | 0.17 | 7.86 [1.42] | 0.18 | 7.62 [1.68] | 0.22 |

续表

| 问题编号 | 重要性评分 (Mean [SD]) | CV重要 | 严重性评分 (Mean [SD]) | CV严重 | 可解决性评分 (Mean [SD]) | CV可解决 |
|---|---|---|---|---|---|---|
| ICL-18 | 8.43 [1.50] | 0.18 | 7.90 [1.23] | 0.16 | 8.10 [1.23] | 0.15 |
| ICL-19 | 7.81 [1.68] | 0.22 | 7.29 [1.42] | 0.19 | 7.67 [1.86] | 0.24 |
| ICL-20 | 7.86 [1.17] | 0.15 | 7.57 [1.62] | 0.21 | 7.81 [1.30] | 0.17 |
| ICL-21 | 8.19 [1.14] | 0.14 | 7.81 [1.18] | 0.15 | 8.00 [1.48] | 0.19 |
| ICL-22 | 7.81 [1.53] | 0.20 | 7.86 [1.25] | 0.16 | 7.62 [1.70] | 0.22 |
| ICL-23 | 7.57 [1.79] | 0.24 | 7.52 [1.30] | 0.17 | 7.38 [1.56] | 0.21 |
| ICL-24 | 8.14 [1.25] | 0.15 | 7.86 [1.32] | 0.17 | 7.62 [1.13] | 0.15 |
| ICL-25 | 7.81 [1.14] | 0.15 | 8.10 [0.97] | 0.12 | 8.14 [1.21] | 0.15 |
| ICL-26 | 7.62 [1.50] | 0.20 | 7.48 [1.62] | 0.22 | 8.00 [1.38] | 0.17 |
| ICL-27 | 7.57 [1.50] | 0.20 | 7.57 [1.40] | 0.18 | 8.14 [1.49] | 0.18 |
| ICL-28 | 7.67 [1.81] | 0.24 | 8.24 [1.11] | 0.13 | 7.57 [1.82] | 0.24 |
| ICL-29 | 8.00 [1.15] | 0.14 | 7.81 [1.43] | 0.18 | 7.33 [1.76] | 0.24 |
| ICL-30 | 7.62 [1.59] | 0.21 | 7.90 [0.97] | 0.12 | 7.62 [1.75] | 0.23 |
| ICL-31 | 7.67 [1.75] | 0.23 | 7.67 [1.32] | 0.17 | 7.52 [1.74] | 0.23 |
| ICL-32 | 7.62 [1.21] | 0.16 | 7.71 [1.45] | 0.19 | 7.62 [1.86] | 0.24 |
| ICL-33 | 8.00 [1.31] | 0.16 | 7.81 [1.18] | 0.15 | 8.29 [1.35] | 0.16 |
| ICL-34 | 7.95 [1.33] | 0.17 | 7.76 [1.31] | 0.17 | 7.86 [1.52] | 0.19 |

较为重要但不严重，那么就难以将其作为关键问题；其二，一些问题虽然既重要又严重，但可解决性较低，就会背离本研究意图优化公共正式照护资源分配决策模式的研究目标，亦不适合作为关键问题。故以重要性、严重性和可解决性3个维度在定位关键问题的过程中贡献度递增为假设，分别向其分配0.2、0.3和0.5的权重，并以3个维度得分的加权平均值作为该问题的最终论证得分。

分析结果显示，不设权重法与主观权重法论证得分的一致性较高（$W=0.961$，$\chi^2=63.447$，$P=0.001$），这说明与不设置权重相比，使用主观权重法对各项问题重要性、严重性和可解决性进行赋权较为可靠，具备体现专家意见的稳定性。故最终选择按照主观权重法计算各问题论证得分，并以论证得分的高低对问题进行排序，如表6-10所示。

表6-10 各问题专家论证得分及排序情况

| 问题编号 | 重要性加权后总分 | 严重性加权后总分 | 可解决性加权后总分 | 问题最终论证得分 | 排序位次 |
| --- | --- | --- | --- | --- | --- |
| ICL-01 | 34.00 | 50.10 | 83.50 | 8.03 | 5 |
| ICL-02 | 32.80 | 50.70 | 84.50 | 7.91 | 13 |
| ICL-03 | 32.20 | 51.00 | 85.00 | 8.08 | 2 |
| ICL-04 | 36.20 | 51.00 | 85.00 | 7.98 | 7 |
| ICL-05 | 33.20 | 48.60 | 81.00 | 7.68 | 25 |
| ICL-06 | 34.40 | 48.00 | 80.00 | 8.00 | 6 |
| ICL-07 | 32.00 | 48.90 | 81.50 | 7.85 | 15 |
| ICL-08 | 31.20 | 48.90 | 81.50 | 7.65 | 26 |
| ICL-09 | 33.80 | 46.20 | 77.00 | 7.60 | 29 |
| ICL-10 | 32.80 | 48.90 | 81.50 | 7.77 | 19 |
| ICL-11 | 32.20 | 48.00 | 80.00 | 7.77 | 19 |

续表

| 问题编号 | 重要性加权后总分 | 严重性加权后总分 | 可解决性加权后总分 | 问题最终论证得分 | 排序位次 |
|---|---|---|---|---|---|
| ICL-12 | 34.80 | 49.20 | 82.00 | 8.05 | 4 |
| ICL-13 | 32.80 | 51.00 | 85.00 | 7.94 | 10 |
| ICL-14 | 33.20 | 49.50 | 82.50 | 7.44 | 34 |
| ICL-15 | 31.40 | 47.70 | 79.50 | 7.53 | 32 |
| ICL-16 | 34.60 | 49.80 | 83.00 | 7.92 | 12 |
| ICL-17 | 34.80 | 49.50 | 82.50 | 7.82 | 17 |
| ICL-18 | 35.40 | 51.90 | 86.50 | 7.95 | 9 |
| ICL-19 | 32.80 | 45.90 | 76.50 | 7.58 | 31 |
| ICL-20 | 33.00 | 47.70 | 79.50 | 7.75 | 22 |
| ICL-21 | 34.40 | 49.20 | 82.00 | 7.98 | 7 |
| ICL-22 | 32.80 | 49.50 | 82.50 | 7.73 | 23 |
| ICL-23 | 31.80 | 47.40 | 79.00 | 7.46 | 33 |
| ICL-24 | 34.20 | 49.50 | 82.50 | 7.80 | 18 |
| ICL-25 | 33.00 | 48.30 | 80.50 | 8.06 | 3 |
| ICL-26 | 32.00 | 47.10 | 78.50 | 7.77 | 19 |
| ICL-27 | 31.80 | 47.70 | 79.50 | 7.86 | 14 |
| ICL-28 | 32.20 | 49.80 | 83.00 | 7.94 | 10 |
| ICL-29 | 33.60 | 49.20 | 82.00 | 7.61 | 28 |
| ICL-30 | 32.00 | 49.80 | 83.00 | 7.70 | 24 |
| ICL-31 | 32.20 | 48.30 | 80.50 | 7.60 | 29 |
| ICL-32 | 32.00 | 48.60 | 81.00 | 7.65 | 26 |
| ICL-33 | 33.60 | 49.20 | 82.00 | 8.09 | 1 |
| ICL-34 | 33.40 | 48.90 | 81.50 | 7.85 | 15 |

## （四）导出并确认关键问题

本研究将最终论证得分位于第一四分位数（前25%）组内，即排序位次在第一至第九位的问题作为上海市公共正式照护资源分配决策模式目前存在问题中的关键问题。如表6-11所示。

**表6-11 上海市公共正式照护资源分配决策模式关键问题清单**

| 问题编号 | 问题描述 | 决策要素层面分类 | 决策程序层面分类 |
| --- | --- | --- | --- |
| ICL-33 | 缺乏权威专家或第三方专职人员对调查结果与决策结果进行审核，结果的可靠性与科学性难以保障 | 决策结果 | 决策评估与反馈 |
| ICL-03 | 通常由家庭医生个人完成公共正式照护资源分配决策工作，缺乏其他相关方为其决策提供帮助或支持 | 决策主体 | 决策问题原因分析 |
| ICL-25 | 决策模式的备选方案中缺乏针对非正式照护者的照护技能培训或其他支持性服务的相关内容 | 备选方案 | 可行方案列举 |
| ICL-12 | 缺乏对家庭医生等决策主体在决策过程中发生误判或不规范操作的纠正、监督措施 | 决策主体 | 决策评估与反馈 |
| ICL-01 | 决策模式对公共正式照护资源的重点支持对象定位不准确 | 决策目标 | 决策问题界定 |
| ICL-06 | 给予家庭医生进行调查与决策的总时长较短，家庭医生难以充分对居家失能老人照护需求进行分析与判断 | 决策情境 | 决策问题原因分析 |
| ICL-21 | 决策模式的决策准则过于依赖失能情况与患病情况，缺乏对能够影响决策客体照护状态的其他因素的考量 | 决策准则 | 决策问题原因分析 |
| ICL-04 | 家庭医生受到工作压力、工作绩效等因素影响，难以保证每次决策的质量 | 决策主体 | 决策问题原因分析 |
| ICL-18 | 老年人瞒报或谎报自身情况，存在骗取公共正式照护资源支持等级或服务内容的道德风险 | 决策结果 | 选定方案执行 |

### 三、界定上海市公共正式照护资源分配决策模式的关键问题

通过专家论证，本研究已经从问题清单中析出了目前上海市公共正式照护资源分配决策模式中存在的关键问题。为了更清晰地认知这些关键问题，本研究基于现场观察以及关键知情人访谈内容，对各关键问题进行逐一界定，以明确其表象与内涵，从而初步透视各关键问题的产生原因。

#### （一）关键问题一

缺乏权威专家或第三方专职人员对调查结果与决策结果进行审核，结果的可靠性与科学性难以保障。上海市现行公共正式照护资源分配决策模式中，决策结果的产生往往仅基于以家庭医生为代表的决策主体在决策依据收集过程中所作出的主观判断。然而面对复杂的失能老人个体、家庭与环境因素，决策主体经单次调查产生的决策结果经常是不稳定的，缺乏审核机制使决策模式更加难以产生稳定的决策结果。

上海市家庭医生在完成对申请者上门入户调查后，须将相关调查结果上传至由医保部门管理的数据系统，并计算得出照护等级。但是数据系统仅负责根据家庭医生输入的结果进行计算，包括医保部门在内的公共正式照护资源上层管理部门，在各项政策中均没有明确设置对家庭医生调查结果进行审核的相关机制，社区卫生服务中心亦缺乏对家庭医生决策结果进行认定的工作环节。部分社区卫生服务中心虽然已经意识到需要定期组织团队对家庭医生的调查结果进行审查与集中复核，然而由于相关工作流程并不成熟，一方面对调查结果的审查工作开展时间与频率不稳定，另一方面审查工作的备份、留档较为粗糙，面临着存储设备可用

空间不足、相关存档或存储设备丢失风险等困境。以下为关键知情人针对关键问题一的部分访谈内容描述。

PZ-SW01：现在家庭医生负责调查和上传，然后那个系统就给出结果，但是这个结果是怎么计算出来的、是否准确，我们都不清楚，有的时候也怀疑这个结果是否靠谱。比如，可能我们家庭医生觉得这个老人情况很严重啊，但是（电子系统）评出来就是不能享受这个（照护）服务，我们也说不清是怎么回事。

MX-YB01：我们社区对家庭医生（公共正式照护资源分配决策）的审核环节完全是自己搞的，区里其实没有相关的要求，所以我们的设备都是自己买自己弄，一个是比较老旧，一个是储存空间不够，我们自己也知道这个工作机制的可持续性还是有问题的，但是不搞，更怕（调查和决策）结果出现问题。

JJ-YB01：我们现在一般是家庭医生调查好了之后就上传，中间没有其他环节，我也只能看到系统得出来的结果，然后我们就反馈给街道发布。有的时候老人或者家属觉得（评级）不合心意，来找我们，我们也解释不清，给我们的工作造成了一定的困难。

（二）关键问题二

通常由家庭医生个人完成公共正式照护资源分配决策工作，缺乏其他相关方为其决策提供帮助或支持。决策公共正式照护资源是否应该向申请者提供支持以及提供何种程度与内容的支持，需要根据申请者个体健康状况、经济条件、非正式照护状况、家庭与社区环境等多方面进行综合判断，无论是对相关信息的收集还是分辨、核对，均难以通过单一决策主体完成。而目前，以家庭医生为代表的决策主体经常在公共正式照护资源分配过程中

"单打独斗"，包揽从信息收集到录入系统的全部工作，这不仅占用了家庭医生大量的时间，同时调查决策所用工具中包括的诸多内容，是家庭医生难以进行真实信息收集、判断、辨别的，造成家庭医生难以对决策所需信息进行高效收集，亦难以对决策结果的真伪进行准确判断，也就难以保证决策质量。

上海市主导公共正式照护资源在社区层面进行分配的决策主体几乎均为家庭医生，由于公共正式照护资源碎片化，不同供给主体和供给形式的公共正式照护资源管理方之间尚未形成合力，家庭医生所代表的社区卫生服务中心方，难以通过官方途径接触到如居委、街道残疾人联合会等民政系统和社会组织所掌握的相关数据。然而在公共正式照护资源分配决策工作中，家庭医生所用决策工具的内容常包含如居家失能老人家庭人口数、经济情况、配偶子女等亲属状态、残障类型与程度等指标，显然从民政端口、残疾人联合会端口调取数据更为直接和准确。针对经济状况等较为敏感的指标信息收集，家庭医生在实地调查过程中常会遭遇谎报与瞒报，对决策造成困扰。此外，家庭医生在实地调查后，还需要完成数据录入系统等上传工作，调查工具普遍内容较多、体量较大，一些老龄化程度较高的社区每日处理的申请数量较多，决策工作占用了家庭医生本就有限的总工作时间，不仅增大了家庭医生的工作压力，也会使家庭医生难以保证决策质量。以下为关键知情人针对关键问题二的部分访谈内容描述。

*BQ-SW01：比方说这个调查表里面的一些涉及老年人基本信息的条目，实际上，我们家庭医生在去调研的时候很难（获得）的，有的时候老年人不愿意说，作为家庭医生也不好追问。民政那边其实有一些一手真实资料，但是可能属于隐私等问题吧，我们和他们（民政）联系也少，相关的资料我们也看不到。*

第六章　上海市公共正式照护资源分配决策模式现存问题分析与界定

PZ-SW01：我这边家庭医生全权负责这个（长期护理保险评估）工作，我们社区的老龄化程度比较高，老人排着队来（申请评估），家庭医生有的时候根本忙不开，他们有时候得借着家庭病床随访的时间过去（开展调查工作），助理护士也得帮忙。

MX-CH02：调查回来我们还得录入，这一个表（内容）很多的，我录入一份大概得20多分钟，有时候多调查几家，几乎一个下午就得录这个，不用干别的了，确实觉得很麻烦。

（三）关键问题三

决策模式的备选方案中缺乏针对非正式照护者的照护技能培训或其他支持性服务的相关内容。本研究分析显示，实质上非正式照护者不仅存在十分广泛的照护技能提升与培训需求，同时也存在心理与社会支持上的需求，以及对他们所照护的失能老人，在照护服务与形式方面的诉求。然而上海市现行决策模式在备选方案层面普遍忽视了对非正式照护者的支持与其需求的关注。较少考虑失能老人的非正式照护状态，会造成公共正式照护资源难以与非正式照护力量进行协同，无法为非正式照护者提供符合其需求的支持，导致非正式照护者作为失能老人居家照护工作的第一责任人对公共正式照护资源带来的支持感受不强。在对关键知情人进行访谈的过程中，访谈对象也表达出公共正式照护资源应当加强对非正式照护者的服务支持，尤其是针对照护重度失能老人的非正式照护者。上海市现行决策模式在决策问题原因分析阶段就未将非正式照护状况纳入考察，在备选方案选定阶段中对非正式照护者的支持也就无从谈起。以下为关键知情人针对关键问题三的部分访谈内容描述。

BQ-SW01：我认为要想知道失能老人到底需要什么照护服务，

和他的家属和家庭是脱不开（关系）的，但现在我们对这个的考察还不深入。比如一些老年人家里条件比较好，或者能力比较强，其实看不上这个（长期护理保险）服务，但是他也申请，最后也给了，可能就会造成这种（资源）浪费。还有一些老人的家属，觉得评了也没用，你告诉他评，他们也不来，我们也很为难。

JJ-HL01：我接触过很多（失能老人）家属，能感觉到他们对照护方面培训的诉求有些也是很强烈的。但是我们也很难搞，一个是没有专项经费，我们开展不了，护士们每天都很忙，没时间也没动力；另一个就是这个东西其实不是（管理部门）要求的，我们自己要做的话也把握不好，怕培训不出效果，毕竟给失能老人的护理还是存在一定风险的，我们也怕给家属自己弄会发生危险。

MX-CH03：要知道，一些严重的失能老人其实需要的照护是非常多且复杂的，我们家庭医生肯定不能天天上门去看，（长期护理保险的）护理员最多也就每天1小时，很多事情护理员也做不了，所以每天1小时根本不够的，大部分的时间还是靠他家属（在照护），如果他家属的照护技能提不上去，或者干脆没有照护技能，除非说能想个办法给24小时看护住，否则肯定还是不行。

（四）关键问题四

缺乏对家庭医生等决策主体在决策过程中发生误判或不规范操作的纠正、监督措施。由于在基层，公共正式照护资源分配决策通常由家庭医生个人完成，且获取决策依据的过程通常为前往失能老人家中进行上门调查，因此很难监督和确定调查过程中，家庭医生是否存在对失能老人状况的误判，以及由于不规范调查技术带来的对失能老人状况表达的诱导或决策失准。此外，由于基于家庭医生调查产生的决策结果虽然能够和评定等级挂钩，但是与实际提供的照护服务转接并不紧密，照护服务具体内容的确定需要护理站同居家失能老人及非正式照护者确定，社区卫生服务中心不具备对这一过程的监督与管理责任，导致家庭医生实质上并不能干预决策结果能否化作具体的照护服务并确保服务质量，也就没有动力对决策过程中存在的问题进行反思、改进与纠正。

上海市现行决策模式要求上门调查的人员必须为 A 类和 B 类人员 2 名，其中 A 类人员普遍由家庭医生担任，B 类人员一般由社区卫生服务中心的助理护士担任，部分社区会要求具备资质的第三方机构派遣 B 类人员协助家庭医生上门调查。但是在实际决策工作中，B 类人员一方面不具备对 A 类人员的监察与纠错能力，只能从事一些较为基本的辅助工作；另一方面也难以有效识别出 A 类人员未能识别或误判的申请者个体特征、照护特征与相关状况，为家庭医生提供决策上的帮助。同时，部分家庭医生与申请者的私人关系较亲密，在决策过程中，容易受到自身私人情感与失能老人家庭状况的影响，陷入履行职责公正评价和虚报部分状况以为其争取更高照护服务等级与内容的道德困境。以下为关键知情人针对关键问题四的部分访谈内容描述。

BQ-SW01：*应该说在我们这边，家庭医生的数量不够已经是常态了，B 类人员我们目前是用助理护士的，但实质上工作还是以家庭医生为主，助理护士主要就是辅助医生看看，比如说在调查中如果让老人做什么动作，（B 类评估员）上去扶着别摔倒之类的。*

MX-CH03：*有的时候看着那些老年人真的很可怜的，家里人基本也不管他，所以调查的时候确实会挺纠结，尤其是我把握不准这个标准，我怕万一给评低了，那真照顾不好（失能老人）的。*

MX-CH04：因为这个调查表要求必须是我们医生来填，所以包括问、填写、录入什么的工作都是我来做，助理护士一般在现场不说话的，就是有时候帮帮我的忙。

（五）关键问题五

决策模式对公共正式照护资源的重点支持对象定位不准确。上海市现行决策模式中，针对允许申请公共正式照护资源支持的对象要求过于宽泛，有些甚至没有要求，只要是年龄在60周岁以上的老年人均可以进行申请或评估，这造成资源分配时对重点支持对象的识别失准，大量对公共正式照护资源需求并不强烈的对象获益，分割了本应有失能老人完全享受的资源总量，造成了资源分配的相对不公平。公共正式照护资源本身即具有一定的福利性和社会性，其支持对象必须十分明确，否则一方面会造成决策模式因承受不住大量的申领需求而失灵；另一方面则会造成资源分配针对性变弱，影响其应有功能的发挥。

上海市不具备将长期护理保险等公共正式照护资源覆盖全人群的客观条件，公共正式照护资源的重点支持对象应集中在失能老人群体，不能将照护服务与养老服务混为一谈。实质上，部分申请支持的老年人需要包括做饭、洗衣、买药在内的家政服务，而这些恰恰是上海市长期护理保险所不包括的服务内容；部分老年人本身具备相当的自理能力，由于对长期护理保险覆盖的服务内容不了解而盲目申请支持。此外，目前受理申请的社区事务受理中心并不具备对申请者的辨别和初筛功能，大量前来申请的老年人直接被推向社区卫生服务中心开始调查评估工作，容易在其他各问题的综合作用下，产生公共正式照护资源浪费、服务与需求错配等后果。以下为关键知情人针对关键问题五的部分访谈内容描述。

PZ-SW01：我觉得现在（长期护理保险）最主要的问题是真的有这么多老人需要护理服务吗？有些老人可能更需要洗衣、做饭这种服务，长护险不提供这些啊，但是如果说用我们的护士去为一些其实并不用护理服务的老年人提供服务，这个代价有点太高了。

BQ-SW01：那个社区事务受理中心只负责受理申请，大量的老年人他其实不是真的多么需要这个（公共正式照护资源）服务，他就是觉得既然有这个福利就要评评看，但是到我们这，工作量就会多很多，因为每个人都得去评啊。

MX-CH01：因为我们并不知道究竟有多严重才能评上（长期护理保险支持）嘛，一些老人他会问，就是说这个评上有什么用之类的，但是大多是不会问的，就是说要评，那我们也只能去评了。

（六）关键问题六

给予家庭医生进行调查与决策的总时长较短，家庭医生难以充分对居家失能老人照护需求进行分析与判断。由于前来申请支持的老年人数量众多，家庭医生一方面对申请者的了解十分有限，难以根据决策情境科学地得出不同决策结果；另一方面无法在短时间内高效处理大量申请，造成难以保证每次决策过程按照标准执行，影响决策结果与质量。

上海市规定申请长期护理保险支持的老年人可在15个工作日内获得自身的评定结果，除去上传系统获取结果及结果公示的时间后，留给家庭医生进行上门调查与决策的时间非常有限。在目前社区卫生服务中心家庭医生数量尚有不足的情况下，每名家庭医生负责处理的申请数量较多。家庭医生在入户调查前，基本没有时间对申请者的健康状况、基础疾病、非正式照护状态等决策依据进行详细而全面的了解，对申请者为何申请支持、是否存在支持必要、需要何种类型与形式照护支持等关键决策信息均不明确。同时，决策时间较为紧张也使家庭医生较难对决策过程中收集的信息进行综合分析与判断，纠正可能存在矛盾或错误的信息，难以对照护需求进行准确识别。以下为关键知情人针对关键问题六的部分访谈内容描述。

MX-CH01：每名老年人就调查一次，这一次想把他的相关信息了解全面是不太可能的。但是我们家庭医生平常其他工作也很多，（需要评估的）老人也多，时间确实很紧张。

MX-CH03：我个人来说，对于一些我管理的家庭病床的老年人，我对他们本身比较了解，（进行长期护理保险）调查的时候心里也有数。但是对一些我不太熟悉的老年人，有的时候调查也匆忙，一些问题也没法验证是不是真的，心里其实不太有谱。

MX-CH04：现在给我们调查和上传系统的时间要求有点紧张，除非我在调查过程中觉得哪块不对劲会确认一下，其他就没有时间一一确认了。

（七）关键问题七

决策模式的决策准则过于依赖失能情况与患病情况，缺乏对能够影响决策客体照护状态的其他因素的考量。居家失能老人个体的各方面特征是非常复杂的，且随着其照护需求和照护意愿的多样化，以及公共正式照护资源在内容与形式上的快速发展，单纯依赖失能情况与患病情况已经难以准确对照护需求进行识别，亦难以指导公共正式照护资源合理分配。

# 第六章 上海市公共正式照护资源分配决策模式现存问题分析与界定

上海市目前使用的《上海市老年照护统一需求评估调查表》，其中绝大部分调查项目依然围绕老年人的活动能力、认知、心理与精神状态等个体情况以及疾病的总体信息与程度情况展开，但在实际调查与决策过程中，申请者情况通常难以单纯通过这些量化指标反映，如部分失智老人可能尚存自理能力，部分失能老人的慢性病患病程度也相对较轻，但他们依然存在较高的照护需求，对照护的依赖性大，决策工具存在失灵的风险。此外，上海市居家失能老人及非正式照护者对照护内容与强度的需求正快速提升，失能情况与患病情况在某种程度上，只能回答申请者"是否需要公共正式照护资源支持"这一问题，而无法有效回答"需要何种内容与程度支持"这一问题，难以适应当下居家失能老人及非正式照护者对公共正式照护资源支持的实际需求。缺乏对失能老人家庭、社会状况的综合考察，会使照护需求难以得到全面反映。以下为关键知情人针对关键问题七的部分访谈内容描述。

MX-SW01：现在越来越清楚，尤其是失能老人，到底需要什么服务，对照护需要到什么程度，不单单和他个人的情况相关，和他家庭、社会环境是有很大关系的，这是一个家庭的问题。

PZ-SW01：比如说他（失能老人）家庭的经济情况，这个是非常重要的，但是我们现在对这个（情况）的调查不准确，有时家庭医生过去问，问不出来。有的人失能程度很高，家里还负担不起，现在即使我们给他评了最高等级，他还是付不起需要自付的那部分钱，我们是不是可以说，把资源再集中一点，给他更多的支持。

JJ-HL01：很多失智老人，尤其是稍微年轻一点的，慢性病其实倒还好，不是很严重，活动能力也不是说完全没有，但是他需要的看护、护理服务级别甚至可能比能够自理、慢性病也比较多的老年人，要高很多，这个是不是就可能（出现）他的照护评级比较低的风险呢？

## （八）关键问题八

家庭医生受制于工作压力与工作绩效等因素，难以保证稳定的决策质量。上海市具备公共正式照护资源分配决策资质的社会第三方评估机构发展尚不充分，对家庭医生工作量进行分担的能力不足，导致家庭医生除了要完成日常门诊、巡诊等医疗服务外，还要抽出时间从事决策工作，在社区卫生服务中心普遍采取财政预算制定额拨款的背景下，家庭医生难以从决策工作中获取收益。随着基本公共卫生服务在社区层面全面铺开，不同社区独有的医疗卫生服务内容逐渐增多，家庭医生承受着较大的工作压力。此外，大量家庭医生均出身于临床医学，在使用调查工具时也存在如不熟练、对一些问题的调查技巧理解不到位等问题。这些集中于家庭医生工作过程中的复杂实际情况，亦是公共正式照护资源分配决策模式运行的不稳定因素。以下为关键知情人针对关键问题八的部分访谈内容描述。

MX-SW01：我们这边是一个大社区，人口很多，老年人也很多，即使我们设置了服务站网格化管理，但是每个服务站里的家庭医生每天仍然有很多工作要做，面临很大的压力。

MX-YB01：每名（已经获得长期护理保险支持的）老年人在2年之后还得进行期末评估，到时候既要评新的，又要评期末的。现在老人岁数普遍都大，需要评估的只会越来越多，现在都忙不过来，以后还能忙得过来吗？

MX-CH03：有的时候会觉得这个（长期护理保险的调查评估）工作确实会比较麻烦，占用时间，有的时候经常一天都在外面跑，而且说实话主要感觉评着也没什么用，我们也没法直接决定说最后定多少级。

## （九）关键问题九

老年人自身瞒报或谎报自身情况，存在骗取公共正式照护资源支持等级或服务内容的道德风险。公共正式照护资源作为一种带有公共性或准公共性的物品，其较低的获得代价本身就存在较高被浪费与滥用的风险。而上海市现行决策模式自身仍存在一些显性或隐性的内外部漏洞，极容易产生各种形式的信息不对称，从而诱发来自资源申请者的道德风险。

在访谈过程中，多数关键知情人表达了上海市现行决策模式中部分申请人骗保的案例，以及对公共正式照护资源进一步扩大覆盖后是否会更加严重的担忧。上海市规定长期护理保险一旦定级，可以获益2年，且在家庭医生入户调查过程中，申请者掌握调查所需信息优势，均增强了申请人试图通过违规渠道获取资源支持的动机。类似道德风险的产生较为隐蔽，而一旦实质上不需要公共正式照护资源支持的申请者获得了资源支持，会严重挤压居家失能老人能够获得的公共正式照护资源，造成资源投入—产出比降低。以下为关键知情人针对关键问题九的部分访谈内容描述。

BQ-SW01：（长期护理保险）骗保的问题是或多或少存在的，毕竟我们也只能调查一次，有些信息我们确实不知道是真是假，我们问的时候觉得不对劲会确认，但他自己就坚持那么说，我们有时候也没办法。

PZ-SW01：目前这种"在一个时间点上的一次性评估"肯定会产生这种（申请人）道德风险。现在申请的人太多了，这些人里面肯定不是所有人都需要这个（照护）服务是吧，但是你说每个月花那么少的钱，就能有人上门给你（服务），肯定绝大多数人都会想要。

JJ-YB01：我记得之前某区就出过这个（骗保）问题，这个确实比较难以防范，因为我们家庭医生上门调查的时候不太清楚他们的一些情况和信息。有时候也有可能是他们反映的情况我们那个调查表里没有对应的选项，家庭医生就凭感觉自己填了。

## 第四节　本章小结

本章通过实践层面的访谈调查，以长期护理保险这一公共正式照护资源为例，对上海市现行公共正式照护资源分配决策模式存在的问题进行了分析，经专家论证，对问题清单中的关键问题进行了界定。这些问题主要包括"缺乏权威专家或第三方专职人员对调查结果与决策结果进行审核，结果的可靠性与科学性难以保障""通常由家庭医生个人完成公共正式照护资源分配决策工作，缺乏其他相关方为其决策提供帮助或支持""决策模式的备选方案中缺乏针对非正式照护者的照护技能培训或其他支持性服务的相关内容""缺乏对家庭医生等决策主体在决策过程中发生误判或不规范操作的纠正、监督措施""决策模式对公共正式照护资源的重点支持对象定位不准确"等。

# 第七章
# 居家失能老人公共正式照护资源分配辅助决策机制研制

## 第一节 上海市公共正式照护资源分配决策模式关键问题的影响因素分析

第六章获取了上海市现行公共正式照护资源分配决策模式（以下简称上海市现行决策模式）存在的各项问题，并根据专家论证结果对9项关键问题进行了界定。这些关键问题普遍集中于家庭医生实地决策这一操作层面及决策模式架构这一中观层面，如以家庭医生为代表的决策主体难以高质量执行决策工作并产出科学决策；决策模式在机制设置上难以保障决策的科学性，降低因决策失误带来的需方道德风险等。那么，具体哪些因素造成了上海市现行决策模式存在的关键问题？对上海市现行决策模式进行优化应当基于什么样的目标与功能导向？优化上海市现行决策模式的关键技术应包含哪些要素与内容？本章旨在剖析存在于上海市现行决策模式中各关键问题的影响因素，并以公共决策理论为指导，以控制这些影响因素为导向，研制能够嵌入上海市现行决策模式并对其进行优化的"公共正式照护资源分配辅助决策机制"。

**一、诊断树分析法在分析关键问题影响因素中的应用**

诊断树分析法是一种从定性层面分析问题产生原因的方法，它能够在特定系统背景下，通过不断询问"为什么"，基于系统程序与特点确定问题发生的一级原因，并采用同样的程序询问和确定导致一级原因产生的原因。本部分针对目前上海市现行决策模式9项关键问题，基于关键知情人访谈结果和对决策模式运行的实际观察，结合逻辑归纳，逐一分析其产生原因，并形成诊断树分析图示。

**二、各关键问题的影响因素分析**

（一）关键问题一的影响因素分析

上海市现行决策模式的第一项关键问题为：缺乏权威专家或第三方专职人员对调查结果与决策结果进行审核，结果的可靠性与科学性难以保障。从决策模式架构上看，上海市在政策要求方面没有对决策结果审核机制或环节进行明确的要求与设计，不强制作为决策主体单位的社区卫生服务中心审核决策结果，使这一环节存在结构性缺乏；从决策模式实践层面上看，一些自行开展调查结果与决策结果审核的社区，存在相关工作机制不成熟、不完善的情况，能够支持审核工作的人力、物力资源有限，难以持续支持审核工作，宏观层面缺少要求亦使社区层面没有执行相关工作的动力。此外，由于对决策客体准入要求过于宽泛，申请者数量过多，调查后审核需要组织专家，同时需要大量时间进行核对，在缺乏财政支持的情况下决策成本较高，社区卫生服务中心难以承受。如图7-1所示。

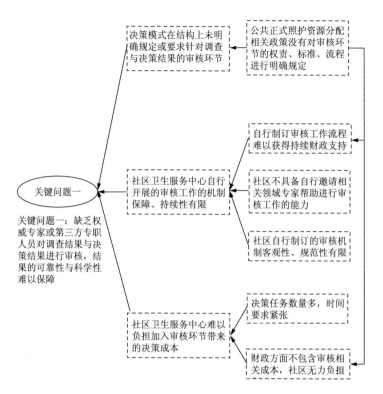

图7-1 关键问题一的诊断树分析结果

(二)关键问题二的影响因素分析

上海市现行决策模式的第二项关键问题为:通常由家庭医生个人完成公共正式照护资源分配决策工作,缺乏其他相关方为其决策提供帮助或支持。由于目前公共正式照护资源在基层还尚未实现整合,资源的碎片化带来了管理的碎片化,以社区居民委员会为代表的基层管理组织、社会组织尚未和社区卫生服务中心建立牢固持续的联动机制,无法派遣人员或提供相关数据并辅助家庭医生开展决策与调查工作。社会第三方机构、志愿者或义工层面，均缺乏能够辅助家庭医生进行公共正式照护资源分配决策工作的条件，能够辅助家庭医生开展决策工作的专职人员不仅缺乏，且社区卫生服务中心出于对技术人员结构的考虑，一般不会额外聘任专职辅助决策人员。而受制于资质要求，支持家庭医生决策工作的社会第三方机构、人员均较少，能够调动辅助或替代家庭医生进行决策的力量有限，志愿者或义工又不掌握决策所需的技能与相关知识，难以对家庭医生的决策工作起到支持作用。如图7-2所示。

（三）关键问题三的影响因素分析

上海市现行决策模式的第三项关键问题为：决策模式的备选方案中缺乏针对非正式照护者的照护技能培训或其他支持性服务的相关内容。目前上海市对公共正式照护资源的功能定位依旧模糊，尚未明确公共正式照护资源与非正式照护之间的互补关系，试图利用发展不充分的公共正式照护资源彻底替代非正式照护，而实际上这一目标在短期内无法实现。在决策过程中，决策工具缺乏对非正式照护状态的关注，将重点持续放在申请者个体上，忽视了对非正式照护需求的考察，在备选方案中当然也就不会设置面向非正式照护者的支持内容。此外，目前无论是社区卫生服务中心抑或是街道居委层面，缺乏支持非正式照护者的系统性照护技能培训或心理慰藉措施。如图7-3所示。

（四）关键问题四的影响因素分析

上海市现行决策模式的第四项关键问题为：缺乏对家庭医生等决策主体在决策过程中发生误判或不规范操作的纠正、监督措施。这一问题的产生原因与关键问题三有一定的相似之处。一方

# 第七章 居家失能老人公共正式照护资源分配辅助决策机制研制

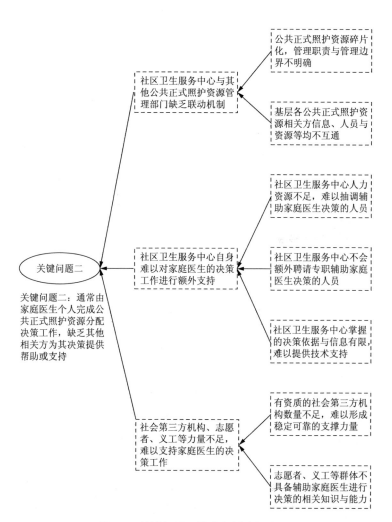

图7-2 关键问题二的诊断树分析结果

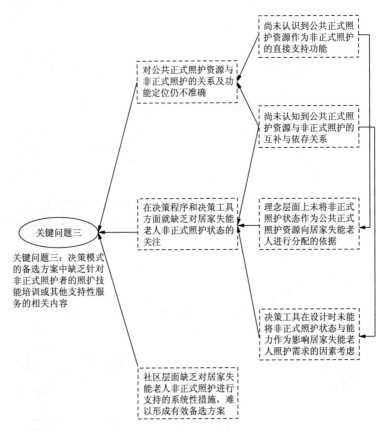

图7-3 关键问题三的诊断树分析结果

面,社区卫生服务中心无力雇佣其他人员对家庭医生的决策过程进行监管,在决策模式并未设立审核与监管机制的背景下,社区卫生服务中心内部、社会层面也少有资质高于家庭医生的人员有能力行使监管职能,主要决策权依然在家庭医生个人。另一方面,按照政策要求,辅助家庭医生进行决策的 B 类评估人员,在决策过程中发挥出的作用依然有限,政策层面并没有明文要求 B 类人

# 第七章 居家失能老人公共正式照护资源分配辅助决策机制研制

员具体应行使何种职能或有无监督职权，导致在实际工作中 B 类人员的存在完全是为了满足政策要求，而对于决策工作的功能与作用尚不明确。此外，家庭医生通常面临的决策情境是位于申请者家中，申请者可能出现的配合性不佳、非正式照护者可能产生的干扰等因素，均会对调查与决策规范产生影响，削弱纠正与监督家庭医生决策过程的举措效果。如图 7-4 所示。

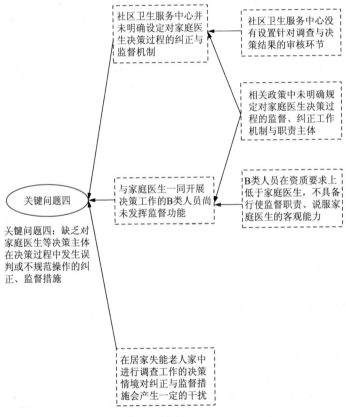

图7-4 关键问题四的诊断树分析结果

## （五）关键问题五的影响因素分析

上海市现行决策模式的第五项关键问题为：决策模式对公共正式照护资源的重点支持对象定位不准确。首先，上海市现行决策模式对公共正式照护资源支持申请资格的要求过于宽泛，造成大量实际不需要资源支持的老年人盲目申请，负责受理申请的社区事务受理中心不具备对申请人情况进行核查与筛选的能力，大量批准申请，在准入阶段提升了资源重点支持对象"假阳性"的风险；其次，存在于决策工具中内容设计不全面、矛盾等问题，使家庭医生在现场调查过程中，有时无法对申请者反映出的问题进行有效记录，有时只能根据自己对调查内容的理解，选择相近的选项进行决策，从而无法辨识出全面、可靠的照护需求，也就难以定位资源重点支持对象；最后，决策模式在决策流程上存在的个人决策、时点决策问题，使决策结果的产生更易受决策主体个人判断、决策情境变化、其他决策混杂因素的影响，难以实时判断决策依据的可靠性和决策结果的真实性。如图 7-5 所示。

## （六）关键问题六的影响因素分析

上海市现行决策模式的第六项关键问题为：给予家庭医生进行调查与决策的总时长较短，家庭医生难以充分对居家失能老人照护需求进行分析与判断。产生这一问题的原因一方面是由于在关键问题五部分影响因素的作用下，因申请者数量过多带来的决策任务繁重，家庭医生难以调动过长的时间对每一名申请者的情况进行逐一细致核对；另一方面，政策规定申请者获取结果的时间跨度有 15 个工作日的硬性要求，而这一要求与申请者的数量产生了矛盾，造成家庭医生用于调查和决策的总时长被压缩，难以

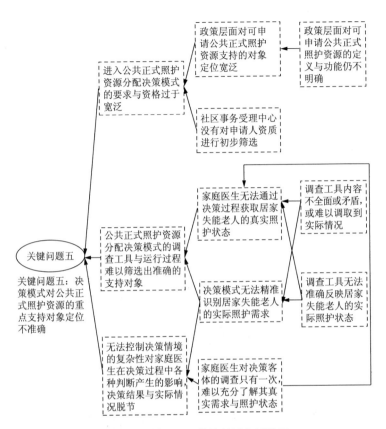

图7-5 关键问题五的诊断树分析结果

分析复杂的申请者照护状态与照护需求。此外,家庭医生自身亦不希望决策工作占用其过多的工作时间。如图 7-6 所示。

(七)关键问题七的影响因素分析

上海市现行决策模式的第七项关键问题为:决策模式的决策准则过于依赖失能情况与患病情况,缺乏对能够影响决策客体照

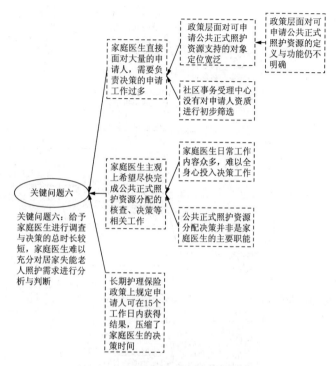

图7-6 关键问题六的诊断树分析结果

护状态的其他因素的考量。居家失能老人的失能程度与患病情况有时与其照护需求强度并不成正比,但一直以来失能情况与患病情况都被作为观测居家失能老人健康状况的主要因素,关于照护需求分析的"健康状况—照护状况—照护需求"这一逻辑链条尚未完全建立,广泛存在于政策和决策工具中忽视对非正式照护状况、照护环境、照护条件等其他因素的考察这一问题,使决策模式的决策准则只能选择失能情况、患病情况等相比之下较为直接的指标。对于家庭医生来说,其面对复杂的申请者个体状况时,对判断较有自信，较为可靠的指标基本上亦只有受访者的基本信息、失能程度和患病情况几项，关于其他情况，家庭医生并不了解，也缺乏依据。本着完成决策任务的想法，家庭医生基本不会记录其他特殊情况，而决策工具本身绝大部分内容均为对失能情况、患病情况的调查，因此也只能将类似指标作为决策准则。如图 7-7 所示。

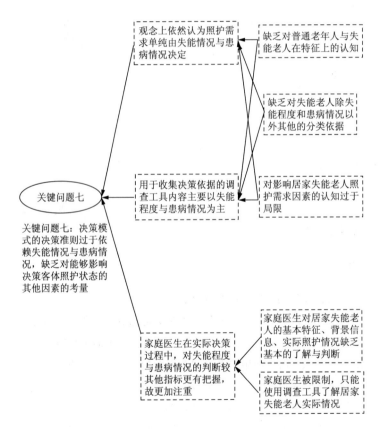

图7-7　关键问题七的诊断树分析结果

### (八)关键问题八的影响因素分析

上海市现行决策模式的第八项关键问题为:家庭医生受制于工作压力与工作绩效等因素,难以保证稳定的决策质量。上海市现行决策模式是一种依靠家庭医生在一个时间点上对申请者是否应该受到公共正式照护资源支持的"一次性决策",个体决策带来的局限性之一就是决策质量容易受到决策主体状态、技能、认知等多方面因素的影响,难以保证决策质量稳定。虽然上海市家庭医生队伍正在壮大,但仍有相当部分社区卫生服务中心面临着家庭医生数量不足,难以保证辖区内基本卫生服务供给的问题,数量较少的家庭医生需要在保证日常工作的同时,兼任决策工作,显然捉襟见肘。现行决策模式缺乏对家庭医生的激励与赋能措施,部分家庭医生认为自己目前执行的决策工作和调查工作,对改善居家失能老人照护状态的作用不大,在决策时有随意化的倾向。一些家庭医生其他个人因素同样会影响决策质量,比如部分家庭医生与决策客体之间较为熟悉,容易受到个人关系的影响使决策的客观性降低。如图7-8所示。

### (九)关键问题九的影响因素分析

上海市现行决策模式的第九项关键问题为:老年人自身瞒报或谎报自身情况,存在骗取公共正式照护资源支持等级或服务内容的道德风险。这一问题的产生,主要是由于在上海市现行决策模式中,家庭医生与申请者之间存在较为严重的信息不对称。首先,决策主体过于单一,决策客体的准入标准又较宽泛,造成数量较少的决策主体需要面对数量众多、情况复杂、需求差异较大的决策客体,加大了决策客体的道德风险;其次,缺乏初步筛选

第七章 居家失能老人公共正式照护资源分配辅助决策机制研制

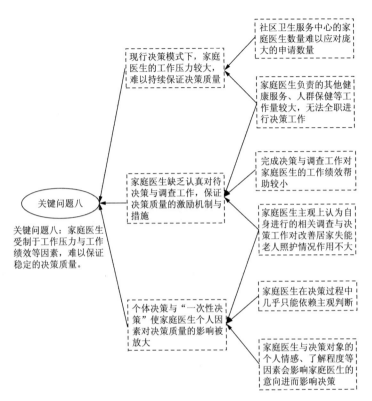

图7-8 关键问题八的诊断树分析结果

机制、监督机制和决策结果复审机制,决策结果的时效性过长,会诱发决策客体的道德风险;再次,决策主体通常只能根据决策客体或其非正式照护者的讲述记录,缺乏客观、直接的决策依据,不能时刻对信息真伪进行判断,且决策中的信息调查工作仅进行一次,惩戒措施力度不够且执行不到位,放大了道德风险产生的概率;最后,公共正式照护资源带有的公共属性,在缺乏监督的情况下,既会削弱决策主体在进行决策时的责任感,同时也会在客观上提升决策客体试图盲目获取的风险。如图 7-9 所示。

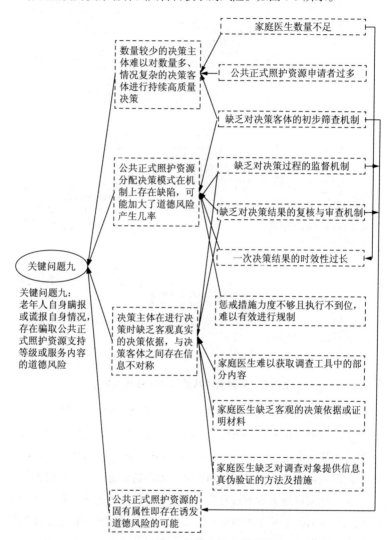

图7-9 关键问题九的诊断树分析结果

(十)关键问题影响因素的总结归纳

对关键问题影响因素按照意义与内涵进行合并、总结与归纳，并以鱼骨图形式示意。可见上海市现行决策模式中的9项关键问题影响因素，主要为决策要素功能发挥不全或错位引起决策程序在机制层面的缺陷，在两个层面的影响下，致使决策模式难以产出合理、具有针对性的科学决策结果。如图7-10所示。

## 第二节 公共正式照护资源分配辅助决策机制的功能

影响因素分析结果提示，对上海市现行决策模式进行优化既要注重对各决策要素、决策程序在内容与功能方面的调整，同时也要注意决策要素与程序之间的交互作用。同时，在上海市现行决策模式业已成为一种制度安排且持续运行多年的背景下，若对其进行"颠覆式"的变化或重构，必然会对上海市居家失能老人照护系统造成冲击，既不利于公共正式照护资源的发展，也不利于居家失能老人照护状态的改善。

为此，本研究计划于上海市现行决策模式中嵌入一套"辅助决策机制"，在尽量不对各决策要素与程序进行剧烈变动的情况下，弥补决策模式中存在的缺陷，达到对公共正式照护资源分配决策模式进行优化的目的。本节从"辅助决策机制"的内涵分析出发，以控制关键问题的影响因素为导向，确定"公共正式照护资源分配辅助决策机制"的目标与功能，对该机制的框架进行架构。

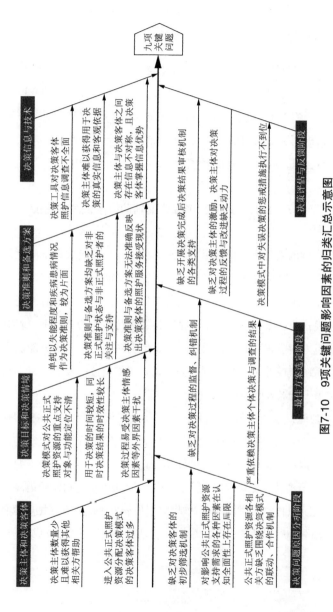

图7-10 9项关键问题影响因素的归类汇总示意图

第七章 居家失能老人公共正式照护资源分配辅助决策机制研制

## 一、公共正式照护资源分配辅助决策机制的内涵分析

### (一)"辅助决策机制"的内涵分析

"辅助决策"的概念源自秘书学,作为文秘部门的主要职责之一,其主要内涵在于为决策提供有价值的信息和依据。一般来说,辅助决策具有信息原则、超前原则、定位原则以及进谏原则。信息原则是指要尽可能地为决策活动提供实用、真实、准确、系统的信息和依据。超前原则是指于主要决策问题原因分析阶段之前,对决策问题进行确认和细化,提前于备选方案制订阶段之前进行针对性调查以从实际情况中提取信息支持和科学依据,以及提前于选定方案实施阶段之前防范决策失误的风险。辅助决策不能"事后诸葛亮",而是在决策走向失误发生前就要对其进行前瞻性的控制。定位原则是指辅助决策不替代主要决策过程造成越俎代庖,辅助决策的功能只有通过完成主要决策过程才能够实现;进谏原则是指辅助决策要基于收集的信息与依据及时向主要决策过程反馈决策进行中产生的各类问题,凭借自身功能及时规避失误或失准决策结果的产生。

在辅助决策的内涵基础上,能够确认"辅助决策机制"即是通过协调辅助各个决策要素之间的关系使其更好地发挥作用的具体运行方式。辅助决策机制是一个系统和决策过程,其遵循决策的一般原则,同样包含决策要素与决策程序,但在整个决策模式中,辅助决策机制的地位在于"谋"而不在于"断"。辅助决策机制在决策模式中的辅助作用,主要是从"辅助进行决策问题原因分析""辅助设计备选方案""辅助选取最佳方案"以及"辅助决策结果反馈"4个方面展开,但亦可从其他方面对决策程序提供帮助。不难发现,辅助决策机制的辅助作用与本研究所关注的关键问题及关键问题的影响因素在上海市现行决策模式中的位置基本

对应，说明在明确机制的目标、功能、要素、程序情况下，向上海市现行决策模式中嵌入一套辅助决策机制，有助于解决上海市现行决策模式存在的关键问题。

(二) 公共正式照护资源分配辅助决策机制的内涵分析

公共正式照护资源分配辅助决策机制（以下简称"辅助决策机制"）顾名思义，即是在公共正式照护资源分配决策模式中起到辅助决策作用与功能的机制。在上海市现行决策模式中并不应具备直接决策公共正式照护资源是否应向决策客体进行分配以及支持程度的功能，而是提供信息和依据，起到对决策模式产生科学决策结果的辅助作用。将辅助决策机制嵌入上海市现行决策模式，即可形成优化后的决策模式。辅助决策机制与上海市现行决策模式的关系如图 7-11 所示。

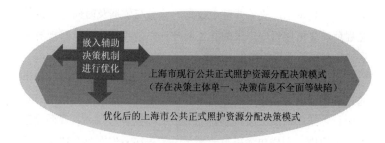

图7-11 辅助决策机制与决策模式间关系示意图

**二、辅助决策机制的目标确定**

(一) 辅助决策机制的总目标

从系统论的角度出发，作为公共正式照护资源分配决策模式中的一个子系统，辅助决策机制的最终目标同母系统一致，即决策公共正式照护资源支持申请者是否应该获得资源支持及支持程度。

就辅助决策机制在决策模式中的自身定位与功能来说，辅助决策机制的总目标，应是通过向决策模式提供各项辅助功能，为决策模式提供包括决策问题原因分析、决策备选方案丰富、决策所需信息与依据收集等多项支持，对决策模式中存在的各类风险进行控制，促进决策模式能够产出被决策主体与客体广泛认可与接受，且能够助力公共正式照护资源达成对居家失能老人照护支持功能的科学决策结果，保障公共正式照护资源能够实现其应有价值。

（二）辅助决策机制的子目标

上述总目标为辅助决策机制设定了大方向，总目标的达成需要若干子目标将总目标分解、具化。同时，子目标需要以本研究总结提炼出的关键问题及影响因素为导向，能够有针对性地对关键问题影响因素进行控制，进而推动应对与解决各项关键问题。

公共决策理论为辅助决策机制子目标的设置提供了理论支持。从公共决策理论可知，对公共正式照护资源这一公共资源的分配进行决策，依赖任何一个单一决策主体推进决策工作都不完全可靠。从更加全面地收集决策信息和依据，提升决策结果科学性的角度来说，必须通过不同相关方多元决策主体联动，利用组织决策的优势克服个体决策稳定性不足、可监管性不强、决策信息与依据收集偏倚、错误等劣势。同时，为了对公共资源分配进行科学决策，防止公共正式照护资源被浪费和滥用，就要相对全面地考虑影响居家失能老人对公共正式照护资源支持需求的诸多因素，综合地对相关信息进行收集。通过辅助决策机制将公共正式照护资源的重点支持对象聚焦到居家失能老人身上，在整合碎片化公共正式照护资源的同时避免资源分配失准的情况产生。

故本研究基于9项关键问题的影响因素，以公共决策理论为支撑，结合辅助决策机制的内涵及其在上海市现行决策模式中的定位，将辅助决策机制的总目标分解为7个子目标。分别为：

子目标一：在保持家庭医生决策主体地位与功能的同时，引入其他相关方辅助家庭医生的决策工作。

子目标二：将公共正式照护资源分配决策工作与决策主体日常工作关联，减轻决策主体额外工作负担，同时提升决策主体进行决策的价值。

子目标三：先于决策主体正式开展决策前，将公共正式照护资源申请者分流，限制决策客体的数量，聚焦资源的重点支持对象。

子目标四：强化对非正式照护状态与非正式照护者的关注，注重利用公共正式照护资源支持和保护非正式照护。

子目标五：引入容易获得、信息内容客观、可靠且被广泛认同的决策依据，降低复杂环境因素对决策主体的影响。

子目标六：改变目前只通过一次调查对决策客体相关信息和决策依据进行收集的现状，增强对决策客体一段时间内个体特征、照护状态的追踪，保证决策结果对决策客体特征反映的持续性。

子目标七：形成对决策所需信息和依据的校对、审核、纠正机制，避免错误、不准确信息误导决策进程和决策结果。

关键问题影响因素与子目标的关系归纳如表7-1所示。需要说明的是，该表所展现关键问题的影响因素与子目标之间的关系并非是单向、彼此独立、逐条对应，而是多向、交互且综合。该

## 第七章 居家失能老人公共正式照护资源分配辅助决策机制研制

表所展示的为本研究推导辅助决策机制子目标的过程,而非说明达成某一特定子目标仅能够对相应某一个或几个关键问题的影响因素进行有效控制。

**表7-1 辅助决策机制子目标与关键问题影响因素关联**

| 关键问题影响因素 | 辅助决策机制的子目标 |
| --- | --- |
| 决策主体数量少且难以获得其他相关方帮助 | 1. 在保持家庭医生决策主体地位与功能的同时,引入其他相关方辅助家庭医生的决策工作 |
| 决策主体难以获得用于决策的真实信息和客观依据 | |
| 严重依赖决策主体个体决策与调查的结果 | |
| 公共正式照护资源各相关方缺乏围绕决策模式的联动、合作机制 | |
| 缺乏对决策主体的激励,决策主体对决策过程的反馈与改进缺乏动力 | 2. 将公共正式照护资源分配决策工作与决策主体日常工作关联,减轻决策主体额外工作负担,同时提升决策主体进行决策的价值 |
| 决策模式对公共正式照护资源的重点支持对象与功能定位不清 | 3. 先于决策主体正式开展决策前,将公共正式照护资源申请者分流,限制决策客体的数量,聚焦资源的重点支持对象 |
| 进入公共正式照护资源分配决策模式的决策客体过多 | |
| 缺乏对决策客体的初步筛选机制 | |
| 决策准则与备选方案均缺乏对非正式照护状态与非正式照护者的关注与支持 | 4. 强化对非正式照护状态与非正式照护者的关注,注重利用公共正式照护资源支持和保护非正式照护 |
| 决策准则与备选方案无法准确反映出决策客体的照护服务接受现状 | |
| 决策工具对决策客体照护信息调查不全面 | |

续表

| 关键问题影响因素 | 辅助决策机制的子目标 |
|---|---|
| 对影响公共正式照护资源支持需求的各种因素在认知全面性上存在局限 | 5. 引入容易获得、信息内容客观、可靠且被广泛认同的决策依据，降低复杂环境因素对决策主体的影响 |
| 单纯以失能程度和疾病患病情况作为决策准则，较为片面 | |
| 决策过程易受决策主体情感因素等外界因素干扰 | |
| 用于决策的时间较短，同时决策结果的时效性较长 | 6. 改变目前只通过一次调查对决策客体相关信息和决策依据进行收集的现状，增强对决策客体一段时间内个体特征、照护状态的追踪，保证决策结果对决策客体特征反映的持续性 |
| 决策主体与决策客体之间存在信息不对称，且决策客体掌握信息优势 | |
| 缺乏开展决策完成后决策结果审核机制的各类支持 | 7. 形成对决策所需信息和依据的校对、审核、纠正机制，避免错误、不准确信息误导决策进程和决策结果 |
| 缺乏对决策过程的监督、纠错机制 | |
| 决策模式中对失误决策的惩戒措施执行不到位 | |

## 三、辅助决策机制的功能确定

为了达成上述 7 项子目标，辅助决策机制必须在适应上海市现行决策模式的基础上，发挥自身对决策模式的各项辅助功能。本研究基于 7 项子目标，确定了辅助决策机制的四大功能，并对各功能内涵进行说明。如图 7-12 所示。

（一）功能 1：促使多元主体协同进行组织决策

辅助决策机制的首要功能，就是改变上海市现行决策模式强烈依赖个体决策的现状，使除家庭医生和社区卫生服务中心以外的

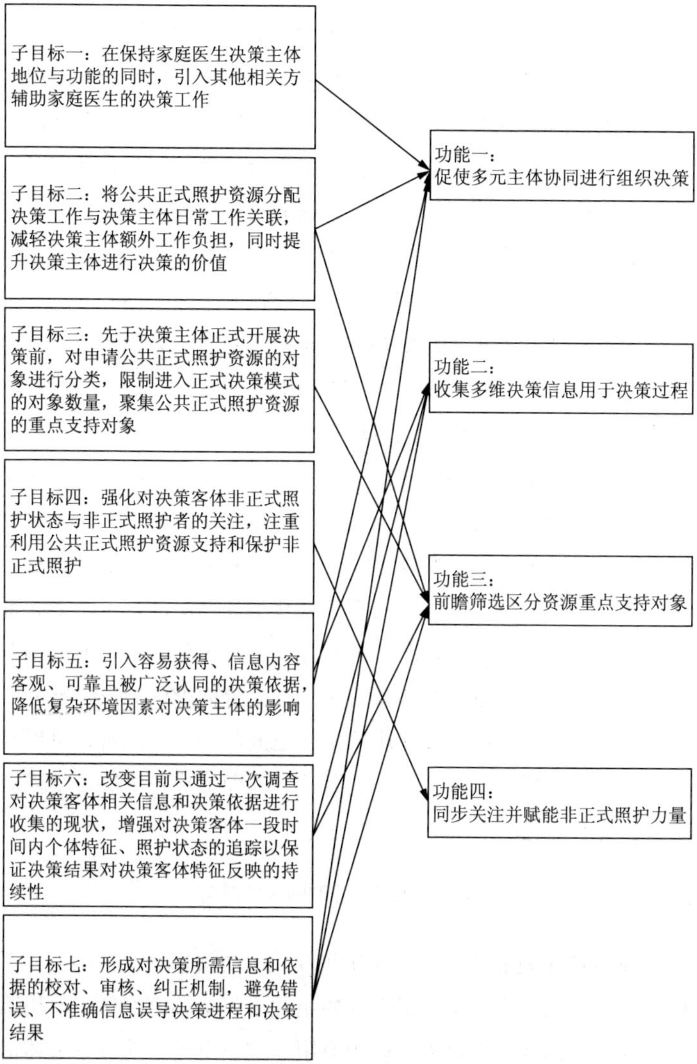

# 第七章 居家失能老人公共正式照护资源分配辅助决策机制研制

子目标一：在保持家庭医生决策主体地位与功能的同时，引入其他相关方辅助家庭医生的决策工作

子目标二：将公共正式照护资源分配决策工作与决策主体日常工作关联，减轻决策主体额外工作负担，同时提升决策主体进行决策的价值

子目标三：先于决策主体正式开展决策前，对申请公共正式照护资源的对象进行分类，限制进入正式决策模式的对象数量，聚集公共正式照护资源的重点支持对象

子目标四：强化对决策客体非正式照护状态与非正式照护者的关注，注重利用公共正式照护资源支持和保护非正式照护

子目标五：引入容易获得、信息内容客观、可靠且被广泛认同的决策依据，降低复杂环境因素对决策主体的影响

子目标六：改变目前只通过一次调查对决策客体相关信息和决策依据进行收集的现状，增强对决策客体一段时间内个体特征、照护状态的追踪以保证决策结果对决策客体特征反映的持续性

子目标七：形成对决策所需信息和依据的校对、审核、纠正机制，避免错误、不准确信息误导决策过程和决策结果

功能一：促使多元主体协同进行组织决策

功能二：收集多维决策信息用于决策过程

功能三：前瞻筛选区分资源重点支持对象

功能四：同步关注并赋能非正式照护力量

图7-12 辅助决策机制子目标与功能对应关系

其他相关方，能够围绕家庭医生对决策客体的情况和资质进行组织决策。功能一在辅助决策机制中应该体现在以下两个层面。

其一是涉及居家失能老人照护问题各管理机构层面的组织协同。由于目前上海市公共正式照护资源呈碎片化，形式多样的公共正式照护资源普遍由不同的管理方进行管理，这些管理方掌握着居家失能老人不同方面的信息，辅助决策机制首先要促进掌握不同信息的相关管理方围绕公共正式照护资源分配决策过程，建立协同组织机制，共同促进资源合理分配。

其二是人力层面的组织协同。上海市现行决策模式下，家庭医生承担了信息和依据的上门采集、录入、期满复评等多项工作，既给其带来较大的工作与决策压力，同时缺乏对其决策过程进行监督与纠正的措施，难以保证决策结果的稳定性。辅助决策机制需要在促进管理机构层面协同的基础上增强人力层面的协同，为家庭医生的决策工作提供信息采集、数据录入、陪同调查等支持。组织决策亦能够让家庭医生可以专注于健康状况的评价，不必去考虑如经济条件、居住状况等与专业关联性不强，难以准确调取的信息，以及数据录入等非日常工作，充分而准确地发挥家庭医生的优势。此外，通过多元决策主体之间的沟通与监督，可以及时对错误或矛盾信息进行核查与更改，避免形成正式决策结果后难以修正的情况产生。

（二）功能2：收集多维决策信息用于决策过程

辅助决策机制需要发挥对决策模式的决策信息支持功能。上海市现行决策模式对决策信息的收集几乎仅依赖家庭医生对决策客体的上门调查，不仅内容较为有限，难以全面反映决策客体情况；且这种调查不仅在频率上只有一次，只能反映决策客体在调查时间点上的状态，难以应对如"调查时骨折的老年人在骨折痊愈后，是否还应享受调查时所决策的公共正式照护资源支持"等问题，同时家庭医生缺乏对决策客体的前期了解与后续追踪，易诱发决策客体的道德风险。辅助决策机制要在家庭医生入户调查之前或同时期，拓展决策信息和依据的收集渠道、形式、范围，使对决策客体的考察从"点"变为"线"和"面"，利用更加稳定和客观的依据对其个体健康情况、照护状态与照护需求进行全面了解，增强决策的科学性。

从这一功能角度来说，由家庭医生建立的健康档案，是除《上海市老年照护统一需求评估调查表》以外，对决策信息与依据进行收集，并建立对决策客体健康情况记录与追踪的可靠工具。以德国、日本的经验，家庭医生在公共正式照护资源分配决策过程中利用健康档案出具自身对决策客体健康状况和失能情况的意见，亦是对决策客体健康状况进行反映的最可靠依据，而健康档案在上海市现行决策模式中的作用尚未发挥。本研究认为，针对辖区内居民进行服务签约与健康档案建档，是家庭医生的日常工作之一，将健康档案中的信息作为公共正式照护资源分配决策的依据，既不会对其日常工作产生较大影响，同时能够增强居民对签约和建档的积极性，为家庭医生开展健康管理工作提供便利。因此，本研究拟在辅助决策机制中，强化健康档案的作用，使之成为促进决策客观性和决策信息、依据收集连续性的有力支持。

由于辅助决策机制需引入多元决策主体，因此各决策主体在提供信息与依据时，也要结合各自的工作内容与信息准确性、便利性的要求。辅助决策机制要发挥组织与汇总的功能，一方面要保障多种决策信息来源的客观性和可靠性，另一方面要保证决策信息与依据有序进入机制，防止"信息爆炸"等不利于决策科学与决策效率的情况产生。

（三）功能3：前瞻筛选区分资源重点支持对象

辅助决策机制的另一项重要功能，是在决策客体进入正式决策环节之前，对其是否是公共正式照护资源支持的重点对象进行识别，成为决策主体与决策客体之间的"缓冲期"。通过前瞻性地对申请者进行初步分类，聚焦居家失能老人，减轻决策客体的道德风险，同时初步获得决策客体的部分信息，减轻决策主体的工作压力，使决策主体的工作重心从申请者"是否应该获得资源支持"转向"应该获得何种程度与内容的支持"，增强资源供给的针对性与整合性。

辅助决策机制对决策客体的筛选和区分功能要从两个方面展开。其一是将自理状态和健康状况良好，年纪较轻等尚不需要照护服务的老年人筛除，使这些资源非重点支持对象不必进入后续决策环节，并适时向其提供失能预防教育、养老与照护知识宣传等服务。从源头上降低可能产生的道德风险以及家庭医生的后续工作量，为深入分析资源重点支持对象的照护需求留出决策时间。其二则是对可能有必要利用公共正式照护资源进行支持的居家失能老人进行初步识别，收集其基本信息和健康状态，汇总其目前接受的照护服务，形成针对其健康和照护状况的基本认知，以备后续家庭医生上门调查时，可依据调查现场情况和前期了解，对决策客体的照护需求进行具有时间跨度的判断。将原本只依赖单次调查结果的"点"式决策转变为"线"式，增强决策的可靠性。

辅助决策机制对决策客体进行筛选和区分的过程，既是基于公共正式照护资源功能对支持对象进行精细化管理的过程，同时也是对决策所需信息与依据进行收集、审核与校对的过程。在目前绝大部分社区难以开展在决策完成后对决策结果进行审核工作的条件下，辅助决策机制能够和当前决策工作内容形成互补，在几乎不改变目前决策程序的基础上形成对决策信息、依据的审核机制，有助于降低上海市现行决策模式发生决策失误和失准的风险。

（四）功能4：同步关注并赋能非正式照护力量

公共正式照护资源应当发挥对非正式照护的支持与保护作用，这强调非正式照护状态应作为分配公共正式照护资源的重要决策信息与依据。如前文所述，在居家失能老人的照护服务普遍由非正式照护与公共正式照护结合完成的大背景下，上海市现行决策模式对非正式照护状态关注与支持尚有不足。故本研究认为，应使非正式照护者同样能够在公共正式照护资源分配决策过程中在一定程度上获益，契合公共正式照护资源在居家失能老人照护工作中的功能定位。

若要使对非正式照护的关注和支持与决策过程同步推进，辅助决策机制应从两个方面考虑：其一是提升居家失能老人家庭情况、非正式照护者个人特征、健康状况、照护负担与压力等方面在决策准则中的地位，适度考虑非正式照护者的需求，使非正式照护者拥有向决策主体反映其对居家照护工作看法的渠道；其二是通过辅助决策机制促使家庭医生等决策主体将居家失能老人健康状况、照护状况的意见与决策结果适时告知非正式照护者，将包括照护技能教育、照护知识与常识宣传、公共正式照护资源的服务内容与方式等信息支持，同资源分配决策过程彼此嵌合，使其能够切身参与资源向居家失能老人提供照护支持的过程中来，提升其认知和依从性。

通过辅助决策机制提升上海市现行决策模式对非正式照护的

关注，还能够逐步改变目前过于以决策客体个体健康状况与失能程度判断其照护需求的现状，建立"健康情况—照护情况—照护需求"的照护需求识别路径，不仅能够提升公共正式照护资源分配的精准性，同时也会为日后资源内容与形式拓展提供方向。

总而言之，辅助决策机制的功能在于通过引入多元决策主体和更加客观、全面的决策依据，对大量意图申请资源支持的老年人在正式进入决策模式之前进行初筛，在使资源对重点支持对象更为聚焦、降低道德风险的同时，在后续决策过程中跟进对决策客体所需照护服务内容与形式的深入调查与分析。并且通过将非正式照护状态纳入决策依据收集过程，促进非正式照护者通过决策过程知晓照护对象相关状况等手段，强化资源分配决策过程对非正式照护的关注，调动非正式照护者的积极性和依从性，强化资源对非正式照护的补充功能发挥。辅助决策机制的功能定位如图 7-13 所示。

## 第三节　公共正式照护资源分配辅助决策机制的要素与程序

本质上，辅助决策机制是嵌入至上海市现行决策模式中的一个前置决策环节，因此其结构应在以公共决策理论为支撑的同时，符合决策论基本原理对决策要素与决策程序的完整性要求。故本研究基于功能定位，从要素与程度两个层面对辅助决策机制进行架构。

### 一、公共正式照护资源分配辅助决策机制的要素

（一）决策主体

促使不同组织的多元主体协同进行决策，改变目前以家庭医

生为主的单一决策主体进行公共正式照护资源分配决策的现状，是辅助决策机制的主要功能之一。本研究结合上海市公共正式照护资源的主要来源、分配依据和管理方，以及上海市现行决策模式中的决策主体，认为辅助决策机制的决策主体应包括社区卫生服务中心的家庭医生、社区居民委员会以及街道残疾人联合会的

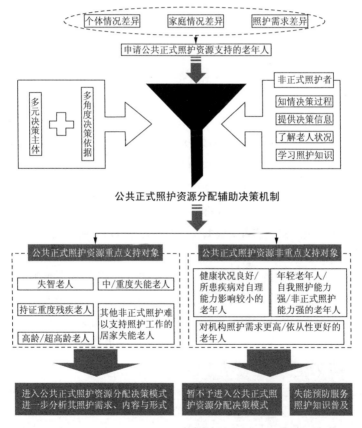

图7-13 公共正式照护资源分配辅助决策机制功能定位示意图

相关工作人员。

1. 家庭医生

社区卫生服务中心的家庭医生既是上海市现行决策模式中的决策主体，同时也是能够直接了解公共正式照护资源申请者的健康与失能情况、诊断其所患疾病，进而决策资源支持必要性的关键。在辅助决策机制中，家庭医生作为决策主体的功能在于通过建立健康档案并实时更新，调查并追踪决策客体在一段时间内的健康状况和失能情况，为是否应该向其进行公共正式照护资源支持提供依据。

2. 社区居民委员会工作人员

社区居民委员会（简称居委会）具有协助办理居住地区居民公共事务和公益事业，协助政府或其派出机关做好与居民利益相关工作的职责和任务。相较于社区卫生服务中心，居委会对辖区内老年人的人口学特征、家庭情况、居住环境等方面更加了解，与民政系统的联系更加紧密，更易掌握关于辖区内老年人基本情况信息的真实资料。居委会工作人员能够通过若干居民小组收集决策所需信息，实现对公共正式照护资源申请者在个人与家庭背景层面的网格化细致考察。

此外，相较于注重老年人个体健康管理的社区卫生服务中心，居委会能够更加直接地接触非正式照护者，补齐公共正式照护资源分配决策过程中对非正式照护关注不足的短板，便于从申请者的经济情况、照护意愿、非正式照护人力情况、非正式照护压力与负担等角度，为决策提供定性依据。

3. 街道残疾人联合会工作人员及助残员

残疾老人是失能老人群体的重要组成部分，对公共正式照护资源存在更加长期且迫切的需求。同时，部分残疾老人并非是

"因老致残",而是在进入老年之前就已经具有长时间的残疾,享受社会面向残障群体的各类服务。公共正式照护资源向其提供支持时,一方面要注重对不同来源、类型公共正式照护资源的整合、转切与衔接,避免重复投入;另一方面要注意持证残疾老人和非持证失能老人的差异,持残疾证的老年人通常具备对其失能程度与类型的明确依据,在资源支持必要性方面需要充分汲取街道残疾人联合会的相关信息。

街道残疾人联合会的助残员对自身联系的持证残疾老人信息有较为深入的了解,既能够督促持证残疾老人尽快申请公共正式照护资源支持,同时也能够监督已获得资源支持的残疾老人不要重复申请,或帮助其进行不同来源、形式的公共正式照护资源支持衔接。街道残疾人联合会能够提供持证残疾老人这一公共正式照护资源重点支持对象的相关信息,在一定程度上便利辅助决策机制的决策程序,节省决策时间。既促进作为社会组织的残疾人联合会系统与基层卫生、行政系统的联动合作,亦能够加强不同来源的公共正式照护资源在基层的整合。

(二)决策客体

辅助决策机制在上海市现行决策模式中处于前置地位,其面对的决策客体,主要是向社区事务受理中心提出公共正式照护资源支持申请的老年人。在申请阶段,申请者尚未被分类,他们普遍对公共正式照护资源的具体服务内容、形式缺乏了解,同时个体、家庭、环境特征复杂,照护需求与意愿较为多样,辅助决策机制的功能之一,即是从中筛选出资源的重点支持对象——居家失能老人;针对非重点支持对象,辅助决策机制要在排除其进入下阶段决策的同时,及时提供失能预防知识教育、公共正式照护资源知识普及等预防性措施，在延缓这部分老年人向失能转化的同时促进其在未来需要的时候能够快速获得资源支持。

非正式照护者亦是辅助决策机制的决策客体之一，其在辅助决策机制中的定位更加主动，可通过提供照护对象及个人相关信息，如实反映照护现状，为决策主体提供决策依据，配合完成决策工作。同时在与决策主体进行沟通交流的过程中，深入了解照护对象的健康、照护意愿等相关情况，学习照护要点与技能，在利用公共正式照护资源支持减轻照护负担的同时增强自身照护能力。

（三）决策目标

考虑到前文已经针对辅助决策机制的总目标与子目标进行分析，故不做赘述。从决策要素的角度，辅助决策机制的直接目标是子目标三：先于决策主体正式开展决策前，将公共正式照护资源申请者分流，限制决策客体的数量，聚焦资源的重点支持对象。而其他子目标，则是在完成这一目标过程中，基于辅助决策机制的结构预期达成的运行目标。

（四）决策情境

辅助决策机制运行的决策情境应与上海市现行决策模式相适应，依然需要以入户调查为主要情境，各决策主体在收集决策相关信息的过程中需要与决策客体进行沟通后，入户对决策客体的个体、家庭、环境情况进行观察与调查，确保所获决策信息真实可靠。同时，考虑到上海市现行决策模式的决策时间较为紧张，且仅有一次调查机会，而辅助决策机制的运行亦需要时间这一客观情况，本研究认为辅助决策机制需要在现行决策模式基础上，增加约 5 个工作日的决策时间，以便使辅助决策机制中的各决策主体有较为充足的时间对各决策客体的相关情况进行信息沟通，促进辅助决策机制各项功能达成。同时，将决策模式整体决策时间延伸至 20 个工作日，调查次数由单次变为多次，能够将对决策客体的观测时间从"点"状变为"线"状，强化对决策客体情况的观测连续性。

此外，辅助决策机制在运行过程中，亦要考虑因急、重症造成暂时失能的老年人，应待其健康状况与失能情况稳定后进行决策，满足其在康复后对公共正式照护资源内容与形式需求发生的变化，保持决策结果的时效性；针对因疾病、外伤导致长期瘫痪、长期严重失智或长期重度运动障碍等明显需要长期照护服务的居家失能老人，辅助决策机制应开辟"绿色通道"，加速决策效率，防止因照护支持不及时带来的对居家失能老人及非正式照护者的损害。

（五）决策准则

辅助决策机制的决策准则应尽可能贴合上海市现行决策模式，在发挥辅助功能的同时与决策模式的准则形成可对照、可验证的关系，将现行决策模式对决策客体情况的一次评价，借由辅助决策机制的存在转化为两次，从而形成辅助决策机制决策结果与决策模式决策结果之间的对照审核机制，保证两次决策结果对决策客体个体情况、照护情况、照护需求的反映具有延续性和稳定性。

同时，辅助决策机制的决策准则应体现自身功能，将非正式照护状态纳为决策准则。通过量表调查与非量表开放式记录的方式，记录决策客体反映的关于非正式照护能力、意愿等方面的需求，拓宽决策视角，使决策信息多样化。

如研究内容第二部分所述，上海市现行决策模式的决策准则以决策客体的自理能力和所患疾病情况为主，同时在决策工具中包含了决策客体居住情况等方面的考察。故本研究基于对辅助决策机制的功能和决策目标，认为辅助决策机制应在保留针对申请者自理能力和所患疾病情况等决策准则的基础上，补充对申请者家庭经济情况、自我照护能力、非正式照护状态等考察内容。在辅助决策机制实际运行过程中，针对非正式照护状态的决策准则不必全部采用，仅需要根据决策工作实际情境，选择1～2项准则足以反映决策客体非正式照护状态即可。此外，应加入开放式"需记录的其他相关事项"作为补充。

需要注意的是，辅助决策机制作为现行决策模式的前置环节，应该发挥"筛查"的作用，而非进行详细的调查，否则便会架空后续决策程序，使辅助决策机制与决策模式的关系倒置，不利于相互补充、对照的关系。辅助决策机制拟采用决策准则与上海市现行决策模式采用决策准则对照情况如表7-2所示。

表7-2 辅助决策机制拟采用决策准则情况

| 决策准则 | 辅助决策机制 | 现行公共正式照护资源分配决策模式 |
| --- | --- | --- |
| 决策客体活动能力 | √ | √ |
| 决策客体认知与记忆情况 | √ | √ |
| 决策客体患病信息 | √ | √ |
| 决策客体共同居住人数及居住环境 | √ | √ |
| 决策客体家庭人均月收入 | √ | — |
| 决策客体自我照护能力 | √ | — |
| 非正式照护者照护能力 | √ | — |
| 非正式照护者照护压力 | √ | — |

续表

| 决策准则 | 辅助决策机制 | 现行公共正式照护资源分配决策模式 |
|---|---|---|
| 非正式照护者照护负担 | √ | — |
| 决策客体/非正式照护者照护意愿 | √ | — |
| 需记录的其他相关事项 | √ | √ |

注：若决策准则在辅助决策机制与决策模式中均为"√"，表示该决策准则在两个决策阶段中均存在，形成对照；若仅在辅助决策机制中为"√"，表示该决策准则需在辅助决策机制中作为主要依据，但可在决策模式中作为参考，不必进行二次调查。

## （六）备选方案

基于辅助决策机制的功能定位，同时考虑到辅助决策机制与上海市现行决策模式的决策目标、备选方案之间的关联，本研究认为辅助决策机制的备选方案应包括以下 4 项。

1. 备选方案一：经决策后批准老年人进入决策模式

备选方案一为批准申请者进入决策模式的决策环节，即可以开始对其公共正式照护资源的需求决策，分析资源对其进行支持的等级与内容。对于经多元决策主体从多个方面进行信息收集并讨论后，认为申请者为个体健康与失能情况基本符合公共正式照护资源支持条件、非正式照护力量相对薄弱、存在利用公共正式照护资源对其进行支持必要的居家失能老人，则需对其立即建档转切至决策模式中，进一步对其所需公共正式照护资源的等级、内容与形式进行决策。

2. 备选方案二：持证重度残疾老人直接进入决策模式

备选方案二为若在辅助决策机制运行时，发现申请者为残疾等级在二级以上的视力、肢体持证残疾老人，或残疾等级在三级以上的智力、精神持证残疾老人以及其中的多重残疾老人，可经过对残疾证的检查认定后，认定其为持证重度残疾老人。即应迅速略过辅助决策机制环节，直接进入对其所需公共正式照护资源的等级、内容与形式进行决策的环节。

3. 备选方案三：暂缓老年人进入决策模式

备选方案三为暂不批准申请者进入下阶段决策，但密切关注、随访申请者情况及其非正式照护状况，若申请者情况恶化，非正式照护难以承受，届时可再次经辅助决策机制后进入第二阶段决策。对于经多元决策主体从多个方面进行信息收集并讨论后，认为申请者目前个体健康情况与失能情况不稳定，存在极高康复可能，尚不必为其立即提供长期、稳定的照护支持（比如老年人在决策过程中恰好处于骨折康复期、低风险手术康复期等情境，暂时不是公共正式照护资源重点支持对象），则应在综合考虑申请者期间健康与失能程度以及非正式照护承受力的基础上，监测和关注照护情况，并及时告知非正式照护者，建议暂缓申请。若后续申请者陷入较为稳定的失能状态，则可再次申请。

4. 备选方案四：终止老年人的公共正式照护资源支持申请

备选方案四为不批准申请者进入下阶段决策，将支持重心转向提供失能预防措施、养老服务和照护知识宣传、照护技能培训等辅助服务。对于经多元决策主体从多个方面进行信息收集并讨论后，认为申请者至少有以下3种状况之一：①个体健康状况良好，几乎不存在失能或失能风险；②申请者在得知公共正式照护资源的支持内容后不愿再进行申请；③由于其他情况，经决策后认为申请者并非是资源重点支持对象，则应告知申请者，并在建议其撤回、终止申请的同时为其转接其他养老服务。社区应在此后对这部分老年人进行统一管理，定期向其或亲属提供如失能预防知识宣传、照护技能教育等辅助服务，维护其晚年生活质量。

（七）决策信息与技术

基于辅助决策机制的功能和决策准则，本研究结合各决策主体日常工作内容，认为辅助决策机制所采用收集决策信息与依据的技术应当同时具备决策主体使用的便捷性、对决策客体的适用性、对决策准则的反应性以及决策技术本身的信效度。并且由于上海市现行决策模式已拥有一套决策工具，故本研究认为，辅助决策机制采用的决策技术主要可以分为两项：一是用于登记、调查和追踪老年人个人信息和健康状况的健康档案；二是用于考察非正式照护状态的相关标准量表。

同时，辅助决策机制所采用决策技术的具体内容并不是一成不变的，本研究仅给出推荐，在实际决策工作中，不同决策主体可根据实际情况和使用熟练度，以收集真实、可靠的决策信息为导向，选取更为适宜的决策技术使用。

1. 健康档案

健康档案是家庭医生用于记录签约对象信息、追踪签约对象健康状况的重要工具，可成为公共正式照护资源分配决策模式运行过程中决策依据的核心来源，如在日本公共正式照护资源分配决策模式中，家庭医生根据健康档案出具的老年人"健康状况意见书"即是贯穿决策工作的核心依据之一。上海市是国内居民健康档案发展较早、工作流程较为完善的城市之一，具有将健康档案纳入辅助决策机制成为决策技术的良好基础。上海市卫生健康委员会于 2020 年 4 月发布了《上海市居民电子健康档案服务规范（2020 版）》（沪卫基层〔2020〕005 号），对居民健康档案的建档、管理流程、参考表单等方面进行了更加明确的规定。最新版健康档案表单部分内容如图 7-14 所示。

**个人基本信息表(供参考)**

姓　名：　　　　　　编号□□□-□□□□□

| | | | |
|---|---|---|---|
| 性　别 | 1男 2女 9未说明的性别 0未知的性别 □ | 出生日期 | □□□□ □□ □□ |
| 身份证号 | | 工作单位 | |
| 本人电话 | 联系人姓名 | | 联系人电话 |
| 常住类型 | 1户籍　2非户籍 □ | 民　族 | 01汉族 99少数民族______□ |
| 血　型 | 1A型　2B型　3O型　4AB型　5不详 / RH：1阴性 2阳性 3不详 □/□ | | |
| 文化程度 | 1研究生 2大学本科 3大学专科和专科学校 4中等专业学校 5技工学校 6高中 7初中 8小学 9文盲或半文盲 10不详 □ | | |
| 职　业 | 0国家机关、党群组织、企业、事业单位负责人 1专业技术人员 2办事人员和有关人员 3商业、服务业人员　4农、林、牧、渔、水利业生产人员　5生产、运输设备操作人员及有关人员　6军人　7不便分类的其他从业人员　8无职业 □ | | |
| 婚姻状况 | 1未婚　2已婚　3丧偶　4离婚　5未说明的婚姻状况 □ | | |
| 医疗费用支付方式 | 1城镇职工基本医疗保险　2城镇居民基本医疗保险　3新型农村合作医疗　4贫困救助　5商业医疗保险　6全公费　7全自费　8其他 □/□/□ | | |
| 药物过敏史 | 1无　2青霉素　3磺胺　4链霉素　5其他 □/□/□/□ | | |
| 暴露史 | 1无　2化学品　3毒物　4射线 □/□/□ | | |
| 既往史 疾病 | 1无　2高血压　3糖尿病 4冠心病 5慢性阻塞性肺疾病 6恶性肿瘤_____7脑卒中 8严重精神障碍　9结核病　10肝炎　11其他法定传染病 12职业病_____13其他 □ 确诊时间　年　月/ □ 确诊时间　年　月/ □ 确诊时间　年　月 □ 确诊时间　年　月/ □ 确诊时间　年　月/ □ 确诊时间　年　月 | | |
| 既往史 手术 | 1无　2有：名称①________ 时间 _____/名称②________ 时间 □ | | |
| 既往史 外伤 | 1无　2有：名称①________ 时间 _____/名称②________ 时间 □ | | |
| 既往史 输血 | 1无　2有：原因①________ 时间 _____/原因②________ 时间 □ | | |
| 家族史 | 父　亲 | □/□/□/□/□/□ | 母　亲 □/□/□/□/□/□ |
| | 兄弟姐妹 | □/□/□/□/□/□ | 子　女 □/□/□/□/□/□ |
| | 1无　2高血压　3糖尿病　4冠心病　5慢性阻塞性肺疾病　6恶性肿瘤　7脑卒中 8严重精神障碍　9结核病　10肝炎　11先天畸形　12其他 | | |
| 遗传病史 | 1无 2有：疾病名称 ____________ □ | | |
| 残疾情况 | 1无残疾 2视力残疾 3听力残疾 4言语残疾 5肢体残疾 6智力残疾 7精神残疾　8其他残疾 □/□/□/□/□/□ | | |
| 生活环境* | 厨房排风设施 | 1无　2油烟机　3换气扇　4烟囱 □ | |
| | 燃料类型 | 1液化气　2煤　3天然气　4沼气　5柴火　6其他 □ | |
| | 饮水 | 1自来水　2经净化过滤的水　3井水　4河湖水　5塘水 6其他 □ | |
| | 厕所 | 1卫生厕所 2一格或二格粪池式 3马桶　4露天粪坑　5简易棚厕 □ | |
| | 禽畜栏 | 1无　2单设　3室内　4室外 □ | |

**健康体检表(供参考)**

姓　名：　　　　　　编号□□□-□□□□□

| | | | |
|---|---|---|---|
| 体检日期 | 年　月　日 | 责任医生 | |
| 内容 | 检查项目 | | |
| 症状 | 1无症状 2头痛 3头晕 4心悸 5胸闷 6胸痛 7慢性咳嗽 8咳痰 9呼吸困难 10多饮 11多尿 12体重下降　13乏力 14关节肿痛 15视力模糊 16手脚麻木 17尿急 18尿痛 19便秘 20腹泻 21恶心呕吐 22眼花 23耳鸣 24乳房胀痛 25其他 □/□/□/□/□/□/□/□/□/□ | | |
| 一般状况 | 体　温　℃ | 脉　率 | 次/分钟 |
| | 呼吸频率　次/分钟 | 血　压 | 左侧　/　mmHg；右侧　/　mmHg |
| | 身　高　cm | 体　重 | kg |
| | 腰　围　cm | 体质指数（BMI） | Kg/m² |
| | 老年人健康状态自我评估* | 1满意　2基本满意　3说不清楚　4不太满意　5不满意 □ | |
| | 老年人生活自理能力自我评估* | 1可自理（0～3分）　2轻度依赖（4～8分）　3中度依赖（9～18分）　4不能自理（≥19分） □ | |
| | 老年人认知功能* | 1粗筛阴性　2粗筛阳性，简易智力状态检查，总分 □ | |
| | 老年人情感状态* | 1粗筛阴性　2粗筛阳性，老年人抑郁评分检查，总分 □ | |
| 生活方式 | 体育锻炼 | 锻炼频率 | 1每天　2每周一次以上　3偶尔　4不锻炼 □ |
| | | 每次锻炼时间 | 分钟 ｜ 坚持锻炼时间　年 |
| | | 锻炼方式 | |
| | 饮食习惯 | 1荤素均衡 2荤食为主 3素食为主 4嗜盐 5嗜油 6嗜糖 □/□/□ | |
| | 吸烟情况 | 吸烟状况 | 1从不吸烟　2已戒烟　3吸烟 □ |
| | | 日吸烟量 | 平均______支 |
| | | 开始吸烟年龄 | ______岁 ｜ 戒烟年龄 ______岁 |
| | 饮酒情况 | 饮酒频率 | 1从不　2偶尔　3经常　4每天 □ |
| | | 日饮酒量 | 平均______两 |
| | | 是否戒酒 | 1未戒酒　2已戒酒，戒酒年龄：______岁 □ |
| | | 开始饮酒年龄 | 岁 ｜ 近一年内是否曾醉酒 ｜ 1是　2否 □ |
| | | 饮酒种类 | 1白酒 2啤酒 3红酒 4黄酒　5其他 □/□/□/□ |
| | 职业病危害因素接触史 | 1无 2有（工种______从业时间____年） □ 毒物种类　粉尘________ 防护措施1无 2有 □ 放射物质________ 防护措施1无 2有 □ 物理因素________ 防护措施1无 2有 □ 化学物质________ 防护措施1无 2有 □ 其他________ 防护措施1无 2有 □ | |

图7-14　2020年版上海市居民健康档案参考表单（摘录）

将居民健康档案作为辅助决策机制的决策信息收集来源与决策技术之一，其优势有以下几个方面。

（1）作为决策主体的家庭医生与辖区内老年人进行服务签约、建立健康档案并对档案中的信息进行更新和维护是其日常工作之一。将健康档案作为公共正式照护资源分配决策的信息来源和决策技术，几乎不会在上海市现行决策模式运行背景下为家庭医生增加额外的工作量。

（2）老年人、居家失能老人均是家庭医生重点关注的人群之一，与家庭医生的多项日常工作紧密相关。家庭医生不仅能够利用健康档案中的信息完成公共正式照护资源分配决策工作，同时也能够指导其高质量开展辖区内老年人健康管理等其他相关工作，从提升工作效率的角度促使家庭医生妥善建立、维护健康档案。

（3）健康档案中本身包含老年人基本信息、活动能力、疾病情况、生活环境、生活方式等多项内容，与上海市现行决策模式所用决策工具中的内容内涵一致，且如果按照要求对健康档案中的信息进行及时更新，则能够实现对申请者相关情况的连续观测，家庭医生既可以在建立和完善健康档案的过程中完成对申请者背景情况的了解，亦可以在后续决策工作中将调查所获信息与健康档案进行比对核查，验证决策依据的客观性、真实性，防止道德风险的产生。

（4）能够增强健康档案在家庭医生日常工作中的应用范围，强化健康档案在家庭医生工作中的功能发挥，避免健康档案"立而不用"。同时利用老年人对公共正式照护资源的支持需求，带动老年人甚至尚未步入老年的中年人与家庭医生签约、建立、维护健康档案的积极性，从健康服务供需双方双向提升对健康档案的关注，在促进公共正式照护资源分配决策信息客观性、连续性的同时，反哺社区健康档案管理工作的发展。

2. 非正式照护状态考察工具

通过各类非正式照护状态考察工具所调取到的信息，在辅助决策机制中，是反映非正式照护状态，进而决策公共正式照护资源的支持必要性，提升对非正式照护状态保护与支持作用针对性的重要依据。从信效度均得到验证的标准化量表来看，对非正式照护状态的评价主要可以从非正式照护能力、压力、负担、社会支持等角度展开，且成熟的工具数量较多。本研究以家庭非正式照护能力以及非正式照护负担为例，推荐两种信效度已经得到验证，且已经被持续实践的结构化标准量表，可供辅助决策机制中相关决策主体直接采用。

（1）家庭非正式照护能力考察工具——FCTI

家庭照护能力量表（Family Caregiver Task Inventory，FCTI）是日本在脑卒中患者的"家庭照护者照顾能力测量表"的基础上优化开发的家庭照护能力考察工具。相较于传统家庭照护能力测量工具，FCTI将量表的条目压缩至10项，极大减轻了调查难度，同时涵盖了家庭照护认知、家庭凝聚力和家庭支援能力3个关键维度，具有对老年人家庭照护能力良好的反映能力，不仅已经被日本长时间应用于对居家老年人家庭照护能力的考察工作中，同时亦已被我国学者在针对国内居民的实证验证后，证实具有对我国实际较高的信效度。FCTI在内容上较为简单、易懂的特点，使其能够轻易让被调查者理解、接受调查内容，使调查者花费更少的时间。此外，该工具没有专利或版权限制，可以自由进行使用，适合作为辅助决策机制中对非正式照护状态进行考察的决策工具之一。

评分标准方面，FCTI对每项选题的不同选项按程度从小到大分别赋分1～5分，即总分在10～50分之间，总分越高说明家庭照护能力越强，便于计算和理解。国内部分利用该量表进行实证的研究将得分超过半数（即≥30分）视为家庭照护能力较强，可作为参考。中文翻译版FCTI如图7-15所示。

（2）非正式照护负担考察工具——ZBI

Zarit照护者负担量表（Zarit Caregiver Burden Interview，ZBI）是由美国学者Steven H. Zarit于1980年率团队开发用于评价照护者负担的专门工具，目前已发展为世界范围内研究与调查照护者负担的权威工具之一。ZBI标准版量表共有条目22项，能够对非正式照护者因照护活动产生的生理健康情况、心理健康情况、社

| 维度 | 项目 | 具体选项 | | | | |
|---|---|---|---|---|---|---|
| 家庭照护认知 | 您个人的健康情况 | □得了需要住院治疗的疾病 | □处于易患疾病的较虚弱状态 | □勉强承受照护负担 | □普通健康状态 | □很健康 |
| | 您对照护或疾病相关知识的理解 | □不能理解 | □少数理解 | □部分理解 | □基本理解 | □完全理解 |
| | 您认为您目前的照护方法到位程度 | □完全不到位 | □存在问题 | □部分正确 | □正确 | □十分到位 |
| | 您认为照护活动对您目前生活的价值 | □完全看不到价值 | □认为没有价值 | □认为有一定价值 | □一般 | □具备充分价值 |
| 家庭凝聚力 | 您认为从事照护活动的时间 | □完全无富余时间 | □有少量富余时间 | □有部分富余时间 | □有富余时间 | □有极充足时间 |
| | 您家人间的人际关系 | □人际关系淡漠 | □家庭内存在矛盾 | □一般 | □人际关系良好 | □凝聚力较强 |
| | 您家庭内的照护可替代性 | □没有一个可以替代的照护者 | □有替代者，但不能经常替换 | □有1名稳定的可以替代的照护者 | □有2名稳定的可以替代的照护者 | □有多名稳定的可以替代的照护者 |
| 家庭支援能力 | 您家的经济能力 | □已经难以维持日常生活 | □接受政府的保障可以维持生活 | □日常生活没有问题 | □经济上宽裕 | □经济上富裕 |
| | 您的家庭环境 | □已经不适合生活 | □需要一定改造才能生活 | □生活环境存在一定的问题 | □生活基本没有问题 | □生活十分舒适，完全没有问题 |
| | 您家获得的周边支援（政府或社区服务） | □完全没有获得任何家庭照护支援 | □有一定基本的家庭照护支援 | □获得的家庭照护支援可以支持照护 | □家庭照护能够进行相当程度的支持 | □获得的家庭照护支援完全能够满足需求 |

图7-15 家庭照护能力量表（中文翻译版）内容示意图

| 项目 | 具体选项 | | | |
| --- | --- | --- | --- | --- |
| | 没有 | 偶尔 | 有时 | 经常 | 总是 |
| 您是否认为，您所照护的对象会向您提出过多的照护需求？ | 0 | 1 | 2 | 3 | 4 |
| 您是否认为，由于照护工作会使自己可支配的时间不够？ | 0 | 1 | 2 | 3 | 4 |
| 您是否认为，在照护工作和努力做好家务及个人工作之间会感到有压力？ | 0 | 1 | 2 | 3 | 4 |
| 您是否认为，因照护对象的行为而感到为难？ | 0 | 1 | 2 | 3 | 4 |
| 您是否认为，有照护对象在您身边而感到烦恼？ | 0 | 1 | 2 | 3 | 4 |
| 您是否认为，您的照护对象已经影响了您和您的家人与朋友间的关系？ | 0 | 1 | 2 | 3 | 4 |
| 您对照护对象的将来，感到担心吗？ | 0 | 1 | 2 | 3 | 4 |
| 您是否认为，照护对象对您依赖于您？ | 0 | 1 | 2 | 3 | 4 |
| 当照护对象在您身边时，您感到紧张吗？ | 0 | 1 | 2 | 3 | 4 |
| 您是否认为，由于照护工作，您的健康受到影响？ | 0 | 1 | 2 | 3 | 4 |
| 您是否认为，由于照护工作，您没有时间办自己的私事？ | 0 | 1 | 2 | 3 | 4 |
| 您是否认为，由于照护工作，您的社交受到影响？ | 0 | 1 | 2 | 3 | 4 |
| 您没有由于照护对象只期盼着您的照料，放弃请朋友来家的想法？ | 0 | 1 | 2 | 3 | 4 |
| 您是否认为，照护对象只期盼着您的照料，您好像是其他他唯一可依赖的人？ | 0 | 1 | 2 | 3 | 4 |
| 您是否认为，您的花费除外，您没有余钱用于照护？ | 0 | 1 | 2 | 3 | 4 |
| 您是否认为，您有可能花更多的时间进行照护工作？ | 0 | 1 | 2 | 3 | 4 |
| 您是否认为，开始照护以来，按照自己的意愿生活已经不可能了？ | 0 | 1 | 2 | 3 | 4 |
| 您是希望，能把照护对象留给别人来照料？ | 0 | 1 | 2 | 3 | 4 |
| 您对照护对象有不知如何是好的情形吗？ | 0 | 1 | 2 | 3 | 4 |
| 您认为应该为照护对象做更多的事情吗？ | 0 | 1 | 2 | 3 | 4 |
| 您认为在对照护对象的日常照护上您能做得更好吗？ | 0 | 1 | 2 | 3 | 4 |
| 综合看来您怎样评价自己在照护工作中的负担？ | 0 | 1 | 2 | 3 | 4 |

图7-16 Zarit照护者负担量表（中文翻译版）内容示意图

会交流与融合情况等方面进行考察。ZBI 的信效度已获得国外、国内多项实证研究的认可，在几乎没有对原始量表的内容进行改动的情况下，至今依然是多项研究及实践中考察照护负担的不二工具。

此外，虽然 ZBI 的条目数量相对较多，但调查难度却不大，一些研究能够采用非正式照护者自填方式完成 ZBI 的调查，实质上，ZBI 的设计初衷之一即能够让非正式照护者通过使用该工具明确自身面临的照护负担，可见其内容对非正式照护者来说相对易于理解，便于使用。与 FCTI 一样，ZBI 这一工具同样没有专利或版权限制，可以自由进行使用，故适合作为辅助决策机制中对非正式照护状态进行考察的决策工具之一。

评分标准方面，ZBI 对每项选题的不同选项按程度从小到大分别赋分 0～4 分，即总分在 0～88 分之间，总分越高说明非正式照护者面临的照护负担越大。部分研究认为，总分≥39 分可表明照护负担较高，反之则负担较低。中文翻译版 ZBI 如图 7-16 所示。

除了以上两种决策工具外，辅助决策机制用于对非正式照护状态进行考察的标准化量表还包括能够对老年人自我照护能力进行考察的 SASE-17 量表，对非正式照护压力进行考察的 CSI-13 量表，对非正式照护质量进行评价的 FCCI-21 量表，对非正式照护接受社区与社会支持程度进行考察的 SSRS-10 量表等。这些量表大多针对非正式照护状态的其中某一方面进行调查与评价，同时亦具备较好的联用性，信效度较高，使用较为简便，结果易于解读，可作为备选。这些工具的具体内容均可通过文献及网络途径完整、免费获取和使用，本研究在此不对这些工具的内容进行逐一阐述和分析。

## （八）决策结果

经辅助决策机制产生的决策结果，应先按时反馈至社区事务受理中心并告知申请者或非正式照护者。若选定备选方案一或备选方案二作为决策结果，则应由社区卫生服务中心按照上海市现行决策模式的流程继续下一阶段决策工作；若选定备选方案三作为决策结果，则社区卫生服务中心、社区居委会应跟进对申请者的定期上门访视工作，适时处理可能进行的再次申请；若选定备选方案四作为决策结果，则应在进行反馈的同时终止对该申请者的后续决策工作。

## 二、公共正式照护资源分配辅助决策机制的程序

在对公共正式照护资源分配辅助决策机制的决策要素进行分析后，还需要明确各要素在各决策程序中的作用与功能，利用决策程序串联不同决策要素之间的关系，进而完成对辅助决策机制的研制工作。

### （一）决策问题界定阶段：各决策主体协同处理申请

辅助决策机制的总目标和子目标，决定了在其决策问题界定阶段所关注的重点问题，即决策前来申请公共正式照护资源支持的老年人是否存在利用资源对其进行照护支持的必要？是否应当批准其进入下阶段决策以进一步明确资源对其进行支持的服务内容与形式？通过对辅助决策机制的总目标、子目标、功能的分析，已经对这一决策问题的内涵进行了明确。但由于辅助决策机制包含了多个隶属于不同组织的决策主体，因此各决策主体仍需从不同角度对各自具体决策问题进行明确。

对于家庭医生来说，在辅助决策机制中面对的决策问题是申请者是否建立了健康档案，以及根据健康档案，从申请者健康状况、失能程度与疾病患病情况等方面，考虑公共正式照护资源向其进行支持的必要性。

对于社区居委会工作人员来说，在辅助决策机制中面对的决策问题是从申请者的生活环境、家庭环境和非正式照护状态角度，以申请者周边环境和目前已经获得的照护支持为切入点，验证并支持家庭医生的意见，讨论公共正式照护资源向申请者进行支持的必要性。

对于街道残疾人联合会工作人员来说，在辅助决策机制中面对的决策问题是保障进入老年阶段的重度持证残疾人接受公共正式照护资源支持的延续性，同时保证由残疾人联合会管理的公共正式照护资源与其他组织管理的资源之间的衔接与过渡，避免公共正式照护资源的重复投入。

辅助决策机制的决策问题界定阶段，各决策主体处理公共正式照护资源支持申请的示意图如图 7-17 所示。

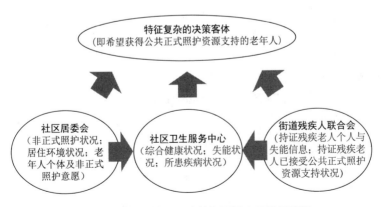

图7-17 辅助决策机制决策问题界定阶段示意图

## （二）决策问题原因分析阶段：决策信息与依据的收集分析

在明确总体决策问题以及不同决策主体关注的具体决策问题之后，各决策主体则可以开始动用健康档案等决策工具进行决策信息的收集、分析工作。

对于家庭医生来说，在辅助决策机制的决策问题原因分析阶段，应首先对尚未建立健康档案的决策客体进行签约建档工作，然后依据健康档案的内容对其相关情况进行调查与了解；针对已经建立有健康档案的决策客体，家庭医生应依据健康档案既往内容，对其健康、失能、疾病现状进行对比，并及时对健康档案中的信息进行更新，从而对决策信息和依据进行首轮收集与分析。

对于社区居委会工作人员来说，应在此阶段适时跟进对决策客体家庭的调访工作，运用非正式照护状态调查工具进行考察，并问询老年人与非正式照护者的照护意愿，待得到家庭医生针对决策客体的健康状况意见后进行讨论分析。

对于街道残疾人联合会工作人员来说，首先应查询决策客体是否为已经注册在案的持证重度残疾老人，若已经注册在案并且享受由残疾人联合会提供的公共正式照护资源支持，则应通知社区卫生服务中心和居委会，及时进行转切，不必再进行辅助决策机制阶段的讨论决策；若决策客体并非为持证重度残疾老人，则应反馈此项结果，推进下一步决策工作。

辅助决策机制的决策问题原因分析阶段，各决策工具所需收集并分析的决策信息与决策依据角度的示意图如图 7-18 所示。

## （三）可行方案列举与最佳方案选定阶段：多角度分析核对确定决策结果

本研究已在决策要素部分对辅助决策机制的备选方案进行

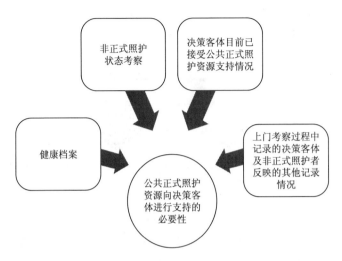

**图7-18 公共正式照护资源分配辅助决策机制决策问题原因分析阶段示意图**

了论述,即各决策主体面对和列举的可行方案基本一致。在最佳方案选定阶段,各决策主体可在受理申请数达到一定数量(如10~15人)之后,以会议讨论的方式集中核实、处理和分析所收集的决策信息与决策依据,分析得出决策结果。

在选定最佳方案、确定决策结果的过程中,各决策主体要注意以家庭医生根据健康档案所给出的针对决策客体健康与失能情况为中心,以非正式照护状态为参考,再对其他相关情况进行考虑并完成决策,避免由于决策信息与决策依据过于复杂导致决策效率降低。同时,这一阶段不能忽略辅助决策机制的功能在于对资源重点支持对象进行初步筛查,而非最终确定。因此既要排除显然不是资源重点支持对象的决策客体,同时亦要将公共正式照护资源支持必要性较为模糊的决策客体尽量予以保留。

辅助决策机制的可行方案列举与最佳方案选定阶段，决策信息汇总与备选方案相链接的示意图如图 7-19 所示。

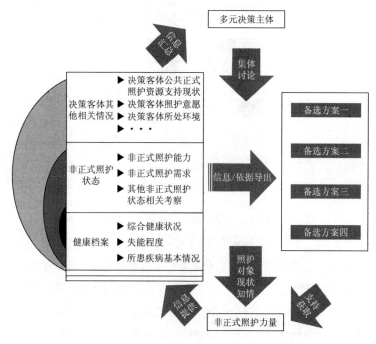

图7-19　辅助决策机制最佳方案选定阶段示意图

（四）选定方案执行阶段：跟进下阶段决策工作或开展失能预防服务

选定备选方案，产生决策结果后，各决策主体应对决策信息进行存档备份，由家庭医生将辅助决策机制产生的决策结果反馈至社区事务受理中心，并由备选方案涉及的相关部门开展执行工作。

若执行备选方案一或备选方案二,则应按照上海市现行决策模式要求,进一步与决策客体商定下一轮上门调查时间,并按时进行调查。第二轮决策调查一方面应侧重对辅助决策机制产生的相关决策信息与决策结果核对、验证;另一方面则要根据决策客体所表现出的健康状况、失能状况变化,更新健康档案,同时针对性地对决策客体所需公共正式照护资源的具体内容进行分析决策。

若执行备选方案三或备选方案四,则需要在暂缓或终止决策工作的同时,标注该名决策客体的健康档案。针对健康状况不稳定,处于暂时失能或轻度失能的老年人,社区卫生服务中心应定期对其进行随访,向老年人和非正式照护者普及照护相关知识和技能,定期对非正式照护者进行集中培训,促进其照护技能和能力,同时向其明确目前可以为照护对象申领的其他社区居家养老服务或康复服务。若之后老年人已经符合公共正式照护资源支持标准,则应重启决策工作。针对健康状况较好,自理能力较强的老年人,家庭医生应向其说明不予为其提供公共正式照护资源支持的原因,同时与居委会联合,加强对这部分老年人的失能预防教育和宣传工作,侧重保健、合理用药、心理支持、社会融合等方面,延缓或防止其陷入失能状态,促进积极老龄化,减少对公共正式照护资源的占用。

(五)决策评估与反馈阶段:自检、互检与决策客体情况追踪相结合

辅助决策机制对决策结果的评估与反馈既体现在自身运行过程中,同时也体现在机制于决策模式中发挥的功能。从辅助决策机制自身来说,决策主体在决策问题原因分析阶段要针

对决策客体提供的相关信息情况进行自查，在最佳方案选定阶段应对信息进行分享、核对，对可能存疑或错误的信息及时更正。不同决策主体隶属的单位和组织，应定期召开针对审核会议，汇总、整理、评价目前搜集到的决策信息质量与准确性，若发现明显矛盾的信息，应在确认后对健康档案等决策工具中的信息进行修改，并及时通报。促进辅助决策机制的决策稳定性。

此外，辅助决策机制的决策结果对决策模式产生的最终结果具有引导作用，可与最终结果形成对照。若发生最终结果与辅助决策机制产生的决策结果矛盾或差异过大的情况，则在最终决策结果产生时，应及时向当时主管建档、决策的家庭医生和参与决策的居委会工作人员反馈，追溯决策过程中发生的问题并进行解决。如图7-20所示。

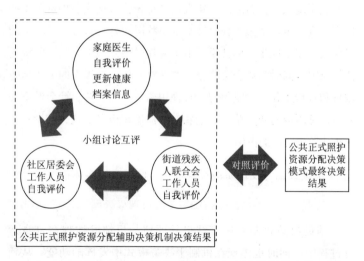

图7-20 公共正式照护资源分配辅助决策机制决策评估功能示意图

### 三、形成公共正式照护资源分配辅助决策机制

根据分析得出的辅助决策机制包含决策要素与决策程序,以及在辅助决策机制目标与功能导向下,各决策要素与程序之间的逻辑关系,本研究形成了辅助决策机制示意图,如图7-21所示。

## 第四节 本章小结

对上海市现行公共正式照护资源分配决策模式进行优化是一项系统性工作。本章基于对上海市现行决策模式9项关键问题影响因素的分析,认为需要向现行决策模式中嵌入一套辅助决策机制对各影响因素进行控制。

1. 上海市现行决策模式存在问题的影响因素多为决策要素功能发挥不全或错位引起决策程序在机制层面的缺陷。公共正式照护资源各相关方缺乏围绕决策模式的联动合作机制,决策模式对公共正式照护资源的功能定位不清等诸多影响因素,导致决策模式难以促使公共正式照护资源涉及的各相关方形成合力。采用的决策工具难以调取真实、可靠、稳定的决策信息与依据。运行机制与过程中存在诸多风险,造成了关键问题的产生。

2. 公共正式照护资源分配辅助决策机制是优化上海市现行决策模式的关键技术,其目标是通过向决策模式提供各项辅助功能,控制决策模式中存在的各类风险,促进科学决策结果产出。本研究认为若要实现辅助决策机制对上海市现行决策模式进行优化这一目标,需具备4项功能:促使多元主体协同进行组织决策;收集多维决策信息用于决策过程;前瞻筛选区分资源重点支持对象;同步关注并赋能非正式照护力量。

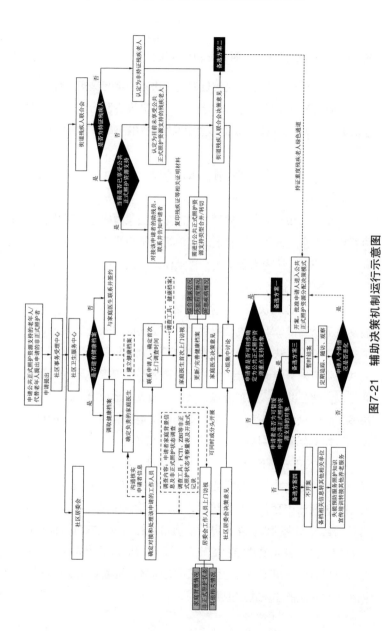

图7-21 辅助决策机制运行示意图

3. 辅助决策机制主要包括如下内容：在决策要素方面，包括以家庭医生、社区居委会、街道残疾人联合会组成的多元决策主体；以前来申请公共正式照护资源支持的老年人及非正式照护者组成的决策客体；以健康档案、非正式照护状态评价量表等工具作为决策技术等。在决策程序方面，包括推动各决策主体协同处理申请的决策问题界定阶段；通过多途径收集决策信息与依据的决策问题原因分析阶段；根据实际情况选择批准、暂缓或终止申请者进入决策模式的最佳方案选定阶段；加入失能预防服务及非正式照护者支持服务的选定方案执行阶段；以自检、互检与决策客体情况追踪相结合的决策评估与反馈阶段等。基于对以上决策要素与程序的逻辑化架构，形成了辅助决策机制运行示意图。

# 第八章
# 上海市公共正式照护资源分配决策模式优化与可行性分析

## 第一节 上海市公共正式照护资源分配决策模式的优化思路

第七章以上海市现行公共正式照护资源分配决策模式（以下简称上海市现行决策模式）存在的9项关键问题及影响因素为导向，基于公共决策理论以及公共正式照护资源分配辅助决策机制（以下简称辅助决策机制）内涵，从决策要素和决策程序两个方面，完成了对辅助决策机制这一优化决策模式所需关键技术的研制工作。但是，辅助决策机制需嵌入至决策模式中以发挥作用，在上海市现行决策模式背景下，辅助决策机制及优化后的决策模式是否能够得以实施、运行仍需进一步论证。本章旨在构建优化后上海市公共正式照护资源分配决策模式（以下简称"优化后决策模式"）并对其可行性进行分析。首先，将辅助决策机制嵌入至上海市现行决策模式，分析决策要素与程序发生的变化；然后，根据优化后决策模式的架构及运行过程，形成针对决策主体与客体的操作指南；最后，通过指标评分以及邀请优化后决策模式中

# 第八章 上海市公共正式照护资源分配决策模式优化与可行性分析

涉及相关方进行现场沙盘推演的方式，对实施优化后决策模式的可行性进行论证，根据推演过程中各相关方的感受以及反映的实际问题，分析影响优化后决策模式在上海市社区运行的有利和不利因素。

嵌入辅助决策机制的过程会引起上海市现行决策模式的多方面变化。本节从决策要素与决策程序两个层面，分析辅助决策机制嵌入后产生的优化作用。

## 一、辅助决策机制嵌入后决策模式要素方面的优化

由于辅助决策机制并未对上海市现行决策模式架构进行颠覆式地改动。因此嵌入辅助决策机制后决策模式中的决策目标未发生变化，原备选方案没有发生增减，决策模式最终产生的决策结果公示、复评等环节亦未发生变化。辅助决策机制对决策模式要素的优化，主要体现在决策主体、决策客体、决策情境、决策准则以及决策信息与技术5项要素上。

### （一）决策主体的优化：从单一转向多元

辅助决策机制的嵌入，将上海市现行决策模式依赖社区卫生服务中心家庭医生个体决策向家庭医生、社区居委会和街道残疾人联合会三方组织决策转变。通过转化为多元主体决策，一方面对由于个体决策带来的决策信息收集不全，决策结果不稳定等问题进行控制；另一方面增强决策主体观测决策客体角度的多维性，在不改变家庭医生在决策过程中主导地位的情况下，为公共正式照护资源在基层的分配决策工作引入辅助决策主体，减轻家庭医生的决策压力与工作总量。

## （二）决策客体的优化：将非正式照护者纳为决策客体

同我国其他地区相同，上海市现行决策模式的决策客体主要为申请公共正式照护资源支持的老年人及居家失能老人，在决策客体方面普遍关注老年人个体，忽视了非正式照护者在失能老人居家照护工作中的作用、需求及影响。但辅助决策机制嵌入后，非正式照护者在辅助决策环节与老年人并列成为决策客体，进而成为决策模式中的决策客体之一。将非正式照护者作为决策客体，使非正式照护者在公共正式照护资源分配过程中的功能定位更加明确，有利于更好发挥公共正式照护资源对非正式照护力量的保护与补充功能。

## （三）决策情境的优化：增加决策轮次、保障充足决策时间

辅助决策机制嵌入后，决策工作转变为包括辅助决策阶段的双阶段决策，增加了决策轮次数，家庭医生的决策时间得以延长。增加决策轮次与延长决策时间不仅能够增强对申请者健康、照护状态观测的连续性，同时有利于对申请者表达反映出的相关信息进行细致辨别与分析，使家庭医生掌握的决策信息能够反映申请者在一段时间内而非某一时点上的状态，降低申请者利用信息不对称产生的道德风险。此外，辅助决策机制所设立的"绿色通道"，使公共正式照护资源重点支持对象能够快速跨越辅助决策环节，让急需公共正式照护资源支持的申请者不因决策流程造成资源支持延误，保障决策效率。

## （四）决策准则的优化：将非正式照护能力和状态纳入考量

在辅助决策机制中，对非正式照护状态进行考察是重要的工

作内容之一,这与上海市现行决策模式中以申请者自理能力和所患疾病情况为决策准则形成了互补关系。将非正式照护能力与状态作为决策准则之一进行考量,一方面能够将对照护需求的分析从"健康状态—照护需求"向"健康状态—照护状态—照护需求"转变;另一方面能够使公共正式照护资源在经对非正式照护状态的了解与分析后,切实发挥对非正式照护的保护与支持功能,而非无差别地"灌输"单一、有限的照护服务,有利于公共正式照护资源在提供照护支持的过程中带动非正式照护状态改善,亦促使公共正式照护资源向非正式照护更为薄弱、状态更为严重的居家失能老人处汇集,提升资源分配效率。

(五)决策信息与技术的优化:发挥健康档案的决策信息收集功能

上海市现行决策模式单纯以《上海市老年照护统一需求评估调查表》作为决策技术,对决策信息的收集较为片面和碎片。嵌入辅助决策机制后,家庭医生可以将签约服务工作、健康档案的建立与维护工作,同公共正式照护资源分配决策工作有机结合,将健康档案作为决策信息收集工具与决策技术之一,在完成日常工作的同时,利用健康档案中的相关信息指导决策工作,构建对决策客体健康状况、失能状况、受照护状况的连续观测,使决策结果更加贴近真实照护需求。此外,健康档案与目前所用《上海市老年照护统一需求评估调查表》能够形成分别位于辅助决策机制和第二轮决策阶段的双渠道信息收集途径,形成对决策信息多次观测、前后对照、互为审核的关系,将以往对照护需求信息的收集与分析"由点化线,由线化面",既为公共正式照护资源在社区层面合理分配提供强大证据支持,同时增强了健康档案的实际作用,调动社区居民签约建档积极性,为家庭医生开展社区人群健康管理工作助力赋能。

## 二、辅助决策机制嵌入后决策模式程序方面的优化

辅助决策机制的开展和运行位于上海市现行决策模式中，家庭医生上门应用《上海市老年照护统一需求评估调查表》进行调查之前。虽然嵌入辅助决策机制并不会对现行决策模式中决策问题界定阶段与选定方案执行阶段产生过多影响，但辅助决策机制自身所拥有的对公共正式照护资源重点支持对象进行筛选、对非正式照护进行支持等功能，能够补强现行决策模式中较为薄弱的决策程序与环节，以决策问题原因分析阶段为起点，对可行方案列举阶段、最佳方案选定阶段和决策评估与反馈阶段产生连锁影响。

（一）决策问题原因分析阶段的优化：通过两阶段决策分析照护需求

上海市现行决策模式在决策问题原因分析阶段难以系统回答"申请者是否需要公共正式照护资源的支持"和"需要何种程度与内容支持"这两个核心问题。嵌入辅助决策机制后，位于决策模式前端的辅助决策机制与利用《上海市老年照护统一需求评估调查表》进行的上门调查形成了针对申请者照护必要性与公共正式照护资源支持具体需求内容的两阶段决策。家庭医生等决策主体能够对决策问题原因的分析更加系统全面，在决策时间上亦更加从容。将单一的决策问题原因分析阶段拆分为两个阶段，可以使存在于决策问题原因分析阶段的诸多问题迎刃而解，既能够对申请者的照护需求进行充分分析评价，同时能够让非正式照护者和居家失能老人充分表达自身需求，获知自身照护状态，增强对照护需求的针对性满足。

## (二）可行方案列举阶段的优化：添加失能预防、照护技能培训等支持服务

对公共正式照护资源重点支持对象的筛选并不意味着决策模式完全忽略对资源非重点支持对象的关注。上海市现行决策模式在可行方案列举阶段，缺乏对资源非重点支持对象的后续措施，使决策模式中的备选方案对申请者来说成为了"零和博弈"，未能达到公共正式照护资源支持最低标准的老年人无法从决策过程中获得收益。嵌入辅助决策机制后，公共正式照护资源的重点与非重点支持对象在辅助决策环节就得以分流，同时包含了针对非重点支持对象的支持方案。比如通过健康档案，使家庭医生能够对老年人的健康、自理情况进行持续关注，在辅助决策阶段进行失能预防知识与宣传。老年人及其家属亦能够通过辅助决策过程深入了解老年人健康状态，为后续对老年人的养老、照护工作进行准备，对接公共正式照护资源以外的其他老年服务或养老服务。同时，社区卫生服务中心、居委会能够通过辅助决策机制提前建立与非正式照护者的联系，向非正式照护者及时提供政策信息宣传、照护技能培训、心理疏导、照护建议等服务，使申请者及非正式照护者均能够从中获益。

## （三）最佳方案选定阶段的优化：定性组织决策与定量评级相结合

由于辅助决策机制对决策模式的决策准则、决策信息与技术进行了优化，上海市现行决策模式可改变目前单纯通过计算机打分后选定最佳方案的现状，而是在两个阶段对申请者定性与定量信息结合进行决策。在辅助决策机制运行阶段，通过组织决策的形式，对"申请者是否可以享受公共正式照护资源支持"这一问

题进行定性层面的判断，将资源重点支持对象送入第二阶段决策，在第二决策阶段按现行决策模式流程进行计算机定量评分，得出"应当向申请者提供何种程度的公共正式照护资源支持"的定量结论。嵌入辅助决策机制后，于辅助决策阶段收集的相关信息以及特殊情况记录等定性资料，可以作为计算机评分的参考信息，视情况对部分健康状态、照护状态较为特殊的申请者采取适当调高或调低照护等级的措施，增强决策弹性，增强决策结果根据申请者实际受照护状态进行调整的灵活性。

（四）决策评估与反馈阶段的优化：使对决策结果评估有迹可循、有据可查

上海市现行决策模式的决策评估与反馈阶段难以对决策结果的产生过程进行追溯与核对。嵌入辅助决策机制后，经由辅助决策阶段所产生的健康档案、家庭医生决策意见、居委会记录的相关情况、经讨论产生的辅助决策机制决策结果均可以作为最终决策结果的对照，家庭医生能够通过健康档案和首轮决策结果，对最终决策结果进行较为准确的提前判断，并且可以在决策工作后，对照两轮决策结果，反思决策过程，对决策中关键判断节点进行改进。若有部分申请者对辅助决策机制产生的决策结果不满（如认为自己应当获得公共正式照护资源支持，却在辅助决策阶段被排除或延缓的老年人），家庭医生可以向其对决策结果产生过程和依据进行复盘和说明，预防可能产生的重复决策；当发生最终决策结果与辅助决策机制产生结果存在较大出入时（如申请者认为最终决策结果与自身需求不相符），家庭医生、居委会工作人员亦能够迅速调取充足资料进行查验反推，提升进行二次决策或对决策结果进行复核的效率。

## 三、优化前后公共正式照护资源分配决策模式的要素与程序对比

为了更加直观地对优化效果进行呈现,本研究以表格形式,依照公共正式照护资源分配决策模式中决策要素与程序的关系,对辅助决策机制嵌入前后,上海市公共正式照护资源分配决策模式的决策程序与该程序中各决策要素的内容和功能变化进行了对比,如表 8-1 所示。

**表8-1 公共正式照护资源分配决策模式优化前后决策要素与程序对照**

| 决策程序 | 决策要素 | 辅助决策机制嵌入前 | 辅助决策机制嵌入后 |
|---|---|---|---|
| 决策问题原因分析阶段 | 决策主体 | 普遍由社区卫生服务中心派遣家庭医生独立进行,决策主体较为孤立并缺乏帮助 | 吸纳了多元决策主体对决策问题原因进行综合讨论与分析,分析角度更加多维、全面 |
| | 决策客体 | 仅以申请公共正式照护资源支持的老年人作为决策客体 | 将老年人作为主要决策客体的同时,将非正式照护者纳入决策客体对其需求进行关注与支持 |
| | 决策情境 | 通过一次上门调查收集信息 | 至少通过两次上门调查收集信息 |
| | 决策信息与技术 | 仅以《上海市老年照护统一需求评估调查表》作为决策信息收集技术 | 在现有调查工具基础上,将健康档案作为决策工具之一;引入考察非正式照护状态的相关工具 |
| 可行方案列举阶段 | 决策准则 | 依据决策客体的自理能力和所患疾病情况为决策准则,仅包括决策模式规定的1~6级照护等级和对应服务内容 | 引入非正式照护状态的决策准则与支持方案;强化了对公共正式照护资源非重点支持对象的失能预防服务和相关方案 |

续表

| 决策程序 | 决策要素 | 辅助决策机制嵌入前 | 辅助决策机制嵌入后 |
| --- | --- | --- | --- |
| 最佳方案选定阶段 | 决策主体 | 由家庭医生调查后，由计算机根据调查结果选定最佳方案 | 发挥组织决策优势，以小组讨论和计算机评分结合的形式选定最佳方案 |
| | 决策情境 | 从受理申请到结果通报共计15个工作日的决策时间 | 具有5个工作日的辅助决策机制运行时间，总决策时间延长到至少20个工作日 |
| | 决策准则 | 强烈依赖决策客体的自理能力和所患疾病情况，侧重定量 | 从定性和定量两个角度作为决策准则 |
| | 决策信息与技术 | 决策信息较为有限、片面，渠道较为单一 | 决策信息逐渐丰富、全面，来源渠道较为多样 |
| 决策评估与反馈阶段 | 决策主体 | 以家庭医生为代表的决策主体难以获知结果 | 家庭医生可以通过健康档案对最终决策结果进行预判和追踪 |
| | 决策情境 | 决策结果产生后即与家庭医生日常相关工作关联性不大，家庭医生缺乏对决策结果进行评估与反思的动力 | 家庭医生可通过两轮决策结果的对比不断反思和改进决策过程与判断；家庭医生可通过决策工作获得对社区人群健康管理相关工作的更强能力 |

## 第二节 优化后上海市公共正式照护资源分配决策模式的操作指南

### 一、形成优化后公共正式照护资源分配决策模式

根据辅助决策机制的目标及功能，本研究以上海市现行决策

模式的宏观运行步骤为基础,通过标示辅助决策机制嵌入位置,展示辅助决策机制嵌入后决策模式的运行过程,形成经优化后决策模式开展工作的流程示意图。如图8-1所示。

## 二、形成决策主体在优化后决策模式中的操作指南

嵌入辅助决策机制后对上海市现行决策模式工作流程造成的改变及决策主体的多元化,会使家庭医生等决策主体在优化后决策模式中的工作路径产生变化。公共正式照护资源分配决策模式植根于社区这一平台,这意味着决策模式运行必须拥有一套适应社区工作实际的操作指南作为实践性的保障。本研究基于优化后决策模式,以工作路线图的形式,从决策主体工作目标、工作流程和注意要点3个方面,制作面向家庭医生、社区居委会工作人员和街道残疾人联合会工作人员的优化后决策模式操作指南。

(一)家庭医生

1. 工作目标

社区卫生服务中心的家庭医生依然是优化后上海市决策模式中的主要决策主体。家庭医生在其中的工作目标,一方面是利用签约服务与健康档案,在对公共正式照护资源申请者的健康状况、失能状况等进行持续性观察的同时决策其享受资源支持的必要性;另一方面则是通过上门调查,对申请者个体情况进行深入了解后,决策其应当享受何种程度资源支持以及具体内容,得出最终决策结果。

2. 工作流程

从家庭医生的视角来看,在优化后决策模式中的决策工作主要分为4个阶段。

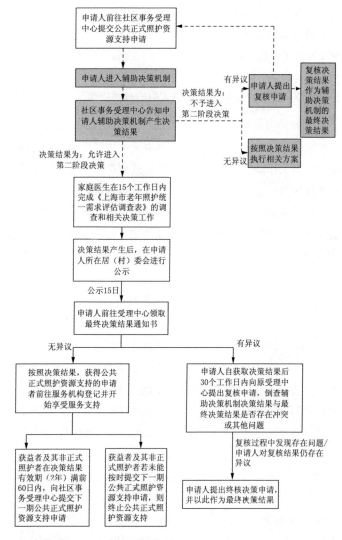

图8-1 优化后上海市公共正式照护资源分配决策模式工作流程示意图

第一阶段，是检查申请者是否进行过签约建档以及对其健康档案的信息与质量进行完善的阶段。在这一工作阶段，家庭医生需要对申请者就服务签约及健康档案建立情况进行询问和查验，若已经完成服务签约和建立健康档案，则要和申请者约定时间进行一次访视，根据申请者的情况对健康档案中个体健康、失能、疾病患病状况等信息进行核对与更新，完善申请者健康档案；若申请者尚未与家庭医生形成签约关系，亦没有建立健康档案，那么家庭医生则应该就地进行签约服务，并根据申请者情况形成健康档案，以备辅助决策机制讨论及第二轮调查结束后信息核查。

第二阶段，是家庭医生进入辅助决策机制同社区居委会工作人员等相关方讨论申请者公共正式照护资源支持必要性的阶段。家庭医生需要根据申请者健康档案所反映出的申请者个体健康状况、是否存在失能或重大疾病等情况，给出该名申请者是否为居家失能老人以及公共正式照护资源是否应当向其提供支持的个人意见，并根据辅助决策主体的意见对是否允许该名申请者进入次轮决策阶段进行判断。若认定其为非重点支持对象，则家庭医生可在继续利用健康档案对其健康相关情况进行追踪的情况下，暂时使其退出决策模式，转而接受如失能预防、非正式照护者技能培训等支持性服务。

第三阶段，是经辅助决策机制进行决策后，家庭医生对辅助决策机制认定的公共正式照护资源重点支持对象进行第二次上门调查并决策的阶段。经辅助决策机制认定申请者需要公共正式照护资源支持，则家庭医生需在约定时间后开始第二次上门调查。第二次上门调查以《上海市老年照护统一需求评估调查表》为主要决策工具，但一方面要以健康档案作为依据对居家失能老人反映的相关状态与信息进行核对，并需在健康档案上记录、更新健康状态和失能情况；另一方面则要参考非正式照护状态和辅助决策机制中反映的其他特别情况，给出适当调整公共正式照护资源支持等级或服务内容的个人意见。

第四阶段，是在最终决策结果产生后，家庭医生跟进后续相关工作的阶段。在家庭医生将调查信息上传至系统并得到最终决策结果后，若申请者对决策结果产生异议或进行申诉，家庭医生需要根据辅助决策结果和次轮调查决策结果，对决策过程以及最终决策结果进行核查与反思，并对申诉进行处理；若申请者对决策结果无异议，则可以在结束决策工作的同时，利用健康档案持续关注居家失能老人的健康状况，对照护质量进行追踪，持续提供健康管理服务。

家庭医生在优化后决策模式中的工作与决策流程如图8-2所示。

3. 注意要点

家庭医生在决策工作中，应注意以下几个方面。

其一，在进行签约服务、建立健康档案以及使用《上海市老年照护统一需求评估调查表》的过程中，应遵守《上海市家庭医生签约服务规范（2020版）》（沪卫基层〔2020〕007号）、《上海市居民电子健康档案服务规范（2020版）》（沪卫基层〔2020〕005号）、《上海市老年照护统一需求评估及服务管理办法》（沪府办规〔2018〕2号）等相关政策法规的要求。

其二，家庭医生在优化后决策模式中虽然作为发表决策意见的核心，但同时亦要在辅助决策机制运行阶段，充分考虑其他决策主体提出的相关意见进行决策，以发挥辅助决策机制在决策模式中的作用与功能。

其三，家庭医生在第二轮上门调查时，若发现申请者基本信

# 第八章 上海市公共正式照护资源分配决策模式优化与可行性分析

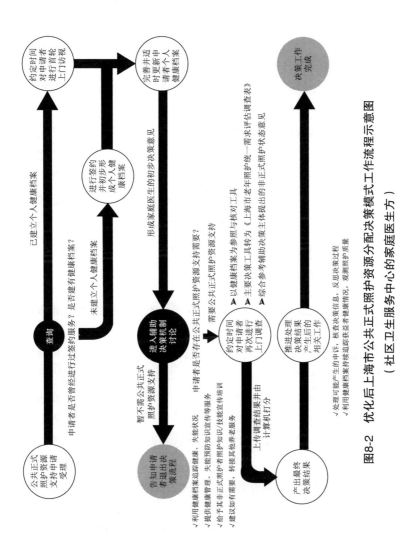

图8-2 优化后上海市公共正式照护资源分配决策模式工作流程示意图
（社区卫生服务中心的家庭医生方）

息较辅助决策机制运行时一致，健康与失能状态较健康档案记录情况变化不大，则可在对相关内容直接进行填写的同时，将调查重点放在申请者所需具体服务内容需求上。在调查结束后，社区卫生服务中心可另安排人员在家庭医生的监督下进行信息录入，或请家庭医生仅负责信息录入后的审核查验，使家庭医生能够专注于决策工作。

其四，家庭医生要通过优化后决策模式，注重对自身调查与决策技术的改进，通过对健康档案的维护更新以及对居家失能老人真实受照护状态、照护需求的了解，不断提升自身决策水平与决策效率，在保证决策模式稳定运行的前提下提升决策精度，更好地促进公共正式照护资源在社区层面的分配工作。

## （二）社区居委会工作人员

### 1. 工作目标

社区居委会工作人员是优化后决策模式中的重要辅助决策主体之一。居委会工作人员在其中的工作目标，主要是在辅助决策机制运行阶段，对公共正式照护资源申请者家庭进行走访，同时对其家庭情况、家庭环境、非正式照护状态等背景信息进行收集，辅助家庭医生构建对申请者受照护状态的全面了解。此外，在辅助决策阶段完成后，面对决策结果为公共正式照护资源非重点支持对象的老年人，居委会工作人员要适时为其转接社区或社会提供的其他老年服务或养老服务，与社区卫生服务中心形成互补关系，从社会支持层面和爱老服务层面对社区内老年居民进行支持。

### 2. 工作流程

从居委会工作人员的视角来看，在优化后决策模式中的决策工作主要分为3个阶段。

第一阶段，是在接到公共正式照护资源支持申请后，与申请者约定时间以上门访视的形式，利用非正式照护状况调查工具，对申请者家庭情况与非正式照护状态进行了解与调查的阶段。居委会中负责辅助决策的工作人员开展本阶段工作可同家庭医生的首次上门访视同时进行，与家庭医生一起构建对申请者个体健康与非正式照护情况的全面了解，且可在访视的过程中互相辅助，互为监督，为分辨申请者提供相关信息的真实性，为促进调查信息客观可靠提供保障。

第二阶段，是居委会工作人员进入辅助决策机制与家庭医生等相关方一道讨论申请者是否存在公共正式照护资源支持必要性的阶段。居委会工作人员需要根据自身对申请者家庭背景情况以及非正式照护状态的判断，给出是否存在利用公共正式照护资源对非正式照护进行补充的个人意见，并辅助家庭医生对是否允许申请者进入次轮决策阶段进行判断。若认定申请者目前暂不需要公共正式照护资源支持，居委会工作人员应一方面对申请者在辅助决策阶段获取的相关信息与资料进行存档，以备日后其确实存在公共正式照护资源支持必要后快速调取进行再次决策；另一方面应在辅助社区卫生服务中心对非正式照护者进行照护知识、照护技能培训的同时，向申请者宣传、推荐和转接其他面向全体老年人的养老服务，如社区、街道管辖下的日间托老服务、老年心理咨询服务、老年活动中心等，促进社区老年人"老有所养"，提升老年生活质量。

第三阶段，是在最终决策结果产生后，居委会公示最终决策结果并跟进后续相关工作的阶段。在这一阶段，居委会需要如实对最终决策结果进行公示，若申请者对决策结果产生异议或进行申诉，需要辅助家庭医生对辅助决策机制运行过程以及决策结果进行核查与反思，以对申诉进行处理；若申请者对决策结果无异议，则可以在结束本次决策工作的同时，持续对居家失能老人的照护状态进行关注，定期了解非正式照护状态改善情况。如若存在其他来源或形式的公共正式照护资源，或感到居家失能老人所需照护支持力度发生变化，应适时进行宣传、提醒和说明，以便及时补充照护服务。

居委会工作人员在优化后决策模式中的工作与决策流程如图8-3所示。

3. 注意要点

居委会工作人员作为辅助决策主体，在决策工作中应注意以下几个方面。

其一，居委会在优化后决策模式中发挥的是辅助作用，其目的在于通过对申请者家庭状态和非正式照护状态的观测，为作为核心决策主体的家庭医生提供决策信息补充及其他相关决策支持，而非主导决策工作。故居委会工作人员在辅助决策机制的运行过程中，要充分尊重家庭医生的意见与判断，不能过度影响或扭转家庭医生的决策意向和决策结果，更不能与家庭医生发生争执，造成辅助决策机制运行效率降低，决策秩序与决策程序受到影响或破坏。

其二，居委会工作人员应当在辅助决策过程中，与家庭医生一道，适时向老年人、非正式照护者普及公共正式照护资源及其他养老资源的相关政策信息和供给原则。一方面建立信息通路，使公共正式照护资源需方能够充分获取社区与社会目前存在的照护支持举措；另一方面则是通过充分沟通，尽量减少因需方不理解资源分配准则带来的盲目申请或重复决策，强化决策模式运行效率。

# 第八章 上海市公共正式照护资源分配决策模式优化与可行性分析

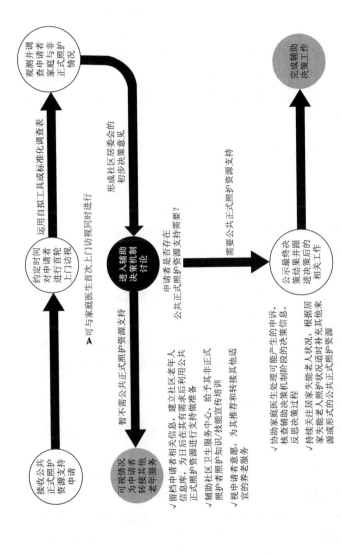

图8-3 优化后上海市公共正式照护资源分配决策模式工作流程示意图（社区居委会方）

其三，居委会应以优化后决策模式为基础，同社区卫生服务中心建立针对辖区内居家失能老人照护工作在信息沟通、日常工作、照护服务质量监管等层面的稳定合作关系。居委会要对辅助决策机制中调取的居家失能老人各类信息留档备案，在后续社区或社会发展公共正式照护资源新形式或新内容时，能够迅速以优化后决策模式为基础，促进对公共正式照护资源的整合，进而与社区卫生服务中心形成合力，提升公共正式照护资源的分配效率。

## （三）街道残疾人联合会工作人员

### 1. 工作目标

作为辅助决策主体之一，街道残疾人联合会工作人员在优化后决策模式中最主要的目标，即是在辅助决策机制运行阶段判定申请者是否为持证重度残疾老人，同时及时向家庭医生反馈，使其可直接进入下一决策阶段，并通过传递这类申请者的基本信息，提升家庭医生的决策效率。此外，街道残疾人联合会可以促进隶属于残疾人联合会系统与其他系统或组织下的公共正式照护资源在社区层面进行整合与转切，使持证残疾人在进入老年后能够快速进入优化后决策模式，以免因照护服务连续性不佳对残疾人造成健康损害。

### 2. 工作流程

从街道残疾人联合会工作人员的视角来看，在优化后决策模式中的决策工作主要分为3个阶段。

第一阶段，是对申请者是否为持证残疾老人进行判断的阶段。在接到公共正式照护资源支持申请后，街道残疾人联合会需要根据自身掌握的系统信息，查询并判断申请者是否为注册在案的持证残疾老人。若申请者并非持证残疾老人，则可以在向家庭医生进行反馈的基础上,结束辅助决策工作。若申请者确实为持证残疾老人,则应在调取包括申请者残疾类型、等级等信息的基础上,进入下一阶段。

第二阶段,是对申请者是否为持证重度残疾老人进行判断,决策是否可越过辅助决策机制的阶段。街道残疾人联合会工作人员若发现申请者为残疾等级在二级以上的视力、肢体持证残疾老人,或残疾等级在三级以上的智力、精神持证残疾老人以及其中的多重残疾老人,则可认定其为持证重度残疾老人,使其略过辅助决策机制环节,即进入"绿色通道";否则仍需进入辅助决策机制讨论。

第三阶段,是街道残疾人联合会在辅助决策机制决策结果及最终决策结果产生后跟进其他相关工作的阶段。若申请者未被列为公共正式照护资源重点支持对象,那么街道残疾人联合会应在维持残疾老人目前照护状态的基础上,为其持续提供包括辅助器具供应、家庭适老化改造等相关服务;若申请人被列为重点支持对象,那么街道残疾人联合会应跟进并完成对申请者享受的不同来源公共正式照护资源的转切和整合工作。

街道残疾人联合会工作人员在优化后决策模式中的工作与决策流程如图8-4所示。

3. 注意要点

街道残疾人联合会工作人员作为辅助决策主体,在决策工作中应注意以下几个方面。

其一,由于上海市街道残疾人联合会本身掌握辖区内持证残疾人的残疾等级、残疾类型等信息,同时具备向残疾人提供包括经济补贴和上门照护在内的公共正式照护资源支持的经验,对于自身负责辅助决策工作内容中的决策信息掌握较为充分,通常能够快速形成决策结果。故应与社区卫生服务中心及家庭医生建立

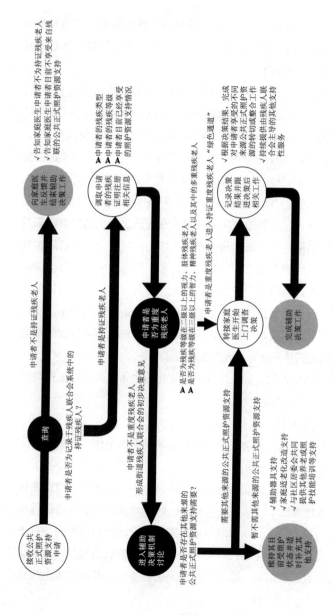

图8-4 优化后上海市公共正式照护资源分配决策模式工作流程示意图
（街道残疾人联合会方）

长效的沟通及信息传递路径，促进优化后决策模式的整体决策效率提升。

其二，街道残疾人联合会应基于优化后决策模式，推动残疾人联合会系统下照护资源的合理分配以及残疾人辅助器具普及等助残工作开展。残疾人联合会应该以残疾老人的实际需求为导向，与其他来源的公共正式照护资源进行配合，适当叠加或增减，增强残疾老人获得照护支持的弹性。

其三，街道残疾人联合会要充分发挥助残员的作用，向残疾老人广泛宣传公共正式照护资源相关政策，观察反馈残疾老人受照护状态，促进街道残疾人联合会对辖区内残疾老人照护工作的网格化管理。

### 三、形成决策客体在优化后决策模式中的操作指南

申请公共正式照护资源支持的老年人，无论在优化前后均是上海市公共正式照护资源分配决策模式最主要的决策客体。在优化后决策模式中，由于使非正式照护者具备一定的参与度，某种程度上来说其亦是优化后决策模式的决策客体。为使操作指南简明扼要，故针对决策客体的操作指南中，以提出公共正式照护资源支持申请的老年人为主视角，展示其从提出申请到获得决策结果应经历的过程。

总体来说，决策客体在优化后决策模式中需要经历4个阶段：

1. 发起申请并约定上门调查时间阶段；

2. 接受首次上门调查以进入辅助决策机制进行筛选的阶段；

3. 被认定为公共正式照护资源重点支持对象并再次接受上门调查的阶段；

4. 最终决策结果获取阶段。

从提出申请到获取最终决策结果并接受公共正式照护资源支持的过程中，决策客体需要完成建立或更新个人健康档案、非正式照护状态与特别情况调查和记录、《上海市老年照护统一需求评估调查表》调查等内容。申请者本人或非正式照护者如有异议，可以在辅助决策结果产生和最终决策结果产生后提出申诉或复核申请；若同意决策结果，则可按照两轮次决策产生的决策结果享受相应公共正式照护资源支持。如图8-5所示。

居家失能老人作为公共正式照护资源的重点支持对象，在优化后决策模式中仍有以下3点需要注意。

第一，除持有残疾证，经街道残疾人联合会确定的重度残疾老人可以通过"绿色通道"直接进入第二阶段决策之外，其他申请者即使已经存在失能事实（如明显表现出失智或活动功能障碍），依然需要通过辅助决策机制决定是否进入次轮决策阶段。这是因为辅助决策机制的目标不仅是对公共正式照护资源申请者进行筛选，还有帮助家庭医生建立和完善健康档案，增强对辖区内居家失能老人健康、失能状况、非正式照护状态的追踪等功能，应避免因申请者失能状况较为明显就放松执行辅助决策机制，导致整个优化后决策模式功能顾此失彼。

第二，优化后决策模式虽然通过嵌入辅助决策机制可在理论上对因决策客体谎报、瞒报自身情况导致的资源分配失准风险进行控制。但在实际工作中，除个人健康档案外，公共正式照护资源申请者依然应主动提供能够证明自身疾病或失能情况的病历本、残疾证明等资料，非正式照护者亦应如实讲述照护对象及自身情况和感受，配合决策主体对自身失能与疾病状况进行判断，促使决策精度提升。

第三，理论上来说，若辅助决策机制判断申请者为公共正式

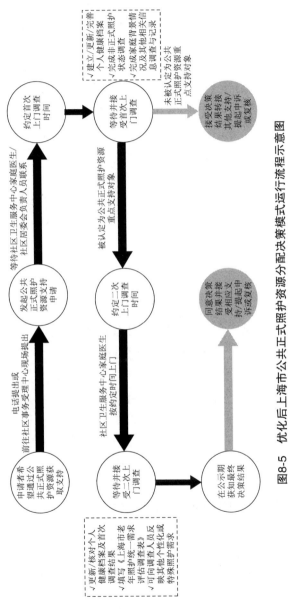

图8-5 优化后上海市公共正式照护资源分配决策模式运行流程示意图（决策客体方）

照护资源重点支持对象，那么在最终决策结果上就不应出现裁定申请者不能享受资源支持的情况，否则即说明辅助决策机制运行失灵、判断失误。但如若确实发生了辅助决策机制决策结果与最终决策结果产生了冲突，那么申请者可积极同家庭医生进行沟通，在对决策信息进行核对的同时，进行结果复核或申请重新决策等相关事宜。

至此，本研究在完成决策模式优化工作的基础上，形成了针对决策主客体的优化后决策模式操作指南。但是，在分配公共正式照护资源的实际决策工作中，优化后决策模式能否在社区层面顺利、有效地运行仍然会受到诸多外部条件的影响或限制。故本研究依照优化后决策模式的运行逻辑，对其在上海市社区的实施可行性进行探索，以分析影响优化后决策模式运行与功能实现的相关因素。

## 第三节 基于指标评价与沙盘推演的优化后决策模式可行性分析

本研究主要从理论与实践两个层面，对优化后公共正式照护资源分配决策模式的可行性进行分析。理论层面，以邀请社区卫生、行政工作人员对优化后决策模式的各项可行性指标进行评分的方式进行；实践层面，则以沙盘推演展开。

### 一、基于指标评价的优化后决策模式可行性分析

（一）形成优化后决策模式的可行性评价指标

通过文献资料中涉及针对照护服务、养老服务管理模式的可

行性分析路径与维度，本研究以"政治、经济、社会、技术"（即 PEST 分析的基本维度）以及"可操作性、科学性、时效性、适宜性"（即模式自身设计与架构是否具备可行性的一般评价维度）两套指标作为判断优化后决策模式可行性的非特异性指标体系。在此基础上，以优化后决策模式的要素、程序以及实施优化后决策模式所需支持条件、影响因素为导向，结合不同非特异性指标的内涵，形成各非特异性指标下的特异性指标。

"政治、经济、社会、技术" 4 项指标组成了对优化后决策模式外部条件进行可行性评价的指标体系。其中，"政治"作为一级维度，包括"与本领域宏观政策的一致性""与本领域外相关政策的协调性""各相关行政单位的工作协同性" 3 个二级维度；"经济"作为一级维度，包括"经济资源基础及现实满足程度""经济资源筹集与扩增潜力" 2 个二级维度；"社会"作为一级维度，包括"与本领域传统文化的兼容性""潜在副作用与社会影响" 2 个二级维度；"技术"作为一级维度，则包括"技术基础及现实满足程度""技术研发与创新潜力" 2 个二级维度。在一、二级维度的基础上，结合优化后决策模式在实施过程中可能涉及的具体可行性影响因素，拓展形成特异性指标共计 21 项。如表 8-2 所示。

"可操作性、科学性、时效性、适宜性" 4 项指标组成了对优化后决策模式自身进行可行性评价的指标体系。其中，"可操作性"作为一级维度，包括"框架思路的清晰程度""目标功能的明确程度""相关措施与方法的针对性" 3 个二级维度；"科学性"作为一级维度，包括"理论基础的适用性""方法技术的严谨性""资料的可获得性与可靠性" 3 个二级维度；"时效性"作为一级维度，包括"模式开发、调试、验收周期""成果回报预期" 2 个二级维度；"适宜性"作为一级维度，包括"是否符合公共行政伦理""平衡利益相关方损益的难度""是否符合社会发展趋势"3 个二级维度。在一、二级维度的基础上,结合优化后决策模式在实施过程中可能涉及的具体可行性影响因素,拓展形成特异性指标共计 22 项。如表 8-3 所示。

表8-2 优化后决策模式的外部条件可行性评价指标

| 一级维度 | 二级维度 | 特异性指标 | 目标值 |
| --- | --- | --- | --- |
| 政治 | 与本领域宏观政策的一致性 | 是否与国家推进和发展居家失能老人照护工作的指导思想、基本原则一致 | 是 |
| | | 是否与上海市推动居家失能老人照护服务体系建设的指导思想、基本原则一致 | 是 |
| | 与本领域外相关政策的协调性 | 与其他老龄相关政策内容或措施产生冲突的可能性 | 低 |
| | | 与其他人群(如残疾人等)照护政策内容或措施产生冲突的可能性 | 低 |
| | 各相关行政单位的工作协同性 | 涉及的各行政单位在优化后决策模式下达成跨部门共识与合作的可能性(横向/纵向) | 高 |
| 经济 | 经济资源基础及现实满足程度 | 公共正式照护资源筹集渠道(如长期护理保险制度)是否健全、稳定 | 是 |
| | | 各单位财政是否能够负担优化后决策模式实施过程中跨部门协作平台的建设和运行成本 | 是 |
| | | 优化后决策模式相较于之前是否会造成决策成本(人力、物力)投入的明显增加 | 否 |
| | | 目前管理或执行辖区内居家失能老人公共正式照护资源分配决策工作的人力资源是否充足 | 是 |

续表

| 一级维度 | 二级维度 | 特异性指标 | 目标值 |
|---|---|---|---|
| 经济 | 经济资源筹集与扩增潜力 | 财政为建设和发展居家失能老人公共正式照护资源分配决策模式持续投入的潜力 | 高 |
| | | 财政为增强或完善居家失能老人照护服务供给持续投入的潜力 | 高 |
| 社会 | 与本领域传统文化的兼容性 | 辖区内非正式照护者对照护技能的需求强度与学习意愿 | 高 |
| | | 辖区内居家失能老人对公共正式照护资源与非正式照护的依赖程度 | 高 |
| | | 辖区内老年人及其非正式照护者对公共正式照护资源分配决策工作的依从性 | 高 |
| | 潜在副作用与社会影响 | 与照护/养老行政管理体制现状、理念产生冲突或负面影响的可能性 | 低 |
| | | 与照护/养老服务运行机制现状、理念产生冲突或负面影响的可能性 | 低 |
| 技术 | 技术基础及现实满足程度 | 是否具备完善的社区居民家庭医生服务签约与个人健康档案建档、维护能力 | 是 |
| | | 对居家失能老人个人健康档案等相关信息进行电子化、信息化管理的程度 | 高 |
| | | 公共正式照护资源分配主要/辅助决策主体（如家庭医生等）是否掌握居家失能老人照护需求综合评估技术 | 是 |
| | 技术研发与创新潜力 | 辖区内能否在未来实现健康档案智能化管理及居家失能老人照护状态信息化管理 | 是 |
| | | 辖区内能否在未来做到针对居家失能老人个人相关信息与照护情况的动态更新 | 是 |

表8-3 优化后决策模式自身的可行性评价指标

| 一级维度 | 二级维度 | 特异性指标 | 目标值 |
|---|---|---|---|
| 可操作性 | 框架思路的清晰程度 | 执行优化后决策模式的相关方是否明确 | 是 |
| | | 关于优化后决策模式工作流程与内容的表述是否精炼、扼要、清晰、易懂 | 是 |
| | 目标功能的明确程度 | 优化后决策模式的目标是否明确 | 是 |
| | | 优化后决策模式的功能与作用是否明确 | 是 |
| | | 优化后决策模式采用的决策准则、指标等是否明确 | 是 |
| | 相关措施与方法的针对性 | 优化措施与方案是否充分针对现行决策模式存在的不足与缺陷 | 是 |
| | | 相关优化措施与方案是否充分利用了现行决策模式已经具备的有利基础和发展机遇 | 是 |
| 科学性 | 理论基础的适用性 | 将决策论基本原理及公共决策理论用于架构优化后决策模式是否适用 | 是 |
| | 方法技术的严谨性 | 优化后决策模式的运行与决策信息收集工具,是否符合居家失能老人照护需求评估和照护服务供给工作的客观逻辑 | 是 |
| | 资料的可获得性与可靠性 | 通过科学、标准渠道获取决策所需信息/依据的难度 | 低 |
| | | 通过科学、标准渠道获取决策所需信息/依据的可靠性与准确性 | 高 |
| 时效性 | 模式开发、调试、验收预期 | 社区居民个人健康档案信息化平台完善所需周期 | 短 |
| | | 公共正式照护资源分配辅助决策机制建设与优化后决策模式建设完成所需周期 | 短 |

续表

| 一级维度 | 二级维度 | 特异性指标 | 目标值 |
|---|---|---|---|
| 时效性 | 成果回报预期 | 公共正式照护资源分配决策模式优化成果与产生社会、经济效益（节约并合理使用公共正式照护资源）的周期预期 | 短 |
| 适宜性 | 是否符合公共行政伦理 | 是否以居家失能老人及非正式照护者的实际照护需求为中心 | 是 |
| | | 是否能够促进公共正式照护资源向居家失能老人进行合理分配 | 是 |
| | | 是否能够促进公共正式照护资源更好发挥功能与价值 | 是 |
| | 平衡利益相关方损益的难度 | 是否涉及相关行政单位重组或重大职能调整 | 否 |
| | | 是否会对现行决策模式运转及相关方工作内容产生重大更改或冲击 | 否 |
| | | 是否会加大居家失能老人申请或享受公共正式照护资源支持的难度 | 否 |
| | | 是否存在对利益相关者利益受损情况（如按照现行决策模式能够获得公共正式照护资源支持的老年人，在优化后决策模式实施后不能获得支持）进行合理补偿的空间 | 是 |
| | 是否符合社会发展趋势 | 优化后决策模式与发达国家/地区公共正式照护资源分配决策模式在原则与优化、发展方向上的一致性 | 是 |

（二）基于指标评价的优化后决策模式可行性分析结果

邀请目前从事上海市公共正式照护资源社区层面分配决策工作以及优化后决策模式涉及的相关工作人员，依据构建的可行性评价指标体系进行论证。本研究共邀请相关评价人员16名，包括来自上海市不同社区卫生服务中心的家庭医生 8 人、社区居委会工作人员 4 人、街道残疾人联合会工作人员 2 人以及社区卫生服务中心管理人员 2 人。在开始评价工作之前，研究者向参与评价的人员发放优化后决策模式运行指南，并介绍优化后决策模式构建的背景、目的、具体内容等，同时对评价人员提出关于优化后决策模式的相关问题进行回答和解释。在评价人员对优化后决策模式足够了解后，请评价人员分别逐项对照可行性指标的目标值，按"极不符合""较不符合""无法判断""较为符合""极其符合"进行独立评价。针对每项指标，统计评价人员作答为"极其符合"与"较为符合"的人数，以对优化后决策模式可行性从外部与内部两个层面进行分析。

针对外部条件评价结果显示，政治、经济、社会、技术可行性指标体系中认可度超过 50% 的特异性指标占 71.43%。认可度较高的一级维度集中于"政治"层面，认可度较低的一级维度集中于"经济"层面。提示多数评价人员依然认为经济层面缺乏足够支持是制约优化后决策模式实施的主要因素。同时，各部门是否能够在优化后决策模式中按计划协同行动，健康档案作为优化后决策模式中家庭医生所使用的主要决策信息收集工具是否能够达到预期功能，亦是制约可行性的因素。如表 8-4 所示。

针对优化后决策模式自身可行性的评价结果显示，可操作性、科学性、时效性、适宜性指标体系中认可度超过 50% 的特异性指标占 77.27%。认可度较高的一级维度集中于"可操作性"层面，认可度较低的一级维度集中于"时效性"层面。提示多数评价人员虽然对优化后决策模式的目标、功能与内容认可较高，但对是否能够在短时间内建设成功并落地实施的前景并不看好，同时亦认为由于决策人员难以通过科学、标准渠道获取所需决策信息，申请公共正式照护资源支持的难度增加等因素影响，使优化后决策模式的可行性受到制约。如表8-5所示。

**表8-4　优化后决策模式可行性的外部条件评价结果**

| 一级维度 | 二级维度 | 特异性指标 | 目标值 | 认可度 |
|---|---|---|---|---|
| 政治 | 与本领域宏观政策的一致性 | 是否与国家推进和发展居家失能老人照护工作的指导思想、基本原则一致 | 是 | 16/16 |
| | | 是否与上海市推动居家失能老人照护服务体系建设的指导思想、基本原则一致 | 是 | 16/16 |
| | 与本领域外相关政策的协调性 | 与其他老龄相关政策内容或措施产生冲突的可能性 | 低 | 12/16 |
| | | 与其他人群（如残疾人等）照护政策内容或措施产生冲突的可能性 | 低 | 13/16 |
| | 各相关行政单位的工作协同性 | 涉及的各行政单位在优化后决策模式下达成跨部门共识与合作的可能性（横向/纵向） | 高 | 5/16 |
| 经济 | 经济资源基础及现实满足程度 | 公共正式照护资源筹集渠道（如长期护理保险制度）是否健全、稳定 | 是 | 6/16 |
| | | 各单位财政是否能够负担优化后决策模式实施过程中跨部门协作平台的建设和运行成本 | 是 | 2/16 |
| | | 优化后决策模式相较于之前是否会造成决策成本（人力、物力）投入的明显增加 | 否 | 3/16 |
| | | 目前管理或执行辖区内居家失能老人公共正式照护资源分配决策工作的人力资源是否充足 | 是 | 9/16 |

续表

| 一级维度 | 二级维度 | 特异性指标 | 目标值 | 认可度 |
| --- | --- | --- | --- | --- |
| 经济 | 经济资源筹集与扩增潜力 | 财政为建设和发展居家失能老人公共正式照护资源分配决策模式持续投入的潜力 | 高 | 12/16 |
| | | 财政为增强或完善居家失能老人照护服务供给持续投入的潜力 | 高 | 10/16 |
| 社会 | 与本领域传统文化的兼容性 | 辖区内非正式照护者对照护技能的需求强度与学习意愿 | 高 | 9/16 |
| | | 辖区内居家失能老人对公共正式照护资源与非正式照护的依赖程度 | 高 | 15/16 |
| | | 辖区内老年人及其非正式照护者对公共正式照护资源分配决策工作的依从性 | 高 | 7/16 |
| | 潜在副作用与社会影响 | 与照护/养老行政管理体制现状、理念产生冲突或负面影响的可能性 | 低 | 13/16 |
| | | 与照护/养老服务运行机制现状、理念产生冲突或负面影响的可能性 | 低 | 12/16 |
| 技术 | 技术基础及现实满足程度 | 是否具备完善的社区居民家庭医生服务签约与个人健康档案建档、维护能力 | 是 | 4/16 |
| | | 对居家失能老人个人健康档案等相关信息进行电子化、信息化管理的程度 | 高 | 9/16 |
| | | 公共正式照护资源分配主要/辅助决策主体（如家庭医生等）是否掌握居家失能老人照护需求综合评估技术 | 是 | 11/16 |

续表

| 一级维度 | 二级维度 | 特异性指标 | 目标值 | 认可度 |
|---|---|---|---|---|
| 技术 | 技术研发与创新潜力 | 辖区内能否在未来实现健康档案智能化管理及居家失能老人照护状态信息化管理 | 是 | 13/16 |
| | 技术研发与创新潜力 | 辖区内能否在未来做到针对居家失能老人个人相关信息与照护情况的动态更新 | 是 | 13/16 |

表8-5 优化后决策模式自身可行性的评价结果

| 一级维度 | 二级维度 | 特异性指标 | 目标值 | 认可度 |
|---|---|---|---|---|
| 可操作性 | 框架思路的清晰程度 | 执行优化后决策模式的相关方是否明确 | 是 | 16/16 |
| | | 关于优化后决策模式工作流程与内容的表述是否精炼、扼要、清晰、易懂 | 是 | 16/16 |
| | 目标功能的明确程度 | 优化后决策模式的目标是否明确 | 是 | 16/16 |
| | | 优化后决策模式的功能与作用是否明确 | 是 | 16/16 |
| | | 优化后决策模式采用的决策准则、指标等是否明确 | 是 | 10/16 |
| | 相关措施与方法的针对性 | 优化措施与方案是否充分针对现行决策模式存在的不足与缺陷 | 是 | 14/16 |
| | | 相关优化措施与方案是否充分利用了现行决策模式已经具备的有利基础和发展机遇 | 是 | 12/16 |
| 科学性 | 理论基础的适用性 | 将决策论基本原理及公共决策理论用于架构优化后决策模式是否适用 | 是 | 14/16 |

续表

| 一级维度 | 二级维度 | 特异性指标 | 目标值 | 认可度 |
| --- | --- | --- | --- | --- |
| 科学性 | 方法技术的严谨性 | 优化后决策模式的运行与决策信息收集工具，是否符合居家失能老人照护需求评估和照护服务供给工作的客观逻辑 | 是 | 14/16 |
| | 资料的可获得性与可靠性 | 通过科学、标准渠道获取决策所需信息/依据的难度 | 低 | 4/16 |
| | | 通过科学、标准渠道获取决策所需信息/依据的可靠性与准确性 | 高 | 11/16 |
| 时效性 | 模式开发、调试、验收预期 | 社区居民个人健康档案信息化平台完善所需周期 | 短 | 6/16 |
| | | 公共正式照护资源分配辅助决策机制建设与优化后决策模式建设完成所需周期 | 短 | 8/16 |
| | 成果回报预期 | 公共正式照护资源分配决策模式优化成果与产生社会、经济效益（节约并合理使用公共正式照护资源）的周期预期 | 短 | 6/16 |
| 适宜性 | 是否符合公共行政伦理 | 是否以居家失能老人及非正式照护者的实际照护需求为中心 | 是 | 12/16 |
| | | 是否能够促进公共正式照护资源向居家失能老人进行合理分配 | 是 | 12/16 |
| | | 是否能够促进公共正式照护资源更好发挥功能与价值 | 是 | 11/16 |
| | 平衡利益相关方损益的难度 | 是否涉及相关行政单位重组或重大职能调整 | 否 | 10/16 |

续表

| 一级维度 | 二级维度 | 特异性指标 | 目标值 | 认可度 |
|---|---|---|---|---|
| 适宜性 | 平衡利益相关方损益的难度 | 是否会对现行决策模式运转及相关方工作内容产生重大更改或冲击 | 否 | 12/16 |
| | | 是否会加大居家失能老人申请或享受公共正式照护资源支持的难度 | 否 | 6/16 |
| | | 是否存在对利益相关者利益受损情况（如按照现行决策模式能够获得公共正式照护资源支持的老年人，在优化后决策模式实施后不能获得支持）进行合理补偿的空间 | 是 | 7/16 |
| | 是否符合社会发展趋势 | 优化后决策模式与发达国家/地区公共正式照护资源分配决策模式在原则与优化、发展方向上的一致性 | 是 | 9/16 |

总体来看，评价人员在对优化后决策模式进行深入了解后认为，影响可行性的因素主要来自于外部环境的支持程度，重点在于经济成本以及技术条件；就优化后决策模式自身来说，评价人员认为虽然其在理论逻辑上能够弥补上海市现行决策模式存在的缺点与不足，在功能设置与运行方案上较为合理，但从实际工作角度出发，对解决社区工作者在分配公共正式照护资源过程中决策信息获取的难度和准确性问题方面依然局限。同时，老年人是否能够理解和遵守流程更加复杂的优化后决策模式、不能获批资源支持的申请者能否顺利地获得其他养老服务支持等，亦可能是影响优化后决策模式可行性的因素。

## 二、基于沙盘推演的优化后决策模式可行性分析

虽然通过指标体系对优化后决策模式的可行性进行了评价，但是基于评价指标的实施可行性分析依然较为理论化，难以对实施优化后决策模式面临的优势与劣势进行具化分析。为了进一步观测优化后决策模式在上海市社区层面的运行过程，深入了解影响实施的各项具体有利基础与不利因素，本研究在上海市两个不同行政辖区下的两个社区内开展了沙盘推演，对优化后决策模式在社区层面运行可能面临的情境进行模拟。

（一）推演准备阶段：了解社区背景与参与推演人员的基本情况

1. 开展沙盘推演的社区选择

本研究中参与沙盘推演的两个社区分别用 A 与 B 表示。选择这两个社区主要基于如下考虑：第一，A、B 两个社区现行公共正式照护资源分配决策模式基本一致；第二，在研究内容第二部分针对关键知情人的访谈过程中，多名社区卫生服务中心管理者均表示 A 社区所在行政区针对健康档案和社区卫生服务信息化工作建设成效突出，有助于本研究分析在外部条件较为充足的情况下实施优化后决策模式所面临的问题，而 B 社区人口老龄化程度高，公共正式照护资源潜在需求大，外部支持条件方面则属于上海市平均水平，为沙盘推演提供了不同于 A 社区的另一种情景；第三，为保证效果，沙盘推演通常需要耗费一定时间，对参与人员的依从性、积极性均有较高要求。经前期走访协调，A、B 两个社区的卫生服务中心管理人员对本研究的目的、目标较为明确，对开展推演工作较为支持，有条件派遣依从性高的人员参与推演，具有较高的操作性，易于本研究达成对优化后决策模式可行性的

影响因素进行充分收集与讨论的目的。

2. 了解开展沙盘推演的社区基本背景

分别前往 A、B 社区开展沙盘推演工作。研究人员在准备阶段的参与者热身环节,以座谈的形式对两个社区的部分背景信息进行了考察。从社区内老年人人口基数上看,A 社区明显多于 B 社区,但是从老龄化程度上看,B 社区较 A 社区更高;在社区卫生服务中心拥有家庭医生数量方面,A 社区多于 B 社区,这意味着 A 社区目前从事居家失能老人公共正式照护资源分配决策工作的人员可能更为充足;居民个人健康档案总体建档率方面,两个社区基本相当,但 B 社区在老年人建档率方面较高。此外,两个社区的社区卫生服务中心及居委会工作人员均表示,社区内绝大多数老年人和失能老人在接受养老或照护服务时,会选择居家的方式,选择机构照护的老年人和失能老人极少,较高的老龄化水平以及强烈的居家照护需求,使两个社区均面临着较大的公共正式照护资源分配决策压力。如表 8-6 所示。

表8-6 开展沙盘推演的社区基本情况*

| 基本情况类别 | A社区 | B社区 |
| --- | --- | --- |
| 总人口(万人) | 30 | 13 |
| 老年人总人口(万人) | 4.3 | 2.8 |
| 人口老龄化程度(%) | 14.33 | 21.54 |
| 街道居民委员会数量(个) | 53 | 32 |
| 社区卫生服务中心内家庭医生总数(人) | 98 | 48 |
| 居民个人健康档案建档率(%) | 75 | 75 |
| 老年人个人健康档案建档率(%) | 70 | 90 |
| 老年人居家养老/失能老人居家照护率(%) | >90 | >90 |

*本表数据通过对参与本研究沙盘推演的社区卫生服务中心管理者在推演过程中访谈获得,由于仅为概括性了解该社区基本特征与相关情况,故相关数据值为估计值。

3. 确认沙盘推演参与人员的基本情况

两个社区派遣参与沙盘推演的人员包括：社区卫生服务中心管理人员、家庭医生、社区居民委员会工作人员以及街道残疾人联合会工作人员。其中 A 社区派遣各类参与人员 6 人；B 社区派遣各类参与人员 5 人。从事推演主题相关工作年限主要指从上海市长期护理保险评估工作开展以来，从事相关工作的年限，在参与沙盘推演的人员中，从事相关管理工作年限最短为 2 年，最长为 5 年，对公共正式照护资源在社区层面向居家失能老人及各类申请者的分配决策过程有较深的了解，有助于真实模拟及充分讨论优化后公共正式照护资源分配决策模式在社区层面实施过程中可能面临的各类情况与影响因素。如表 8-7 所示。

表8-7　两所社区参与沙盘推演的人员基本情况

| 社区 | 人员编号 | 性别 | 年龄（岁） | 职务 | 从事推演主题相关工作年限 |
|---|---|---|---|---|---|
| A社区 | AMM-01 | 男 | 37 | 社区卫生服务中心管理人员 | 5 |
| | AFD-01 | 女 | 31 | 家庭医生 | 2 |
| | AFD-02 | 女 | 58 | 家庭医生 | 5 |
| | ACM-01 | 女 | 32 | 社区居委会工作人员 | 3 |
| | ACM-02 | 女 | 43 | 社区居委会管理人员 | 3 |
| | ADM-01 | 男 | 51 | 街道残疾人联合会管理人员 | 3 |
| B社区 | BMM-01 | 男 | 38 | 社区卫生服务中心管理人员 | 3 |
| | BFD-01 | 女 | 32 | 家庭医生 | 5 |
| | BFD-02 | 女 | 33 | 家庭医生 | 3 |
| | BCM-01 | 女 | 45 | 社区居委会工作人员 | 4 |
| | BDM-01 | 女 | 60 | 街道残疾人联合会管理人员 | 5 |

4. 研究人员对优化后决策模式及沙盘推演过程进行讲解

沙盘推演研究小组以本文作者和 1 名指导教师为核心，另由 1 名在读博士研究生、1 名在读硕士研究生、2 名在读本科生组成，小组主要负责沟通、协调、实施两个社区的推演工作。在了解社区及参与推演人员的基本情况后，由本文作者作为主持人，以发放纸质版材料、幻灯片展示等形式，向各社区参与人员介绍各参与人员在优化后决策模式中的工作目标、内容、注意事项，以及沙盘推演的规则和流程，确保参与人员在充分了解优化后决策模式内容的基础上开始推演。

（二）推演模拟阶段：对优化后决策模式内容进行答疑与模拟

1. 参与人员对优化后决策模式和推演规则内容进行提问与熟悉

在主持人介绍完毕，正式推演开始之前，参与人员可对优化后决策模式的内容与推演规则中存疑、不理解之处进行提问，由主持人及其他研究小组成员进行解答和补充。在这一环节中，A、B 两个社区各参与人员没有对沙盘推演的规则进行提问，提问主要针对优化后决策模式的内容方面。其中，A 社区参与人员主要针对优化后决策模式的决策责任归属问题进行了提问，如在辅助决策阶段由谁来主导决策工作、辅助决策主体是否还需要参与对公共正式照护资源重点支持对象的决策环节等；B 社区参与人员主要针对优化后决策模式的决策工具使用问题进行了提问，如居委会工作人员应如何使用辅助决策阶段的决策工具、所提供的健康档案模版内的信息是否需要全部填写等。研究人员通过这一环节，亦能够识别出优化后决策模式在实施过程中可能面临的部分阻力。

2. 参与人员对优化后决策模式在社区的运行流程进行模拟

在全部参与人员准备完毕之后正式开始沙盘推演，具体步骤遵循以下规则：①推演模拟过程以"申请者提出公共正式照护资源支持申请"为起点，以"申请者确认决策结果"为终点；②模拟分为两个阶段，第一阶段参与人员按照现行决策模式对整个决策流程进行模拟，确认现行决策模式中可能产生的各类问题。第二阶段则依照优化后决策模式对整个决策流程进行模拟，重点模拟嵌入的辅助决策机制运行环节，一方面体会优化后决策模式对决策流程的优化作用，另一方面分析优化后决策模式在运行过程中可能面临的阻力或困难；③按照决策主体的分工，以"家庭医生—居委会工作人员—街道残疾人联合会工作人员"为顺序依次发言，参与人员按照自身对优化前后决策模式的理解，结合社区的实际情况与条件，表述自己在对应决策环节中计划如何开展工作，参与人员之间可以在过程中互动，若一方认为现行条件下难以开展相关工作，应及时向研究小组成员进行说明。

研究小组成员负责以旁观者的身份观测模拟进程，记录模拟优化后决策模式实施过程中产生的各类问题。同时，研究小组成员会在推演过程中，根据推演进度和决策环节，随机提问可能面临的决策情境或突发情况，各参与人员需根据提问内容描述准备如何应对的措施或想法，由研究小组成员进行记录，并待推演结束后进行讨论和总结。

（三）讨论总结阶段：分析优化后决策模式可行性的影响因素

推演结束后，参与人员同研究小组成员展开座谈，针对推演过程中产生的各种问题进行了讨论，据此通过沙盘推演获得了影响A、B两个社区实施优化后决策模式的可能因素。在推演结束后，应用主题框架法对从两个社区沙盘推演中获取的定性资料进行分析。以优化后决策模式包含的决策要素与决策程序作为主题框架，对讨论总结环节中参与人员提出的优化后决策模式实施有利基础与不利因素进行了整理归纳。

1. 影响优化后决策模式在 A 社区实施的因素总结

（1）有利因素

若在 A 社区的现有条件下执行优化后决策模式具备 9 项有利因素，从定义主题的分布来看，主要包括如下 3 个方面。

第一，各决策主体对优化后决策模式的决策问题界定和决策问题原因分析阶段产生的优化作用表示理解与认可。作为决策主体，A 社区的社区卫生服务中心、社区居委会以及街道残疾人联合会均认可优化后决策模式及辅助决策机制的功能实现与解决问题的能力，对优化后决策模式的优化方案与目的、环节设置、具体工作内容与分工等方面理解较为充分，有利于优化后决策模式实施。

第二，决策主体之间具备联动及协同工作基础。A 社区的社区卫生服务中心与街道残疾人联合会，以及街道残疾人联合会和社区居委会之间有较好的联动基础，且社区居委会和街道残疾人联合会具备同居家失能老人和申请公共正式照护资源支持的老年人家庭进行走访的经验，成为保障优化后决策模式中辅助决策机制能够快速建立并运行的有利条件。

第三，人力资源相对充足，决策信息与技术具备一定基础。A 社区不仅家庭医生数量较多，同时社区卫生服务中心信息化建设较好，家庭医生在初次建档时对老年人基本信息的记录较为完备。

经沙盘推演总结 A 社区实施优化后决策模式的有利因素如表

8-8 所示。

表8-8 A社区实施优化后决策模式有利因素的分析结果

| 编号 | 复审主题 | 优化后决策模式要素/程序定义主题 |
|---|---|---|
| AA-01 | 辅助决策机制在理论层面的功能获得了社区卫生服务中心、社区居委会及街道残疾人联合会三方认可 | 决策主体/决策问题界定 |
| AA-02 | 社区卫生服务中心、社区居委会及街道残疾人联合会三方,认可若实施优化后决策模式,能够对现行决策模式存在的部分问题进行控制或解决 | 决策主体/决策问题原因分析 |
| AA-03 | 社区卫生服务中心和街道残疾人联合会具备联动工作基础,已初步形成针对残疾老人相关决策数据、信息的沟通传输渠道 | 决策主体 |
| AA-04 | 家庭医生数量较多,可基本实现对社区内居家失能老人的网格化覆盖 | 决策主体 |
| AA-05 | 家庭医生对待初次建立健康档案的老年人时,对老年人基本信息的填写较为完备和仔细 | 决策主体 |
| AA-06 | 社区卫生服务中心信息化建设程度较高,居民健康档案电子管理系统调取和运行相对流畅 | 决策信息与技术 |
| AA-07 | 社区居委会有对居家失能老人及提出公共正式照护资源支持申请的老年人家庭进行走访的经验,具备执行优化后决策模式的初级技能基础 | 决策主体 |
| AA-08 | 街道残疾人联合会对所需决策信息掌握全面,有通过优化后决策模式整合居家失能老人公共正式照护资源的需求,对优化后决策模式依从性高 | 决策主体 |
| AA-09 | 街道残疾人联合会同社区居委会具备联动工作基础,可调动较多助残员借助居委会平台展开决策所需信息(如残疾老人的基本情况)收集工作 | 决策主体 |

(2) 不利因素

若在 A 社区的现有条件下执行优化后决策模式具备 13 项不利因素，相比于有利因素，这些不利因素的来源与内容更为复杂，从定义主题的分布来看，主要包括如下 4 个方面。

第一，决策客体对优化后决策模式的依从性可能不佳。从沙盘推演过程中发现，目前 A 社区老年人及居家失能老人对上海市现行决策模式相关流程、标准了解不深，优化后决策模式可能会加大申请者理解的难度。此外，大部分申请公共正式照护资源支持的老年人以"获得支持"为目的和导向，较少考虑自身条件是否符合支持标准，因此若实施优化后决策模式，在辅助决策环节被认定为非重点支持对象的老年人可能会与家庭医生和居委会工作人员产生矛盾。

第二，优化后决策模式中的部分决策情境与老年人的诉求存在一定冲突。比如优化后决策模式将决策所需时间延长，同时增加了对公共正式照护资源申请者进行上门走访调查的次数。但据 A 社区相关工作人员反映，在实际决策过程中，多数老年人更希望尽快获得决策结果，同时对"多次上门调查"这一形式可能比较抵触，造成老年人依从性降低。

第三，决策主体和决策工具的局限性会限制优化后决策模式的实施。在推演过程中发现，由于目前居民个人健康档案的结构、内容和信息化、智能化程度还存在诸多局限，家庭医生一方面难以对健康档案中部分信息（如常规体检信息、检验化验指标等）进行填写，另一方面也几乎无法从对健康档案的维护和更新上获得经济收益，认为目前健康档案在优化后决策模式中的可用性较差；居委会方面由于平日工作内容繁杂琐碎且缺乏激励，工作人员对执行优化后决策模式相关工作的积极性不高，自认为辅助决策能力有限，可能无法达到优化后决策模式中的要求。此外，A社区居委会对社区内相关养老资源、非正式照护技能培训相关资源的筹集、调动能力十分有限，难以如预期达成"向在辅助决策环节认定为公共正式照护资源非重点支持对象提供其他服务"等功能。

第四，组织决策受到时空限制，提升公共正式照护资源申请门槛可能带来风险。在推演过程中，参与人员表示辅助决策环节中的"集中讨论"这一步骤目前还缺乏外部条件，一方面各决策主体平日里还有其他工作内容，难以在时空上集中，另一方面缺乏线上平台和技术的支持；在讨论环节，居委会和街道残疾人联合会工作人员对优化后决策模式可能带来的风险表达了担忧，认为优化后决策模式相当于提高了公共正式照护资源支持申请的难度与标准，收紧了公共正式照护资源的支持范围，如若实施，可能会造成社区内部分老年人的心态波动，如有老年人此前一直享受公共正式照护资源的支持，而在实施优化后决策模式之后未能继续享受支持或支持等级降低，即很有可能会频繁前往基层卫生与行政部门投诉，对基层部门的日常工作造成冲击，对社会稳定产生一定风险。

经沙盘推演总结 A 社区实施优化后决策模式的不利因素如表8-9 所示。

**表8-9　A社区实施优化后决策模式不利因素的分析结果**

| 编号 | 复审主题 | 优化后决策模式要素/程序定义主题 |
| --- | --- | --- |
| AW-01 | 老年人对公共正式照护资源的分配决策流程缺乏了解，对现行决策模式的调查工作依从性较低，流程上更加复杂的优化后决策模式可能会造成老年人依从性更低 | 决策客体 |

续表

| 编号 | 复审主题 | 优化后决策模式要素/程序定义主题 |
|---|---|---|
| AW-02 | 在辅助决策环节被认定为公共正式照护资源非重点支持对象的老年人,容易同社区卫生服务中心和居委会产生难以处理和调解的矛盾 | 决策客体 |
| AW-03 | 优化后决策模式延长了决策结果产生时间,这与申请者希望尽快获得公共正式照护资源支持的诉求存在矛盾 | 决策情境 |
| AW-04 | 部分老年人及非正式照护者对多次上门调查这一决策信息收集形式依从性差 | 决策情境 |
| AW-05 | 家庭医生缺乏激励,对维护、更新健康档案信息的积极性不高 | 决策主体 |
| AW-06 | 目前居民个人健康档案尚不具备对居家失能老人健康状况的追踪功能,应用于优化后决策模式的可用性较差 | 决策信息与工具 |
| AW-07 | 家庭医生难以对健康档案中涉及的体检类指标(如化验等)进行填写和维护 | 决策主体/决策信息与工具 |
| AW-08 | 社区居委会的日常工作内容繁杂零碎,且相关工作普遍缺乏激励,难以保证工作人员对居家失能老人/公共正式照护资源申请者的家庭情况及非正式照护状况进行细致调查 | 决策主体 |
| AW-09 | 社区居委会对辖区内居家失能老人的估计数量、非正式照护者相关情况等信息了解十分有限,工作人员调研与决策能力较低,对辅助决策机制要求内容的执行能力有限 | 决策主体/决策问题原因分析 |

续表

| 编号 | 复审主题 | 优化后决策模式要素/程序定义主题 |
|---|---|---|
| AW-10 | 社区居委会与社区卫生服务中心缺乏联动基础与沟通途径 | 决策主体 |
| AW-11 | 社区居委会调动养老资源和非正式照护者培训资源的能力有限，难以执行被判定为公共正式照护资源非重点支持对象的老年人的后续支持工作 | 决策主体/决策评估与反馈 |
| AW-12 | 社区卫生服务中心、社区居委会、街道残疾人联合会三方工作人员难以协调时间进行线下组织讨论决策，亦缺乏信息化平台进行线上组织决策 | 决策主体/决策信息与工具 |
| AW-13 | 优化后决策模式提升了获取公共正式照护资源支持的门槛和难度，基层卫生与行政部门难以应对因福利紧缩带来的老年人投诉等压力 | 决策主体/决策评估与反馈 |

2. 影响优化后决策模式在 B 社区实施的因素总结

（1）有利因素

若在 B 社区的现有条件下执行优化后决策模式具备 4 项有利因素。与 A 社区进行比较后，发现 B 社区具备的各项有利因素在内容上与 A 社区一致，如 BA-01、BA-02 与 AA-01、AA-02 以及 BA-03、BA-04 与 AA-03、AA-08，且 B 社区并无 A 社区所不具备的有利因素，故在此不赘述。

经沙盘推演总结 B 社区实施优化后决策模式的有利因素如表 8-10 所示。

表8-10 B社区实施优化后决策模式有利因素的分析结果

| 编号 | 复审主题 | 优化后决策模式要素/程序定义主题 |
|---|---|---|
| BA-01 | 辅助决策机制在理论层面的功能获得了社区卫生服务中心、社区居委会及街道残疾人联合会三方认可 | 决策主体/决策问题界定 |
| BA-02 | 社区卫生服务中心、社区居委会及街道残疾人联合会三方,认可若实施优化后决策模式,能够对现行决策模式存在的部分问题进行控制或解决 | 决策主体/决策问题原因分析 |
| BA-03 | 社区卫生服务中心和街道残疾人联合会具备联动工作基础,已初步形成针对残疾老人相关决策数据、信息的沟通传输渠道 | 决策主体 |
| BA-04 | 街道残疾人联合会对所需决策信息掌握全面,有通过优化后决策模式整合居家失能老人公共正式照护资源的需求,对优化后决策模式依从性高 | 决策主体 |

（2）不利因素

若在B社区的现有条件下执行优化后决策模式具备14项不利因素。与A社区进行比较后,发现B社区面对的各项不利因素在内容上与A社区存在较多一致,相较于A社区,B社区在推演过程中显示出新的不利因素主要包括:"家庭医生数量较少,难以抽调出足够人力执行优化后决策模式"(BW-04);"家庭医生对优化后决策模式中的非临床指标不敏感,决策能力较为薄弱,较难承担辅助决策环节的决策任务"(BW-05);同时,针对A社区存在的"部分老年人及非正式照护者对多次上门调查这一决策信息收集形式依从性差"(AW-04)这一不利因素，B社区在推演过程中并未予以反映。

此外，本研究发现从实际推演观感上看，B社区居委会对优化后决策模式的依从性较A社区更低，这可能是因为A社区居委会在推演优化后决策模式之前，就具备对居家失能老人及老年人家庭进行走访的经验，有执行优化后决策模式的初级技能基础（见A社区的有利因素AA-07），但B社区居委会与B社区内社区卫生服务中心和街道残疾人联合会的工作协同基础更差，对公共正式照护资源分配决策工作的参与度较低，导致B社区居委会工作人员一方面较难执行优化后决策模式中的辅助决策任务，另一方面对参与优化后决策模式的积极性不高。

经沙盘推演总结B社区实施优化后决策模式的不利因素如表8-11所示。

表8-11 B社区实施优化后决策模式不利因素的分析结果

| 编号 | 复审主题 | 优化后决策模式要素/程序定义主题 |
| --- | --- | --- |
| BW-01 | 老年人对公共正式照护资源的分配决策流程缺乏了解，对现行决策模式的调查工作依从性较低，流程上更加复杂的优化后决策模式可能会造成老年人依从性更低 | 决策客体 |
| BW-02 | 在辅助决策环节被认定为公共正式照护资源非重点支持对象的老年人，容易同社区卫生服务中心和居委会产生难以处理和调解的矛盾 | 决策客体 |
| BW-03 | 优化后决策模式延长了决策结果产生时间，这与申请者希望尽快获得公共正式照护资源支持的诉求存在矛盾 | 决策情境 |

续表

| 编号 | 复审主题 | 优化后决策模式要素/程序定义主题 |
| --- | --- | --- |
| BW-04 | 家庭医生数量较少,难以抽调出足够人力支持优化后决策模式执行 | 决策主体 |
| BW-05 | 家庭医生对优化后决策模式中的非临床指标不敏感,决策能力较为薄弱,较难承担辅助决策环节的决策任务 | 决策主体/决策准则 |
| BW-06 | 家庭医生缺乏激励,对维护、更新健康档案信息的积极性不高 | 决策主体 |
| BW-07 | 目前居民个人健康档案尚不具备对居家失能老人健康状况的追踪功能,应用于优化后决策模式的可用性较差 | 决策信息与工具 |
| BW-08 | 家庭医生难以对健康档案中涉及的体检类指标(如化验等)进行填写和维护 | 决策主体/决策信息与工具 |
| BW-09 | 社区居委会的日常工作内容繁杂零碎,且相关工作普遍缺乏激励,难以保证工作人员对居家失能老人/公共正式照护资源申请者的家庭情况及非正式照护状况进行细致调查 | 决策主体 |
| BW-10 | 社区居委会对辖区内居家失能老人的估计数量、非正式照护者相关情况等信息了解十分有限,工作人员调研与决策能力较低,对辅助决策机制要求内容的执行能力有限 | 决策主体/决策问题原因分析 |
| BW-11 | 社区居委会与社区卫生服务中心缺乏联动基础与沟通途径 | 决策主体 |
| BW-12 | 社区居委会调动养老资源和非正式照护者培训资源的能力有限,难以执行被判定为公共正式照护资源非重点支持对象的老年人的后续支持工作 | 决策主体/决策评估与反馈 |
| BW-13 | 社区卫生服务中心、社区居委会、街道残疾人联合会三方工作人员难以协调时间进行线下组织讨论决策,亦缺乏信息化平台进行线上组织决策 | 决策主体/决策信息与工具 |

续表

| 编号 | 复审主题 | 优化后决策模式要素/程序定义主题 |
|---|---|---|
| BW-14 | 优化后决策模式提升了获取公共正式照护资源支持的门槛和难度，基层卫生与行政部门难以应对因福利紧缩带来的老年人投诉等压力 | 决策主体/决策评估与反馈 |

3. 影响优化后决策模式可行性的因素总结

在针对 A、B 两个社区沙盘推演所获影响优化后决策模式实施的有利、不利因素对照的基础上，依据逻辑与各项影响因素的内涵，对意义内涵表述相同、相近，以及定义主题一致的可行性影响因素进行合并与再凝练，形成优化后决策模式可行性的影响因素清单。如表 8-12 所示。

该清单中罗列影响优化后决策模式实施的有利因素共 4 项，主要包括优化后决策模式的内容易于相关工作人员掌握、社区卫生服务中心与街道残疾人联合会具备联动工作基础、街道残疾人联合会有能力执行好优化后决策模式中的辅助决策环节、部分社区的居民个人健康档案的电子化和信息化已初具规模。可见，优化后决策模式可行性的有利因素集中在决策主体、决策信息与工具两大方面，但依旧较为薄弱。虽然优化后决策模式的目的与内容能够被相关工作人员理解和掌握，但这并不意味着家庭医生等决策主体有能力、意愿去执行各项工作；外部条件的支持虽然已初具雏形，但若以实现优化后决策模式的持续运转为标准则明显不足。

该清单中罗列影响优化后决策模式实施的不利因素共 11 项，涉及决策主体、决策客体、决策信息与技术等多个方面。从各项不利因素的具体内容来看，主要包括老年人的依从性问题；社区卫生服务中心、居委会、街道残疾人联合会在实施优化后决策模式过程中面临内部能力与外部支持不足的问题；居民个人健康档案的功能与可用性同优化后决策模式要求不匹配的问题；以及基层卫生与行政部门难以承受实施优化后决策模式可能带来的公共正式照护资源支持标准升高，给付范围缩小导致的部分老年人对决策结果产生抵触和投诉的问题。

表8-12 优化后公共正式照护资源分配决策模式可行性的影响因素清单

| 影响因素类型 | 影响因素具体内容 | 类别 |
| --- | --- | --- |
| 有利因素 | 1. 优化后决策模式的目的、内容与分工易于被家庭医生、社区居委会工作人员、街道残疾人联合会工作人员所理解和掌握 | 决策主体 |
| | 2. 社区卫生服务中心与街道残疾人联合会之间具备协同工作基础，能够较好完成优化后决策模式需要二者协同的相关工作 | 决策主体 |
| | 3. 街道残疾人联合会所需决策信息掌握全面，内外部支持条件较为充分，能够较好执行辅助决策工作 | 决策主体 |
| | 4. 部分社区具备信息化电子居民个人健康档案基础，家庭医生签约服务的覆盖和居民个人健康档案的建立已初具规模 | 决策信息与工具 |
| 不利因素 | 1. 部分申请公共正式照护资源支持的老年人对优化后决策模式的理解和依从性可能不佳 | 决策客体 |
| | 2. 优化后决策模式适用的决策情境可能与部分公共正式照护资源申请者的意愿产生矛盾 | 决策客体 |
| | 3. 部分社区家庭医生数量不足，难以支持优化后决策模式的实施和运行 | 决策主体 |
| | 4. 家庭医生对居民个人健康档案建档后完善、维护、更新的积极性低 | 决策主体 |
| | 5. 部分家庭医生难以通过优化后决策模式中涉及的部分定性指标进行决策，进而影响其在优化后决策模式中的功能发挥 | 决策主体/决策准则 |

续表

| 影响因素类型 | 影响因素具体内容 | 类别 |
|---|---|---|
| 不利因素 | 6. 社区居委会工作人员缺乏激励，难以有效完成和实现优化后决策模式分配的各项工作与功能 | 决策主体 |
| | 7. 社区居委会缺乏对社区内养老资源、非正式照护技能培训资源等资源的调动能力，难以依照优化后决策模式为公共正式照护资源非重点支持对象和非正式照护者提供其他层面的支持 | 决策主体 |
| | 8. 社区居委会与社区卫生服务中心的沟通联动断层明显，基础薄弱，较难在优化后决策模式中实现合作联动 | 决策主体 |
| | 9. 目前实际应用的居民个人健康档案完整填写难度大，且难以对其中信息进行维护和更新，不具备对个人健康相关信息的追踪功能，在优化后决策模式中的可用性较差 | 决策信息与工具 |
| | 10. 社区卫生服务中心、社区居委会、街道残疾人联合会三方工作人员缺乏辅助决策环节进行讨论与组织决策的客观条件 | 决策主体/决策信息与工具 |
| | 11. 社区卫生服务中心、社区居委会、街道残疾人联合会三方难以承受优化后决策模式实施后可能产生的老年人投诉风险 | 决策主体/决策评估与反馈 |

## 第四节　本章小结

通过嵌入辅助决策机制，能够实现对上海市现行决策模式的优化，但这不仅会在一定程度上改变现行决策模式的运行流程，同时也会使运行决策模式所需条件发生变化。

1. 以决策要素和决策程序作为维度，对比上海市现行决策模式，发现在嵌入辅助决策机制后，理论上能够对公共正式照护资源分配决策模式的要素和程序产生优化作用。其中对决策要素的优化体现在决策主体、决策客体、决策情境、决策准则、决策信息与技术这5个方面；对决策程序的优化体现在决策问题原因分析、可行方案列举、最佳方案选定、决策评估与反馈这4个方面。

2. 形成了嵌入辅助决策机制的优化后决策模式，并据此制作了面向社区卫生服务中心家庭医生、社区居委会工作人员、街道残疾人联合会的优化后决策模式操作指南，以及面向居家失能老人和其他公共正式照护资源支持申请者的操作指南。

3. 在形成优化后决策模式可行性评价指标体系后，邀请上海市各社区一线相关工作者进行认可度评分，其中"政治、经济、社会、技术"可行性指标体系中认可度超过50%的特异性指标占71.43%，"可操作性、科学性、时效性、适宜性"指标体系中认可度超过50%的特异性指标占77.27%。在上海市两个社区开展针对优化后决策模式的沙盘推演，经对所获定性资料的分析总结，得优化后决策模式面临的有利因素4项，不利因素11项，提示优化后决策模式在上海市社区层面的实施过程中可能会面临较多限制。

# 第九章
# 居家失能老人公共正式照护资源分配决策模式的发展策略

## 第一节 公共正式照护资源分配决策模式的发展目标

在第八章，本研究将公共正式照护资源分配辅助决策机制嵌入（以下简称辅助决策机制）至上海市现行公共正式照护资源分配决策模式（以下简称上海市现行决策模式），从决策要素和决策程序两个层面完成了对上海市居家失能老人公共正式照护资源分配决策模式的优化工作（以下简称优化后决策模式），并对其可行性进行了分析。不难看出，优化后决策模式虽然在目标和功能上获得了一定认可，但若要在上海市社区实施，依然受到多样且复杂的内、外部因素影响，这些因素既有能够促进优化后决策模式实施的正向动力因素，亦包含多个负向阻力因素。要逐步提升优化后决策模式在上海市社区层面的实施可行性，持续推进、保障上海市居家失能老人公共正式照护资源分配决策模式的发展与完善，促使公共正式照护资源能够向居家失能老人进行合理分配，就必须在中观及宏观层面，研制能够继续强化动力因素，对阻力因素进行控制和解决的系列措施及发展策略。

## 一、发展上海市公共正式照护资源分配决策模式的动阻力分析

为了确定在上海市发展优化后决策模式的总目标与子目标，首先需基于影响优化后决策模式实施的相关因素，结合沙盘推演过程中获得的访谈资料，进一步归纳和总结发展优化后决策模式的动力与阻力，更直观和具体地对既有基础和实际困难进行阐述和分析。

（一）发展动力分析

1. 顺应公共正式照护资源的政策环境与管理改革需求

优化后决策模式在理念、目标、功能上顺应国家宏观政策的需求。从国家层面来看，近年来国家层面已有多项政策体现对各类公共正式照护资源进行整合以及优化我国公共正式照护资源分配决策模式的意图和决心。如2019年《关于开展老年护理需求评估和规范服务工作的通知》为指导国内各地规范开展和制定老年护理需求评估决策准则，提升居家失能老年人照护服务需求对接精准度提供了模版，也为包括上海市等长期护理保险试点城市及意图发展公共正式照护资源的城市对自身资源分配决策模式进行优化提供了导向与契机。

优化后决策模式与上海市进一步完善居家失能老人照护系统的要求相符。从上海市层面来看，由于其经济发展水平位于国内前列，公共正式照护资源的筹集与供给能力相对较强，因此资源供需错配问题表现得更加明显，资源不合理分配带来的经济、社会后果亦更加严重。为此，上海市在2017年《上海市长期护理保险试点办法》、2019年《上海市老年照护统一需求评估及服务管理办法》及2020年《关于印发〈上海市老年照护统一需求评估办

理流程和协议管理实施细则（试行）》的通知》中，均强调了以长期护理保险为代表的公共正式照护资源在分配决策过程规范性、客观性、灵活性上的要求。建设发展优化后决策模式，既符合上海市建设完善居家失能老人照护体系的政策要求，亦符合对上海市居家失能老人照护资源进行规范化管理与精细化分配的要求。

2. 社区工作人员已经具备公共正式照护资源分配决策基本工作经验

上海市作为国内率先启动长期护理保险试点工作，同时独立研制和施行居家失能老人照护需求评估工具的城市之一，在长期实践中，包括家庭医生等社区工作人员已经积累了一定程度的公共正式照护资源分配决策经验，这些工作经验不仅使包括家庭医生在内的社区工作者对上海市现行决策模式存在的问题有较为直观的感受，更易理解优化后决策模式的目标、功能，并且能够较快理解优化后决策模式的运行流程及原则，降低了因决策主体不适应优化后决策模式运行流程或不理解优化后决策模式目标等带来的决策主体依从性风险。

从社区卫生服务中心视角来看，虽然家庭医生对部分决策工作的执行效果尚未达到预期，但作为决策主体，家庭医生长期从事长期护理保险评估、决策工作，经常接触社区内居家失能老人等群体，对其照护需求有初步的认识，对如《上海市老年照护统一需求评估调查表》等决策工具在使用上亦较为熟练，有能力在熟悉优化后决策模式的工作流程后，快速对自身工作节奏与内容进行调整；从社区居委会视角来看，虽然在上海市现行决策模式下其功能与作用尚未得以充分体现，但作为长期同居家失能老人及非正式照护者直接对接的基层行政单位，居委会具备应对针对决策结果的申诉、复议等问题的经验，且相对于家庭医生着眼于申请者的临床指标和特征，居委会工作人员看待居家失能老人照护问题的视角更趋于定性，具备承担辅助决策功能的潜力；从街道残疾人联合会视角来看，其长期负责对上海市针对残障人士的公共正式照护资源分配进行决策的工作，自身已经形成了稳定的决策逻辑、准则，能够较快理解自身在优化后决策模式中的辅助决策功能定位并提供相应决策信息。由此能够看出，优化后决策模式涉及的决策主体均有一定程度执行决策工作的经验，使发展优化后决策模式具备较强的人力支持潜力。

3. 存在支持优化后公共正式照护资源分配决策模式运行的硬件基础

从硬件支持上看，上海市在社区层面已经具备了实施优化后决策模式的部分基础。如健康档案是家庭医生在辅助决策环节重要的决策工具与决策信息获取途径，而上海市是国内较早开始探索居民个人健康档案建设的城市之一，社区卫生服务中心全面展开对居民健康档案服务体系建设的探索可追溯到2000年，并在2012年和2020年分别出台政策对居民健康档案的建档流程、档案模版、服务规范、管理方案等方面进行了完善。目前，家庭医生已经具备通过门诊、家庭病床服务等多途径跟进签约服务和健康档案建档的意识，建立健康档案的流程较为稳定和成熟，已经基本实现档案电子化录入和保存。并且由于将辖区内常住居民建档率作为对社区卫生服务中心的考核指标之一，居家失能老人又是社区卫生服务中心重点服务对象，因此在长时间的积累下，上海市社区居家失能老人个人健康档案的覆盖率已形成一定规模。这些实际情况均为发展优化后决策模式奠定了一定基础。

此外，上海市社区层面的信息化基础相对较强，并且有进一步对社区卫生、行政系统信息化水平进行完善的意识和潜力。

2020年出台的《上海市社区卫生服务机构功能与建设指导标准》中认为社区卫生服务中心的信息系统应实现与上海市各类医疗健康信息互联互通互认，信息安全等级按照应达到三级。同时，上海市目前应用的居家失能老人照护需求评估工具已经过两次完善，运行相对稳定，可以实现对决策信息的电子化录入、打分以及决策结果信息化传递。街道残疾人联合会对残疾老人相关数据掌握和信息化程度也已经具备一定基础，与社区卫生服务中心在残疾老人健康管理和健康服务等方面能够进行有限的数据对接。居委会亦逐步探索利用企业微信等渠道进行信息沟通与线上办公。社区层面具备信息化建设使优化后决策模式有条件基于现有硬件基础和工作人员能力进行调整和适应。

（二）发展阻力分析

1. 家庭医生等决策主体的管理意识和决策能力不到位

家庭医生等社区工作者存在资源管理意识和决策能力不足的问题，是发展优化后决策模式的阻力之一。第一，公共正式照护资源目前在社区层面的分配和管理均呈碎片化，长期护理保险归于卫生和医保口进行管理，社区嵌入式照护服务归于民政口进行管理，社区卫生服务中心与居委会联合管理意识薄弱。即使实际工作中管理的居家失能老人群体高度重合，但缺乏行政层面的联动工作基础，造成公共正式照护资源在社区层面的分配决策工作长期割裂。

第二，由于公共正式照护资源分配决策工作与社区卫生服务中心、居委会、街道残疾人联合会各方的工作绩效关联均不大，相关决策主体并未将公共正式照护资源分配决策工作作为重点内容推进，如家庭医生依然将门诊、巡诊、家庭病床维护等临床工作作为主要内容,这使得决策主体对自身决策技术并不在意,尚未完全树立对公共正式照护资源进行管理的意识。本质上,各决策主体对自身身份的认知依然为"医生""行政工作者",而非公共正式照护资源在社区的管理者,这亦使各决策主体对决策责任和成本非常敏感,不利于优化后决策模式执行。

第三,像长期护理保险这类指向范围较大,分配准则不够明确的公共正式照护资源,家庭医生作为决策主体的综合决策能力依然相对较低。如通常会单纯以临床指标、临床体征等临床、诊断视角对居家失能老人照护需求进行分析,对非正式照护状态缺乏观测,从环境因素、社会支持等因素多方面综合决策的意识较低。居委会工作人员对家庭医生的决策支持也十分有限,造成决策主体对决策模式的执行效果难以达到预期。

2. 以居民个人健康档案为代表的决策工具可用性较差

虽然从整体情况上来看,上海市居民个人健康档案的建档率较高,信息化建设也具有一定基础,但在沙盘推演及对社区卫生服务中心工作人员的访谈中能够发现,目前健康档案所包含的内容和可被利用的功能均非常有限,这造成健康档案难以实现发展优化后决策模式所需的功能。

第一,健康档案中的信息不全面,且部分信息的真伪家庭医生难以保证。虽然上海市在《上海市居民电子健康档案服务规范(2020版)》中对健康档案的模板进行了展示和规范,但是目前真正实装使用的社区卫生服务中心依然较少。且家庭医生普遍认为,其中包含的针对居民个人的实验室理化检验指标在建立健康档案时难以填写,老年人在前往社区卫生服务中心就诊时也较少携带病历本等依据,难以通过老年人口述的相关情况对健康档案所需信息进行鉴别和录入。同时,大部分居家失能老人难以自主前往社区卫生服务中心，也少有主动要求开展健康管理的意愿，"失能不就诊"是常态，这使得家庭医生难以通过签约服务和建立健康档案这一行为对辖区内居家失能老人的健康信息、接受照护服务的状态进行管理。

第二，家庭医生缺乏对健康档案信息进行更新、维护的途径和动力，健康档案的可用性较差。通过访谈和实地观摩得知，健康档案"建而不用"的情况较为普遍，相当多的健康档案在建档后没能得到有效的维护和信息更新，不具备对居家失能老人健康状况和照护服务接受状况的追踪功能。家庭医生缺乏维护健康档案内信息的有效手段，也缺乏激励，导致不可用档案越来越多，最终造成家庭医生发现自身并不能应用健康档案指导自身工作，辖区内居民也尚未树立利用健康档案的意识，产生"建档难、更新难、不可用"的恶性循环。

此外，优化后决策模式并未改变上海市目前居家失能老人照护需求评估工具的地位，而该工具仍存在诸多实际问题，已在前文进行说明，故不做赘述。

3. 不同主体间联动组织决策的稳定性难以保障

发展优化后决策模式等重要方向之一就是引入多元决策主体协同进行组织决策。然而从当前条件来看，家庭医生、居委会及街道残疾人联合会三方之间协同工作机制的稳定性依然有待提升。在实践中，三方在时空间上的分布较为分散，且难以协调统一，较难进行辅助决策环节中的集体讨论工作。同时，三方在日常工作内容方面交流较少，家庭医生需要进行日常出诊等工作，居委会需要从事社区居民日常事务和管理工作，残联方面对残障人士的支持、管理工作内容亦较为繁杂，三方均难以抽调出时间针对公共正式照护资源分配决策工作专门组织讨论和交换意见。

此外，目前居委会和社区卫生服务中心在工作内容上较少产生交集，二者在工作重心和决策信息获取方面存在断层。残疾人联合会方面，其与社区卫生服务中心、居委会的信息沟通普遍并未建立在持续、稳定的合作协议上，通常需要工作人员口头联系。同时三方又难以抽调出足够的人力专门从事公共正式照护资源分配决策工作，因此在现行条件下，引入多元主体进行决策的稳定性不佳。

4. 决策主体承担的决策风险与激励措施不平衡

在上海市现行决策模式下，对执行决策工作的激励措施较少，导致相关工作人员缺乏对决策模式和决策结果进行优化反思的内在动力。目前上海市大量社区卫生服务中心实行"收支两条线"，即每年推动各项工作的经费在年初就已经设定好预算，工作项目与内容相对固定，因此家庭医生少有积极性推动公共正式照护资源分配决策模式的优化工作。同时，是否获得公共正式照护资源支持的意义对于申请者和决策者完全不同。对于居家失能老人来说，家庭医生等决策主体面临着决策失准的风险，即"本来应当享受最高等级照护服务，但结果出来不是最高等级"；而对于部分不满足公共正式照护资源支持条件，却依然提出申请的老年人，家庭医生等决策主体则面临着决策失误的风险，即"本来不应当享受公共正式照护资源支持，但结果出来却意外能享受到部分支持"。低收益和高风险的不对等、不平衡，使部分家庭医生认为主导公共正式照护资源分配决策工作"出力不讨好"，积极性不高。

同时，居委会工作人员和街道残疾人联合会工作人员表达了自己担心由于介入公共正式照护资源分配过程带来的问责风险。申请者则通常难以区分决策模式中各方职责，常发生老年人因长期护理保险评级不合心意，找到并非主要决策方的居委会进行投诉，干扰其日常工作的情况产生，这类风险在一定程度上降低了居委会以及街道残疾人联合会的合作意愿。尤其是居委会日常工作内容本身较为零碎，对社区内养老及照护资源的调动能力有限，在尚不明确责任边界和激励措施的情况下，一旦在行政工作机制上正式确定居委会的辅助决策职能，居委会自认更加难以平衡监管责任问题，担心在优化后决策模式的实施过程中会带来更大的行政风险，故积极性较低。

5. 公共正式照护资源需方认知及依从性不足

公共正式照护资源分配决策模式的运行、发展和优化需要结合资源的需方，即居家失能老人和非正式照护者的配合。虽然上海市公共正式照护资源已经取得了长足发展，但需方对公共正式照护资源的作用、内容、申请流程与决策准则方面依然认知较少，导致申请者对资源分配决策模式的依从性较差，尤其当决策结果与自身预期不符的时候，会立刻归咎于决策模式运行不力和决策失误，优化后决策模式产生的实效难以被需方认可。

在社区基层的实际工作中，需方通常较为被动，缺乏提升自身对公共正式照护资源内容认知的动力和意愿。在申请前不了解公共正式照护资源的具体服务内容，不清楚"养老服务"与"照护服务"的差异。尤其针对长期护理保险这类提出申请条件较低，同时自负费用较低的服务，有大量本不需要照护服务的老年人或老人亲属盲目提出申请，与决策模式目标形成矛盾，会激发未获得资源支持老年人的不理解情绪，对优化后决策模式的运行造成冲击。在沙盘推演过程中，多数社区工作者表示在辅助决策环节说服被评定为非重点支持对象的老年人放弃申诉转而接受其他养老服务的这一措施在执行上存在较大阻力。

此外，申请者对决策模式流程和准则的不了解会导致其无法提供佐证材料，最终难以获得适宜支持。如部分居家失能老人虽然行动不便，但不常去医院就诊，无法提供家庭医生希望获得的诊断报告、出院小结等材料。一些居家失能老人不知道该提供和准备哪些信息，对自身健康状况和失能程度又认知不准，表述不清，非正式照护者为了争取更高级别支持，时常会根据自身的理解夸大或瞒报老人的个体情况，影响决策判断，使决策主体对决策信息的调研获取更为困难。

## 二、确定发展上海市公共正式照护资源分配决策模式的总目标

结合本研究对公共正式照护资源、公共正式照护资源分配决策模式的概念分析与功能定位，本研究认为上海市公共正式照护资源分配决策模式发展策略的总目标，是通过政府与社区基层对公共正式照护资源的统筹协调，促进公共正式照护资源能够以居家失能老人照护需求为导向进行合理分配，以改善其照护状态，支持、补充、保护和发掘非正式照护者照护能力与照护潜力，进而提升失能老人居家照护水平及照护质量。

## 三、确定发展上海市公共正式照护资源分配决策模式的子目标

在总目标的指导下，以元治理理论的视角对总目标进行分解，形成发展优化后决策模式的子目标。元治理理论认为，在公共事务的管理过程中，由于参与管理的多方主体利益并不一致，"治理"本身依然存在失灵的风险，如果要在多元化治理体系中实现平衡和协调，实现多元治理主体有机结合，就需要突出治理模式的中心——即政府在治理工作中的主导作用。同时，元治理强调突出政府对社会其他相关方的服务和指导功能，其责任不仅是作为一个权威的机构，且重在为社会相关公共事务的运行确定行

为准则,即建设"服务型政府"。

元治理理论所倡导的建设服务型政府及相关理念,与本研究发展优化后决策模式的总目标在内涵和原则上基本一致。公共正式照护资源的概念和内涵,决定了其筹集、供给和管理主体是政府及政府下属的各级卫生、行政机关,居家失能老人及非正式照护者在资源分配过程中起到配合的作用,更需要政府相关部门带动和宣传。因此优化、完善和发展政府及相关部门在决策模式中的功能,增进不同决策主体间协同,在赋能多元决策主体的同时带动决策客体的依从性,是发展优化后决策模式的关键。

在元治理理论指导下,合理而充分地发挥政府在社会治理体系中的主导作用,主要应将以下4个方面作为着眼点。其内容与内涵如表9-1所示。

表9-1　元治理理论指导下服务型政府建设的主要着眼点

| 内　容 | 内　涵 |
| --- | --- |
| 1. 加强政策法治建设,彰显公民权利 | 是服务型政府建设与运行的根本保障。政府要合理利用政策和法律对社会管理和公共服务进行引导和规制,在明确政府权责边界的情况下对社会事务进行管理,对政府行为及管理结果进行监督和评价 |
| 2. 促进公民社会发展,强化政府—社会协作 | 是服务型政府职能优化的基础。要做到"有所为而有所不为",信任并鼓励社会力量参与公共事务管理,充分发挥社会本身的作用,将政府的精力放到更需要政府解决的领域中去 |
| 3. 促进信息透明,强化信息对称 | 是服务型政府构建科学社会治理体系的必要条件。要利用信息技术发展成果,促进社会信息透明,使各社会治理相关力量在信息交换和反馈中充分反思和调整自身目标,避免摩擦和抵触,形成共同的社会治理目标 |
| 4. 规范社会利益博弈,平衡社会各方力量 | 是服务型政府主导公共事务管理与社会协作体系的根本途径。政府要在社会利益博弈中发挥"平衡器"的作用,在社会福利、社会保障和公共资源分配方面,要在坚持基本原则的情况下,平衡社会各方力量,将利益向脆弱人群和弱势群体进行倾斜 |

基于发展优化后决策模式的动阻力分析，以强化动力，控制和消解阻力为原则，以元治理理论为支撑，本研究提出以下4个子目标。

子目标一：明确公共正式照护资源促进失能老人居家照护，补充与保护非正式照护力量的功能定位，将合理利用公共正式照护资源树立为资源分配决策模式的理念与目标。

子目标二：促进社区卫生服务中心、居委会及残疾人联合会等单位在公共正式照护资源分配决策工作中的协同性，保障公共正式照护资源分配决策模式高效、稳定运行。

子目标三：持续发展居民个人健康档案等公共正式照护资源分配决策模式所需工具，增强决策信息和依据的可靠性，促进决策主客体间照护需求信息对称。

子目标四：促进居家失能老人及非正式照护者对公共正式照护资源分配决策模式的认知和依从性，营造良好的决策模式外部发展环境。

## 第二节　公共正式照护资源分配决策模式的发展措施

### 一、公共正式照护资源分配决策模式的发展措施

利用前期研究基础，分别从文献资料、前期关键知情人现场访谈调查、沙盘推演后集体讨论3种途径，着眼于总目标对相关措施进行广泛收集，并按照宏观、中观和微观3个层面对不同措施进行分类。如表9-2所示。

表9-2 居家失能老人公共正式照护资源分配决策模式的发展措施汇总

| 层次 | 序号 | 措施内容 | 文献资料 | 访谈调查 | 推演讨论 |
|---|---|---|---|---|---|
| 宏观 | 1 | 将各类失能老人从老年人群体中分离进行专门管理 | | √ | |
| | 2 | 在老龄政策和规划制定时明确照护服务和养老服务在内容与对象上的区别 | | √ | |
| | 3 | 设置针对公共正式照护资源的独立、专门管理机构 | √ | | |
| | 4 | 整合碎片化公共正式照护资源,形成整合式照护服务包 | √ | | |
| | 5 | 规范和调整居家政服务、护理服务及其他照护服务在公共正式照护服务包中的比例 | √ | √ | |
| | 6 | 完善老年人失能程度评定统一决策准则,细化公共正式照护资源支持分级 | √ | | |
| | 7 | 规范居家失能老人照护需求评估工作机制 | √ | | |
| 中观 | 8 | 建立公共正式照护资源分配决策模式持续优化机制 | √ | | √ |
| | 9 | 规范公共正式照护资源分配决策准则,增加决策弹性 | | √ | |
| | 10 | 根据居家失能老人照护服务质量动态调整公共正式照护资源的支持力度 | √ | | |
| | 11 | 增强社区能够提供的养老服务内容与形式,增加备选老年服务方案 | √ | | √ |
| | 12 | 完善公共正式照护资源筹集机制,社会资本 | √ | | |
| | 13 | 提升家庭医生、居委会、残疾人联合会等工作人员的经济待遇 | | √ | √ |

续表

| 层次 | 序号 | 措施内容 | 文献资料 | 访谈调查 | 推演讨论 |
|---|---|---|---|---|---|
| | 14 | 推进对老年人群体施行分类的健康和照护服务管理 | √ | | |
| | 15 | 建立政策保障下的社区行政、卫生组织互助工作机制 | | | √ |
| | 16 | 赋予居委会调研居家失能老人家庭基本信息及非正式照护状态的权限与工具 | | | √ |
| | 17 | 利用微信公众号、社区宣传栏等渠道宣传公共正式照护资源分配决策模式运行流程 | √ | | |
| | 18 | 转变家庭医生人才培养模式，将培养重点逐步从临床向全科转型 | √ | √ | √ |
| | 19 | 完善分级诊疗机制，促进二、三级医院将住院失能老人的相关信息向社区传递 | √ | √ | √ |
| 中观 | 20 | 建立常态化公共正式照护资源分配决策过程监督机制，鼓励决策主体自评互评 | √ | √ | |
| | 21 | 以激励、完善培养和晋升路线等方式，增加家庭医生及社区工作者的数量和质量 | √ | √ | |
| | 22 | 明确社区开展公共正式照护资源分配决策工作的评价指标 | √ | √ | |
| | 23 | 进一步完善落实居民健康档案信息化管理 | √ | √ | |
| | 24 | 完善决策工具，引入非正式照护状态、社会支持状态等因素 | √ | √ | |
| | 25 | 完善对骗保、信息瞒报行为的惩戒措施 | √ | √ | |
| | 26 | 推进居家失能老人及非正式照护者照护需求和照护质量反馈信息化平台建设工作 | √ | | |

续表

| 层次 | 序号 | 措施内容 | 文献资料 | 访谈调查 | 推演讨论 |
|---|---|---|---|---|---|
| 微观 | 27 | 利用互联技术建设线上社区沟通平台 |  | √ | √ |
|  | 28 | 制作申请者需要提前准备的佐证材料清单 |  | √ | √ |
|  | 29 | 吸纳志愿者、助残员等社会力量从事决策信息收集、录入等辅助工作 |  | √ | √ |
|  | 30 | 缩短决策结果公示的时间,补充决策分析与讨论的时间 |  |  | √ |
|  | 31 | 开办照护技能培训讲座、照护知识分享讲堂等活动 | √ |  |  |
|  | 32 | 积极开展居家失能老人上门走访、宣传公共正式照护资源相关信息 | √ |  |  |
|  | 33 | 鼓励居家失能老人及非正式照护者尝试照护如喘息照护、嵌入式照护等新兴照护方式 | √ | √ | √ |
|  | 34 | 开展健康档案查检,对目前质量不达标的健康档案进行完善、更新或删档重建 | √ |  | √ |
|  | 35 | 以居家失能老人照护工作为目标,开展社区基层各部门之间的互访活动 | √ |  |  |

## 二、形成公共正式照护资源分配决策模式发展措施集

将收集到的措施与各子目标进行对应,对针对对象相同、内涵相似或目标相同的措施进行合并,同时与能够实施相关措施的可能主体构建逻辑联系,形成针对各项公共正式照护资源分配决策模式发展子目标的措施集。

（一）针对子目标一的措施集

子目标一的内容为:明确公共正式照护资源促进失能老人居家照护,补充与保护非正式照护力量的功能定位,将合理利用公共正式照护资源树立为资源分配决策模式的理念与目标。

（1）民政部门和卫健部门应在老龄政策及老年事业发展规划设计层面,对存在功能障碍的老年人、持证残疾老人、痴呆老年人等特殊老年群体进行整合,将失能老人从老年人群体中分离进行专项管理,突出失能老人在社会保障系统中的特殊地位。

（2）民政部门应联合卫健部门与医保部门明确长期照护服务和一般养老服务在服务内容与重点支持对象上的区别,突出公共正式照护资源的特点和价值。

（3）民政部门应对不同来源、形式、所属管理方的公共正式照护资源进行整合,形成便于社区基层管理与分配的整合式照护服务包,提升分配效率。

（4）医保部门、卫健部门和民政部门应进一步完善老年人失能程度评定统一决策准则,对公共正式照护资源服务分级进行细化,逐阶段推动实施规范化公共正式照护资源分配决策准则。

（5）民政部门和卫健部门应适当调整家政服务、护理服务及其他服务在公共正式照护资源中的比例,以居家失能老人及非正式照护者的实际需求为导向,避免将公共正式照护资源的内容完

全等同于护理服务或家政服务。

（6）民政部门、卫健部门及医保部门应建立公共正式照护资源分配决策模式持续优化机制，定期总结居家失能老人接受照护产生的新问题、新需求，引导公共正式照护资源的功能与居家失能老人照护需求相适应。

（二）针对子目标二的措施集

子目标二的内容为：促进社区卫生服务中心、居委会及残疾人联合会等单位在公共正式照护资源分配决策工作中的协同性，保障公共正式照护资源分配决策模式高效、稳定运行。

（1）政府可在对公共正式照护资源进行整合的基础上，尝试建立公共正式照护资源专门管理机构，并使其与社会保障部门、医保部门和社会组织进行工作衔接联动，对公共正式照护资源进行统筹。

（2）民政部门、卫健部门及医保部门应对公共正式照护资源分配决策模式的基本工作机制进行规范，明确社区开展决策工作的成效评价指标。

（3）社区卫生服务中心、居委会、街道残疾人联合会应沟通建立互助工作机制，明确各方在公共正式照护资源分配决策模式中的职责与工作内容。可协同建设线上平台，增强沟通便利性。

（4）社区卫生服务中心、居委会、街道残疾人联合会应以促进居家失能老人照护工作为目标开展部门互访活动，逐渐破除部门信息壁垒，深入信息与工作交流，稳固公共正式照护资源分配决策模式协同工作机制。

（5）居委会应积极同社区卫生服务中心和社会组织合作，开发调研居家失能老人家庭基本信息及非正式照护状态的工具，以便发挥辅助决策功能。

（6）社区卫生服务中心应通过激励、完善培养和晋升路线等方式，增加家庭医生数量和质量，将公共正式照护资源分配决策能力作为培养重点之一，逐步搭建公共正式照护资源分配决策专职团队。

（7）医保部门要建立常态化公共正式照护资源分配决策过程监督机制，鼓励家庭医生、社区工作人员自评互评，提升决策能力和决策质量。与民政部门推进信息化照护质量反馈平台建设工作，对决策模式的运行效果进行评价。

（8）社区卫生服务中心应尝试对老年人群体进行分类健康管理，灵活调整公共正式照护资源的支持力度。

（9）居委会应与社会力量联合拓展社区提供的养老服务内容与形式，使被认定为公共正式照护资源非重点支持对象的老年人能够获得养老服务支持。

（三）针对子目标三的措施集

子目标三的内容为：持续发展居民个人健康档案等公共正式照护资源分配决策模式所需工具，增强决策信息和依据的可靠性，促进决策主客体间照护需求信息对称。

（1）民政部门、卫健部门和医保部门应推动将居家失能老人的非正式照护状态、社会支持状态等因素纳入公共正式照护资源分配决策依据范畴。

（2）医保部门应促进公共正式照护资源分配决策具体准则公开化、透明化，通过向决策工具中添加部分定性决策指标增加决策弹性，控制依靠纯定量指标决策带来的判定困难和决策失误风险。

（3）社区卫生服务中心应定期组织家庭医生开展对居民健康档案的查检工作，对目前质量不达标的健康档案进行完善、更新或删档重建，逐批次完善居民健康档案的内容与质量，提升健康档案的可用性。

（4）卫健部门应领导社区卫生服务中心，同社会第三方电子信息公司或高校科研院所合作，完善落实居民健康档案电子化、信息化管理，开发健康档案的健康监测与定时、集中更新功能。

（5）社区卫生服务中心、居委会、街道残疾人联合会可联合制作申请公共正式照护资源支持需要提前准备的健康状况、失能情况佐证材料清单，提升依据可靠性。

（6）卫健部门应通过完善分级诊疗机制，增强医院与社区卫生服务中心的信息互通，促进二、三级医院将住院失能老人的相关信息向社区卫生服务中心传递，为社区分配公共正式照护资源提供可靠信息与依据。

（四）针对子目标四的措施集

子目标四的内容为：促进居家失能老人及非正式照护者对公共正式照护资源分配决策模式的认知和依从性，营造良好的决策模式外部发展环境。

（1）居委会工作人员和家庭医生应积极在社区开展居家失能老人上门走访，以传统纸媒和现代传媒相结合的方式，宣传公共正式照护资源相关信息，增强老年人对养老服务和照护服务差异的认知及服务选择自主性。

（2）社区卫生服务中心可开办如照护技能培训讲座、照护知识分享讲堂等活动，通过线上知识普及和线下活动增强非正式照护能力，提升非正式照护者对公共正式照护资源分配决策模式的了解和依从性。

（3）社区卫生服务中心和居委会工作人员应鼓励居家失能老人及非正式照护者尝试如喘息照护、嵌入式照护等新兴照护方式，减轻非正式照护与公共正式照护资源的支持压力。

（4）居委会可与社区内老年人沟通，缩短因决策结果公示期带来的公共正式照护资源支持延迟，利用部分公示时间补充决策分析与讨论的时间，促进公共正式照护资源经决策后向居家失能老人进行快速递送。

（5）社区卫生服务中心、居委会、街道残疾人联合会应拓展社区与社会的其他辅助力量，如吸纳志愿者、助残员等社会力量从事决策信息收集、录入，以及公共正式照护资源分配决策模式的社会宣传工作。

（6）民政部门、卫健部门和医保部门应完善公共正式照护资源筹集机制，在保证公共性的前提下可吸纳社会资本，推动实现社会机构主导照护服务供给、政府机构主导需求评估、分配决策和服务监督的分工协同。

（7）医保部门应完善与公共正式照护资源分配决策模式配套的监察惩戒措施，利用计入信用档案等手段，联合社区严肃落实处理骗保、违规操作等行为。

## 第三节　公共正式照护资源分配决策模式的发展策略

**一、建立健全公共正式照护资源管理制度与机制**

发展公共正式照护资源分配决策模式，必须首先从老龄事业发展规划和社会保障系统的顶层设计层面，明确公共正式照护资源的功能定位，将公共正式照护资源与养老资源区分开来，建立管理这一特殊社会保障资源的专门制度。其一，在制定老龄政策或老龄事业发展规划时，应明确照护服务和养老服务之间的关系，对照护服务面向重点人群、包含基本内容与养老服务进行区分。其二，应在明确公共正式照护资源功能与目标的基础上，进一步完善失能老人评定评级标准，针对失能老人不同于一般老年人的特殊需求，完善针对居家失能老人的健康管理服务内容与公共正式照护资源包含服务内容。其三，对各类公共正式照护资源进行整合，促进长期护理保险、重度残疾老人照护服务等公共正式照护资源并轨转切，形成内容丰富、可连续覆盖不同失能程度老年人的公共正式照护资源服务包，便于社区基层管理。通过完善顶层设计，促使公共正式照护资源中、基层管理人员重视资源分配决策模式的作用，从完善决策目标及管理理念层面，降低公共正式照护资源的浪费及滥用风险。

## 二、促进公共正式照护资源分配多元决策主体间合作联动

本研究认为，公共正式照护资源分配决策模式的功能实现，必须强调多元决策主体的联动、协同决策，这就需要为隶属于不同机构、分管不同工作内容的决策主体创造良好的协作联动条件。其一，应在通过政策明确公共正式照护资源分配决策模式涉及主要决策人员和辅助决策人员构成的基础上，对决策模式在社区基层的基本工作流程、环节进行规范，明确各方权责分配及工作内容，同时建立针对不同部门的决策模式运行效果评价指标，促使社区以保障决策模式高效运行为核心积极开展工作联动。其二，

要推动卫生、民政、财政、信息等多部门针对居家失能老人照护工作及公共正式照护资源分配决策工作上的合作与投入，认识到社区各机构在居家失能老人照护工作方面的联动工作潜力，用上层联动带动基层管理工作连续、系统、可持续。其三，要发展如居家失能老人照护信息管理系统等联动硬件支持，提升决策模式的信息沟通效率。其四，社区各管理部门之间要充分反思居家失能老人照护工作中"交叉覆盖""多头管理"的问题，利用线上与线下结合的途径增进彼此沟通，以促进社区居家失能老人照护工作为纽带，以明确的工作协议为保障开展合作共建。基于社区实际工作情况与形势，制定社区层面的公共正式照护资源管理规划，并积极向社区居民进行普及宣传。

## 三、培养运维公共正式照护资源分配决策模式的专业团队

公共正式照护资源分配决策模式的优化与发展，对执行决策工作人员的决策技能提出了更高要求。重视包括家庭医生在内的社区卫生、管理工作者的储备人才培养和决策能力提升，是保障决策模式发展持续性的关键。其一，对目前从事公共正式照护资源分配决策工作的家庭医生和社区工作者，应采用经济、绩效、晋升激励与定期进行决策评价并举的方式，刺激反思改进决策过程和能力的内生动力。其二，在家庭医生及从事社区管理工作的后备人才教育与培训过程中，应明确其在未来工作中涉及的公共正式照护资源分配决策相关内容，民政和卫生系统可以邀请从事社会调研、调查的专业技术人员，对家庭医生和社区工作者的决策相关工作进行指导，为保障公共正式照护资源分配决策模式持续运行储备管理与决策人才。其三，社区可尝试成立专职从事决策模式运行与维护的稳定团队，在人员层面强化家庭

医生、社区工作者、街道残疾人联合会工作者之间的工作沟通与执行稳定性，形成基层公共正式照护资源分配决策模式运行"铁三角"，可积极吸纳如义工、大学生志愿者等社会力量完成决策过程中的部分辅助工作，以团队协作、组织决策、明确分工为原则，保障公共正式照护资源分配决策模式的持续稳定运行与功能发挥。

**四、增强居民个人健康档案与照护需求评估工具的可用性**

通过决策信息对居家失能老人照护需求进行精准识别是公共正式照护资源分配决策模式的关键功能。需通过信息化、智能化手段，在决策主体和居家失能老人及非正式照护者之间形成传递照护需求相关信息的通顺路径。其一，将发展社区居民个人健康档案作为社区卫生服务发展工作的重点，进一步优化健康档案包含内容与维护流程，出台居民个人健康档案质量评价指标。借助信息化手段逐步突破健康档案中信息"更新慢、更新难"的技术瓶颈，以社区内居家失能老人健康档案的优化完善为基点，逐步向其他健康管理重点人群辐射，提升健康档案的信息真实性及可用性。其二，进一步完善居家失能老人照护需求评估工具，将失能老人照护需求评价指标由单纯定量向定性定量结合转变，特别是纳入非正式照护状态评估，赋予决策主体"根据居家失能老人个体情况的定量指标初步定级，根据非正式照护状态等定性指标适当调整定级"的决策弹性。其三，要借助信息化手段，促进社区卫生服务中心、居委会、街道残疾人联合会等社区机构收集居家失能老人基本情况与照护需求信息之间的沟通传递，引入国外如 interRAI 系统的设计理念，尝试建立居家失能老人个人照护状态档案，促进公共正式照护资源分配决策依据、照护服务状态、照护服务质量等相关信息在医疗机构、社区以及居家老人之间的互联互通,从提高决策主体收集决策信息主动性和决策客体反映自身需求便利性两个角度,改善目前公共正式照护资源供需双方的信息不对称问题。

**五、拓展服务供给内容和形式,增强决策模式的决策弹性**

公共正式照护资源分配决策模式的优化会带来资源支持对象聚焦,导致部分目前正在接受资源支持的老年人被挤出。提升老年群体对决策模式的依从性,让普通老年人能够顺利向养老服务分流。其一,要在整合公共正式照护资源的同时,提升社区卫生服务中心、居委会等机构对除公共正式照护资源外其他社会养老服务的调动与把控能力,增加其他养老服务的覆盖。其二,借助社会力量,在社区开展老年人失能预防讲座、非正式照护者照护技能培训、心理支持等多样化活动,重视提升失能预防意识和非正式照护力量对公共正式照护资源发展的促进作用,强调公共正式照护资源对居家失能老人照护工作的"补充"而非"替代"功能,调动老年人积极老龄化的心态,发掘非正式照护者照护潜力,促进公共正式照护资源供需双方配合提升居家失能老人照护状态与照护质量。其三,公共正式照护资源的供给路径要与喘息照护、社区日托型照护、嵌入式照护等多种照护形式结合,在此基础上形成针对居家失能老人不同照护意愿与照护需求的多样化照护方案,与照护等级分级和公共正式照护服务包发展互相促进,形成"识别照护需求—选择照护内容选择—确定照护内容供给方式"这一资源递送路径,在增强居家失能老人及非正式照护者服务选择的自主性和自由度的同时,增加决策模式备选方案及决策弹性。

### 六、积极宣传公共正式照护资源分配决策模式的运行流程

从现实和长远层面看，所有老年人均是公共正式照护资源的最终受益者，因此，是否能够提升整个社会层面对失能老人居家照护问题的认知，促进老年人群体对公共正式照护资源分配决策模式的依从性，决定着决策模式的发展的上限。其一，社会保障、社会保险部门需加大对公共正式照护资源滥用、浪费行为的管理力度，完善公共正式照护资源管理体系，严肃执行针对骗保等行为的惩戒措施，主动控制资源在分配过程中的道德风险。其二，社区要利用上门走访的机会，向居家失能老人及非正式照护者普及照护知识，树立非正式照护与公共正式照护资源协同改进居家照护状态的意识，向有条件的失能老人家庭宣传新型辅助器具和适老化改造方案，协助失能老人改善居家环境，便利非正式照护者的照护工作，同时为正式照护中的临床护理内容提供良好操作环境，放大照护效果，提升照护效率。其三，社区管理机构应向社区居民宣传公共正式照护资源的内容作用以及申领的标准流程，强调公共正式照护资源的重点支持对象、基本服务内容和功能定位，潜移默化地使公共正式照护资源和一般养老资源形成各自的重点支持对象，进而完成对老年群体的分类管理，形成"失能老人受照护，普通老人可养老"的老年保障格局，提升公共正式照护资源分配决策模式的依从性和运行效率。只有公共正式照护资源供需双方，均能够以"促进居家失能老人照护状况改善"这一目标为主线，在合理的利益博弈框架内尽可能充分地进行信息沟通，才能最大程度发挥公共正式照护资源分配决策模式的功能与优势，促进居家失能老人能够获得适宜的公共正式照护资源支持，降低非正式照护者照护压力，提升失能老人家庭发展力，进而促

# 第九章 居家失能老人公共正式照护资源分配决策模式的发展策略

进我国老龄事业、社会保障的发展与社会和谐。

公共正式照护资源分配决策模式的发展策略与发展目标对应关系情况如表 9-3 所示。

**表9-3 公共正式照护资源分配决策模式发展策略—目标对应情况**

| 目标序号 | 目标内容 | 对应策略 |
| --- | --- | --- |
| 目标一 | 明确公共正式照护资源功能定位，调整公共正式照护资源分配决策模式的理念与目标 | 策略一、四、五 |
| 目标二 | 促进公共正式照护资源分配决策过程中各相关方协同性，保障公共正式照护资源分配决策模式高效、稳定运行 | 策略二、三、五 |
| 目标三 | 发展与公共正式照护资源分配决策模式相适应的决策工具，拓展决策信息、依据来源，增强决策主客体间信息沟通质量 | 策略三、四 |
| 目标四 | 促进社会各方对公共正式照护资源分配决策模式的整体认知和依从性，营造良好的公共正式照护资源分配决策模式外部发展环境 | 策略二、四、五、六 |

# 第十章
## 公共正式照护资源分配决策模式展望与建议

### 一、公共正式照护资源是老年人健康管理社会支持体系的重要组成部分

我国是一个老年人口大国,如何对因衰老、疾病或意外造成功能障碍的失能老人进行照护,是影响社会稳定与发展的重大公共卫生问题。居家照护是我国绝大多数失能老人首选的照护方式,然而诸多理论与调查研究结果均表明,我国失能老人居家照护正面临"非正式照护力量持续衰弱,正式照护力量尚不成熟"的严峻挑战。

特别是在我国经济高速发展,城市化进程加快的背景下,以上海市为代表的超特大城市居家失能老人的照护问题更加突出。实际上,虽然相比农村和一般城市,超特大城市的社会保障资源更加丰富,对失能老人、残疾人等重点人群的社会支持体系更加完善,但与之对应的是超特大城市的失能老人照护需求和照护意愿更加多样化,对照护质量更加敏感,对照护服务的内容与形式存在更高的要求和预期。同时,由于生活节奏快等因素,超特大城市的非正式照护力量往往更加脆弱,长此以往,大量超特大城

市的居家失能老人将陷入无法获得适宜照护服务的"照护真空"困境。在这种背景下,"公共正式照护资源"应运而生。

本研究将"公共正式照护资源"界定为一种由政府、公共组织或经过公共授权的组织,利用以税收为代表的公共财政向个人或社会照护服务供给单位购得后,向失能老人进行分配的正式照护。根据这一内涵,不难看出如长期护理保险、社区嵌入式照护服务等形式的公共正式照护资源,对支持失能老人居家照护、缓解非正式照护压力具有"托底"的重要作用,合理利用这部分资源,对完善我国超特大城市老年人健康管理社会支持体系,提升我国居家失能老人照护状态,增强居家失能老人家庭发展力有巨大意义。

在我国公共正式照护资源总量、内容、形式均较社会支持体系建设初期取得巨大发展的时代背景下,继续将公共正式照护资源发展的重心单纯放在拓展总量上,显然难以适应我国居家失能老人日益多元的照护需求。解决居家失能老人及非正式照护者对照护服务"求而不得、得非所需"的问题,关键在于提升公共正式照护资源分配的精确性。从我国现状来说,公共正式照护资源在基层进行分配的过程,就是以家庭医生为代表的社区工作人员,依据既定的标准与流程,对多种分配方案中的一种进行决策与实践的过程。这种公共正式照护资源分配决策模式在流程上是否科学,能否产出符合资源功能目标和支持对象需求的高质量决策,是实现公共正式照护资源向居家失能老人精准递送的重要保障。公共正式照护资源本就存在较高被滥用与浪费的风险,而这种风险会在资源分配决策模式不完善的情况下被迅速放大,导致居家失能老人依然难以得到足够的公共正式照护资源支持,公共正式照护资源丧失价值等严重后果。

本研究建议，我国政府管理部门及社会组织作为公共正式照护资源筹集者、管理者、供给者三位一体的角色，要树立对公共正式照护资源筹集与分配"开源节流"的意识。在发展包括长期护理保险在内的多种公共正式照护资源的过程中，必须重视分配效率及对公共正式照护资源支持效果、效益的评价。通过明确公共正式照护资源的功能与目标定位，精细化资源支持的重点目标人群、具体服务内容和形式，同时从理念革新、政策保障、规范制定等方面持续关注、完善和发展公共正式照护资源分配决策模式，提升公共正式照护资源分配效率，使公共正式照护资源在居家失能老人照护工作中的功能被切实发挥。

## 二、促进资源合理分配应作为老年人等重点人群社会支持体系的建设重点

本研究基于决策论的理论视角，对德国、美国、日本与我国公共正式照护资源分配决策模式进行了对比分析，结果提示我国决策模式还较为粗糙，主要体现在决策要素定位不明确以及决策程序存在缺陷两方面。此前，我国部分研究往往将公共正式照护资源分配合理性欠佳的问题归因于照护需求评估量表工具结构不合理、指标不全、照护服务分级粗放，或照护资源筹集、供给过程单一等。公共正式照护资源分配决策模式是一套完整的系统，单纯关注决策工具这一种要素，而不去考虑决策主体的能力水平、决策客体的准入门槛、决策目标的明确与合理性、决策情境的复杂性等多个决策要素的综合作用，必然会在一些决策要素的设置上产生僵化学习发达国家经验的倾向，造成各决策要素之间脱节，不利于科学决策的产生。

事实上，不仅是针对居家失能老人公共正式照护资源的分

配,"求而不得,得非所需"的问题广泛存在于我国重点人群社会支持体系中。缺乏对资源支持对象状态的全面、持续观察和准确稳定的决策依据收集机制,亦缺乏对决策结果的审核、纠错机制,导致在对老年人、残障人士等重点人群的照护资源分配决策过程中,各决策要素难以发挥作用或作用发挥错位,最终造成决策结果与支持对象及照护者的需求脱节,公共正式照护资源的功能与作用难以发挥。

上海市公共正式照护资源分配决策模式存在的问题与国家层面既有共性又有不同。由于以长期护理保险为代表的上海市现行决策模式是对申领公共正式照护资源对象在一个时间点上的一次性决策,故依然存在缺乏对家庭医生决策过程的监督以及对决策结果进行审核的相关机制。家庭医生作为重要的决策主体,在整个分配决策模式中的表现过于被动。此外,结合决策模式运行的实际情况,本研究认为上海市现行决策模式还存在重点支持对象定位不准确;决策准则缺乏对除失能情况与患病情况外其他能够影响决策客体照护状态因素的考量;决策客体存在骗取公共正式照护资源支持等级或服务内容的道德风险等问题。

本研究建议,为了使公共正式照护资源能够发挥应有功能,避免资源浪费和滥用情况,上海市应继续从增强分配决策模式普适性角度,使公共正式照护资源分配决策模式同其他脆弱人群社会支持资源分配路径对接,实现对不同人群社会支持性资源分配决策的全流程管理。同时也要从家庭医生的决策和管理技能培养、配套资源支持等多个方面,持续维护和优化现行决策模式。应将优化重心放在机制优化层面,社区卫生服务中心、社区居委会、街道残疾人联合会等基层机关要在居家失能老人照护工作上形成以条约或行动规范为保障的、稳定高效的联动机制,降低信息壁垒，扭转目前由家庭医生全权负责决策带来的个体决策局限性，使来自不同机关的决策人员能够在通力合作的情况下，从多方面获取居家失能老人及非正式照护者的真实特征与照护状况，从而发挥组织决策优势，提升决策效率，降低产生错误决策的风险，使公共正式照护资源分配决策模式结构更加科学，运转更加流畅，功能更加强大。

## 三、辅助决策机制是优化上海市公共正式照护资源分配决策模式的关键

通过对上海市公共正式照护资源分配决策模式存在问题的影响因素进行分析，发现若要对上海市现行决策模式进行优化，重点在于补足3块短板：第一，单一决策主体难以应对数量庞大的老年人群体，决策随意性大、稳定性差的问题；第二，对居家失能老人照护状态的考察较为片面，决策信息与决策依据对非正式照护状态关注不足的问题；第三，决策模式在运行机制上缺乏对居家失能老人相关状况的连续性关注，亦缺乏决策信息与决策依据判别审核机制的问题。故本研究认为，若能够在上海市现行决策模式的基础上，向其中嵌入一种对公共正式照护资源分配决策工作起辅助功能的运行机制，使决策模式能够在引入其他相关方辅助家庭医生进行决策的同时，对居家失能老人个体及家庭背景情况的考察更为稳定，健康状况与非正式照护状况相关信息收集更为全面，对公共正式照护资源重点支持对象更为聚焦，那么就能够在一定程度上解决和控制上海市现行决策模式中存在的各类问题。

实质上，国外及国内部分公共正式照护资源分配决策模式中，这类能够对决策发挥辅助作用的架构设计通过不同的形式广泛存在：一是通过拓展决策信息的收集全面性上对决策进行辅助，

从多方面建立对决策客体的各类信息收集渠道。如日本公共正式照护资源分配决策模式在决策信息收集时不仅要凭借《要介护认定调查表》，家庭医生出具的健康状况意见、调查员上门记录的居家失能老人个体特别情况，均是会在后续照护等级认定中被重点关注的主要决策依据；二是在决策工作完成后或过程中设立审核及决策评估环节，对可能产生的失准、失误评估结果进行及时更正。如德国公共正式照护资源分配决策模式由第三方评估机构得出决策结果后，还要经过公立部门审核再告知申请人；三是通过设计对决策客体的筛选机制，提前将公共正式照护资源的非重点支持对象剔除，从而保证资源分配的针对性。如北京市在2020年发布的《北京市老年人能力综合评估工作指引》（京民养老发〔2020〕17号）中，明确提出决策工作在上门调查前应做好预调查工作，通过沟通说明，说服经初步了解后身体状况大概率不能评为失能的老年人撤回或中止申请，以减少误申请、无效申请等情况发生。

本研究所研制公共正式照护资源分配辅助决策机制，在整体架构上遵循了上海市公共正式照护资源分配决策模式的运行框架，以决策论一般原理和公共决策理论为支撑，从发挥辅助决策对决策工作的前瞻性判断和决策信息收集提供两个角度，针对优化上海市公共正式照护资源分配决策模式的短板进行补足和优化，主要具有将家庭医生签约服务和建立健康档案作为执行决策工作的必要环节，将非正式照护者的参与以及对非正式照护的关注纳入公共正式照护资源分配决策过程中，以及在嵌入辅助决策机制后使上海市现行决策模式形成了对同一决策客体的两轮决策等特点。

公共正式照护资源分配辅助决策机制的提出与研制，能够为上海市及其他城市的决策模式在优化方向方面提供指引与启示。

实际上，不仅是长期护理保险这一较为典型的公共正式照护资源，重点人群社会支持体系中的其他资源在分配过程中，也应注重发挥辅助决策的功能与作用，改变目前对资源需方个体状况了解不全面、不充分的现状，对影响需求的各类因素展开持续、连续地关注，使产生的决策结果与现实状况更为贴近，更加符合需方对公共资源的实际需要。故建议，在本研究根据上海市实际情况所研制的辅助决策机制之外，国内其他类型公共正式照护资源在分配过程中，亦应反思是否需构建辅助决策机制以促进决策，使公共正式照护资源能够以需求为导向与居家失能老人精准对接。

### 四、优化上海市现行决策模式的着眼点在于决策要素与程序的系统性改良

相比于既往研究致力于通过完善调查工具、拓展考察指标等方式增强居家失能老人照护需求的分析维度，进而对公共正式照护资源分配决策模式进行优化的思路，本研究在决策论和公共决策理论的指导下，更加注重通过对公共正式照护资源分配决策模式运行流程的优化以及参与决策工作各方工作机制的合理化，以目标和功能为导向，促进包括决策主体、决策情境、决策信息与技术等多个决策要素产生系统变动，实现对上海市公共正式照护资源分配决策模式在结构与运作流程上的全面优化。

对上海市现行决策模式的优化路径，主要通过向其中嵌入辅助决策机制实现。优化后上海市公共正式照护资源分配决策模式的突出特点，就是通过对不同相关方工作内容、职责及决策流程改良，确定了"以家庭医生为主，以居委会及街道残疾人联合会支持为辅，重视居家失能老人非正式照护状态"的新型决策方案，进而以优化决策主体结构为主线，带动决策模式要素和程序两个

层面优化。

在决策要素的优化方面,除了引入更加多元的决策主体,还包括延长决策时间以对决策情境进行合理化、充分发挥健康档案的作用以收集更加全面客观的决策信息等。基于不同决策主体能够在公共正式照护资源分配决策工作中发挥的功能以及日常工作内容,为家庭医生、社区居委会及街道残疾人联合会工作人员制定了在优化后决策模式中明确的工作目标、工作流程、各工作阶段所使用的相关决策工具和相关注意事项说明,组成操作指南,指导其在优化后决策模式中的各项工作。

在决策程序的优化方面,通过嵌入辅助决策机制将优化后公共正式照护资源分配决策模式分为两个阶段,在上海市现行决策模式框架的基础上,对包括决策问题原因分析、可行方案列举、最佳方案选定、决策评估与反馈等决策程序进行了完善与优化。这些优化一方面能够在一定程度上控制目前大量老年人盲目申请公共正式照护资源带来的资源支持目标失准问题,另一方面则可通过拉长决策流程,促进决策信息的充分收集以及决策结果评估,提升决策过程的合理性与科学性,降低因决策过程不健全带来的对决策主体与客体的利益损害。

针对上海市公共正式照护资源分配决策模式的优化思路改变了一直以来对决策模式或管理流程进行完善和优化的过程中"重工具革新,轻机制变动"的固化路径,探索了对复杂系统进行完善的另一种可靠方案。就公共正式照护资源分配决策模式优化工作来说,对现有决策工具的改良固然重要,但在我国现行社区基层管理体制下,在国外被证实具有信效度的复杂决策工具通常受到居家失能老人配合度差、工作人员能力有限等问题的限制,难以针对我国实际情况产生同等效果。本研究建议,随着我国供给侧结构性改革不断推进，公共资源类型不断丰富，在社会管理和社会治理层面更应该对社区基层工作流程和机制的变革与优化进行深度思考。应当通过健全公共正式照护资源筹集机制，促进社区明确并高效执行合理的工作流程，健全决策后评估反馈与照护服务质量评估机制等途径，从公共正式照护资源筹集—分配全流程的角度，对公共正式照护资源分配决策模式进行持续完善。

## 五、上海市实施优化后公共正式照护资源分配决策模式仍需克服多项阻力

通过沙盘推演，本研究发现以上海市社区目前的实际条件，虽然具备了一定程度实施和运行优化后公共正式照护资源分配决策模式的基础，但也同时存在来自多个方面的阻力。这些阻力主要包括决策主体能力不足、外部条件支持不充分、多元决策主体之间联动工作机制存在实施阻碍以及居家失能老人及其他公共正式照护资源申请者可能对优化后决策模式依从性不佳等。

优化后决策模式在上海市社区实施面临的各项阻力，某种程度上代表了目前居家失能老人照护及健康管理工作在社区层面发展面临的普遍困境。从人力资源角度，不仅在上海市，多名学者的研究均表明我国家庭医生在技能培养上与临床医生高度相似，与其在社区的工作内容存在一定程度的脱节，同时缺乏对家庭医生健康管理能力的针对性培训和适当激励，导致家庭医生的健康管理能力和决策能力较弱，缺乏通过居家失能老人个体情况与非正式照护状态，从定量和定性两个层面对分配公共正式照护资源进行决策的能力；从外部支持条件角度，目前我国社区居民健康档案在建立、保管与利用方面均存在不足，电子健康档案信息的横纵向联系不佳，"死档"过多，难以指导社区健康管理工作。目

前社区健康档案建设广泛存在健康信息碎片化和管理主体积极性不足的问题，难以对居民健康状态进行动态更新。健康档案无法产生应有功能，相当于从根本上限制了家庭医生对居家失能老人健康状况、失能情况、照护情况进行追踪的能力，也限制了社区卫生服务中心对辖区内开展健康管理工作的能力，对公共正式照护资源分配决策模式的运行效率产生极大制约。这些阻力不仅制约着公共正式照护资源分配决策模式实施与优化，同时也会对上海市社区基层治理效果与社区事务管理效率产生影响，制约着上海市社区卫生健康事业的发展。

本研究建议，对公共正式照护资源进行整合，建立可持续的公共正式照护资源分配决策模式优化机制，需要建立对社区基层人力、物力投入的阶段性、组合式支持举措。一方面需要激励和强化家庭医生针对社区健康与相关事务的管理能力，顺应目前社区管理信息化、智能化的趋势，引入社会力量对健康档案的功能进行充分完善，使家庭医生有能力、有工具、有动力主导公共正式照护资源分配决策工作；另一方面则需要促进社区基层卫生、行政和社会组织之间围绕促进居家失能老人照护这一目标，利用信息化手段为联动工作提供条件，构建信息交流平台，不仅要针对决策所需信息进行线上沟通，也要向社区居民进行广泛宣传，尤其提升老年人、失能老人、非正式照护者对公共正式照护资源的认知，通过组合措施改善社区综合治理条件，促进优化后公共正式照护资源分配决策模式得以实施普及。

## 六、持续优化与发展公共正式照护资源分配决策模式需要多方面策略支持

我国在"十四五"规划纲要中将健全基本养老服务体系，发

展普惠型养老服务，支持家庭承担养老功能作为实施积极应对人口老龄化国家战略的关键。以提升居家失能老人照护状态，补充保护家庭非正式照护能力为功能的公共正式照护资源，是健全我国社会保障体系与老年服务体系的重要战略资源。公共正式照护资源分配决策模式的构建、优化与发展并非一蹴而就，而是需要根据我国实际采用系统性策略。本研究认为，持续优化发展公共正式照护资源分配决策模式，需要达成四项子目标：即明确公共正式照护资源促进失能老人居家照护，补充与保护非正式照护力量的功能定位，将合理利用公共正式照护资源树立为资源分配决策模式的理念与目标；促进社区卫生服务中心、居委会及残疾人联合会等单位在公共正式照护资源分配决策工作中的协同性，保障公共正式照护资源分配决策模式高效、稳定运行；持续发展居民个人健康档案等公共正式照护资源分配决策模式所需工具，增强决策信息和依据的可靠性，促进决策主客体间照护需求信息对称；促进居家失能老人及非正式照护者对公共正式照护资源分配决策模式的认知和依从性，营造良好的决策模式外部发展环境。基于上海市实际条件，本研究在元治理理论的指导下，从加强公共正式照护资源管理制度建设、赋能基层多元决策主体协作联动、发展专业决策团队运维决策模式、提升失能老人照护需求分析精度、拓展照护供给方案增强决策弹性和促进社会认知保障决策模式运行方面构建了6项支持策略。

　　目前，国内重点人群社会支持体系的建设上处于起步阶段，各类公共正式照护资源依然尚未整合，各地公共正式照护资源分配决策模式的工作流程与决策准则均存在较大差异。在我国公共正式照护资源总量不断上升、居家失能老人照护需求日益多样的大背景下，任何城市在公共正式照护资源发展到一定水平之后，

## 第十章 公共正式照护资源分配决策模式展望与建议

均可能面临照护资源分配精度下降、供需错位等诸多问题和挑战。上海市作为国内公共正式照护资源总量较为充足、居家失能老人数量较多、公共正式照护资源分配决策模式建设起步较早的城市，其发展过程中面临的问题可利于其他城市所认知和避免。本研究希望经由本次立足于上海市，对公共正式照护资源的内涵概念、现行公共正式照护资源分配决策模式存在问题、优化方案及发展策略的分析结果，可以由点及面地为国内其他城市建设发展与当地居家失能老人实际照护情境相匹配的公共正式照护资源分配决策模式提供经验及策略支持。

# 参考文献

[1] 全国老龄工作委员会办公室.老龄政策理论研究(2017)[M].北京:华龄出版社,2018:687.

[2] 景跃军,李元.中国失能老年人构成及长期护理需求分析[J].人口学刊,2014,36(2):55—63.

[3] 卜子涵,黄安乐,李青云,等.中国失能老人长期照护需求的meta分析[J].中国老年学杂志,2020,40(5):1013—1017.

[4] World Health Organization. World report on ageing and health[R]. Geneva: World Health Organization, 2016:123.

[5] 景跃军,李涵,李元.我国失能老人数量及其结构的定量预测分析[J].人口学刊,2017,39(6):81—89.

[6] 国家卫生计生委统计信息中心.2013第五次国家卫生服务调查分析报告[M].北京:中国协和医科大学出版社,2015:95.

[7] 葛延风,王列军,冯文猛,等.我国健康老龄化的挑战与策略选择[J].管理世界,2020,36(4):86—96.

[8] 张广利,马万万.我国老人长期照护的模式选择[J].华东理工大学学报(社会科学版),2012,27(3):33—39.

[9] 徐萍,钟清玲.社区居家式失能老人长期照护服务研究进展[J].中国老年学杂志,2016,36(12):3076—3078.

[10] 郭丽娜,郝勇.个体健康、家庭照护和社会供给:谁更影响老人的居家养老服务需求[J].西北人口,2019,40(5):36—49.

［11］全国老龄工作委员会办公室.第四次中国城乡老年人生活状况抽样调查总数据集［M］.北京：华龄出版社，2018：220.

［12］中华人民共和国中央人民政府.国务院关于实施健康中国行动的意见［EB/OL］.（2019-07-15）［2020-07-01］.http：//www.gov.cn/zhengce/content/2019-07/15/content_5409492.htm.

［13］王晶，张立龙.老年长期照护体制比较——关于家庭、市场和政府责任的反思［J］.浙江社会科学，2015（8）：60—68.

［14］Houtven C H V, Norton E C. Informal care and health care use of older adults［J］. Health Eco, 2004, 23（6）：1159-1180.

［15］王莉，王冬.老人非正式照护与支持政策——中国情境下的反思与重构［J］.人口与经济，2019（5）：66—77.

［16］马文娟，王玉环，黄伟，等.基于测算非正式照护时间视角分析居家失能老年人对非正式照护的需求［J］.中国老年学杂志，2018，38（19）：4789—4792.

［17］袁笛，陈滔.正式和非正式照护的平衡：内涵、困境与对策［J］.内蒙古社会科学，2020，41（6）：174—180.

［18］Kong F L, Xu L Z, Kong M, et al. The relationship between socioeconomic status, physical health, and need for long-term care among the Chinese elderly［J］. Int J Environ Res Public Health, 2019, 16（12）：2124.

［19］侯蔚蔚，王玉环，冯雅楠，等.居家非正式照护者与失能老年人生活满意度比较［J］.中国老年学杂志，2013，33（5）：1115—1118.

［20］谷应雯，尚越.中国失能老人照护模式选择及其影响因素分析——基于非正式照护与正式照护的关系［J］.卫生经济研

究,2021,38(1):54—57.

[21] 张盈华,闫江.中国养老服务现状、问题与公共政策选择[J].当代经济管理,2015,37(1):51—56.

[22] 袁笛,陈滔.低收入老人长期照护需求和需求满足——基于照护资源整合的视角[J].西北人口,2019,40(4):106—117.

[23] 刘德浩.长期照护制度中的家庭团结与国家责任——基于欧洲部分国家的比较分析[J].人口学刊,2016,38(4):36—47.

[24] 丁一,吕学静.发达国家(地区)老年人长期照护制度研究综述——兼论中国老年人长期照护制度的对策[J].学术论坛,2013,36(12):120—128.

[25] 徐萍,钟清玲.社区居家式失能老人长期照护服务研究进展[J].中国老年学杂志,2016,36(12):3076—3078.

[26] 曹煜玲.我国老年人的照护需求与服务人员供给分析——基于对大连和南通的实证研究[J].人口学刊,2014,36(3):41—51.

[27] 郑伟,姚奕,刘子宁,等.长期护理保险制度的评估框架及应用:基于三个案例的分析[J].保险研究,2020(10):65—78.

[28] 王庆,于保荣.中国长期照护保险制度试点分析及未来发展的政策建议[J].卫生经济研究,2021,38(2):3—7.

[29] 曾旗,胡延松.管理学原理[M].武汉:武汉理工大学出版社,2014:101.

[30] 杜鹏,纪竞垚.中国长期照护政策体系建设的进展、挑战与发展方向[J].中国卫生政策研究,2019,12(1):29—34.

[31] 涂爱仙.供需失衡视角下失能老人长期照护的政府责任研究[J].江西财经大学学报,2016(2):70—76.

[32] 蒋曼,罗力,何世英,等.国内外长期护理保险需求评估的对比分析[J].中国卫生资源,2019,22(1):20—23.

[33] 桂前,严姝霞,王燕君,等.国外养老机构护理需求评估工具的介绍及其对我国的启示[J].中国全科医学,2018,21(31):3906—3910.

[34] 董丽丽,梁涛.缓和照护需求识别评估工具的研究进展[J].解放军护理杂志,2021,38(2):75—78.

[35] 符美玲,陈登菊,杨巧,等.关于构建我国长期照护服务体系的思考[J].医学与哲学(A),2016,37(7):46—49.

[36] 李珍,雷咸胜.当前我国建构长期照护保障制度的逻辑反思与现实选择[J].江西财经大学学报,2019(4):69—81.

[37] 刘晓梅,成虹波,刘冰冰.长期照护保险制度的脆弱性分析——日本的启示与我国的反思[J].社会保障研究,2019(2):93—104.

[38] 孙鹃娟,吴海潮.我国老年人长期照护的供需特点及政策建议[J].社会建设,2019,6(6):3—14.

[39] 崔玲玲,马颖,陆龙滨,等.我国"医养结合"服务存在问题的系统分析[J].中国卫生事业管理,2017,34(3):238—240.

[40] 毛景.长期照护风险的规制——日本的立法经验及其借鉴[J].现代日本经济,2019,38(3):73—83.

[41] 胡苏云.长期护理保险制度试点实践——上海案例分析[J].华东理工大学学报(社会科学版),2018,33(4):84—92.

[42] 胡宏伟,李延宇.我国老年长期照护保险筹资、补偿水平优化

设计研究——兼论老年照护保险框架设定[J].河北大学学报(哲学社会科学版),2017,42(5):117—128.

[43] 王晶,张立龙.老年长期照护体制比较——关于家庭、市场和政府责任的反思[J].浙江社会科学,2015(8):60—68.

[44] 罗丽娅,丁建定.长期照护服务的国际实践举措与启示[J].学习与实践,2019(6):67—76.

[45] 姬飞霞,王永梅,张航空.老年照护服务市场化供给:理论基础、制约因素与优化路径[J].社会建设,2019,6(6):15—24.

[46] 刘涛,何亮,李金辉.我国商业养老保险介入养老产业链的策略研究——基于国际经验的研究视角[J].国际经济合作,2019(3):113—123.

[47] 罗丽娅,丁建定.典型福利国家老年长期照护服务的国际比较与价值启示[J].经济社会体制比较,2021(1):22—32.

[48] León M, Migliavacca M. Italy and Spain: Still the case of familistic welfare models?[J]. Population Review, 2013, 53(1): 25–42.

[49] 张文娟,李念.现金或服务:长期照护保险的给付制度分析[J].中国卫生政策研究,2020,13(2):1—9.

[50] 韩丽,胡玲.长期护理保险待遇给付的现实困境及优化路径研究[J].卫生经济研究,2020,37(7):49—52.

[51] Rhee J C, Done N, Anderson G F. Considering long-term care insurance for middle-income countries: comparing South Korea with Japan and Germany[J]. Health Policy, 2015, 119(10): 1319–1329.

[52] Cuellar A E, Wiener J M. Can social insurance for long-term

care work? The experience of Germany[J]. Health Affairs, 2000, 19(3): 8-25.

[53] Lin H, Prince J. The impact of the partnership long-term care insurance program on private coverage[J]. Journal of Health Economics, 2013, 32(6): 1205—1213.

[54] 李月娥, 明庭兴. 长期护理保险筹资机制: 实践、困境与对策——基于15个试点城市政策的分析[J]. 金融理论与实践, 2020(2): 97—103.

[55] Yang W, Chang S, Zhang W, et al. An initial analysis of the effects of a long-term care insurance on equity and efficiency: a case study of Qingdao city in China[J]. Research on Aging, 2021, 43(3): 156-165.

[56] 郑阳雨璐, 潘国臣, 陈森松. 财务可持续的长期照护制度构建研究——基于台湾地区的经验[J]. 社会保障研究, 2018(3): 102—112.

[57] 李涛. 长期照护保险立法模式选择与难点突破[J]. 社会科学战线, 2019(06): 226—230.

[58] Hajek A, Lehnert T, Wegener A, et al. Do individuals in old age prepare for the risk of long-term care? Results of a population-based survey in Germany[J]. International Journal of environmental research and public health, 2018, 15(10): 2189.

[59] Wee S L, Hu A J, Yong J, et al. Singaporeans' perceptions of and attitudes toward long-term care services[J]. Qualitative health research, 2015, 25(2): 218-227.

[60] 孙鹃娟, 吴海潮. 我国老年人长期照护的供需特点及政策建

议[J].社会建设,2019,6(6):3—14.

[61] 宋平,刘晓颖,刘小溪,等.社区失能老年人长期照护需求的调查研究[J].护理研究,2019,33(3):381—385.

[62] 刘习羽,田静娟,崔玉,等.失能老人长期照护现状及影响因素研究——基于2018年CLHLS数据的分析[J].现代预防医学,2021,48(3):507—510.

[63] 李玮彤,徐桂华.老年人照护需求综合评估研究现状及进展[J].中国全科医学,2018,21(27):3290—3295.

[64] Matsuda S, Yamamoto M. Long-term care insurance and integrated care for the aged in Japan[J]. International Journal of Integrated Care, 2001, 1(3): 28-33.

[65] Kim S H, Kim D H, Kim W S. Long-Term Care Needs of the Elderly in Korea and Elderly Long-Term Care Insurance[J]. Social Work in Public Health, 2010, 25(2): 176—184.

[66] Department of Public Health, Australian Government. Aged Care Assessment Program Guidelines[EB/OL]. (2015-05-01)[2020-12-13].https://www.health.gov.au/initiatives-and-programs/aged-care-assessment-programs.

[67] 孙欣然,孙金海.国内外养老照护评估现状及对我国养老照护分级的启发[J].中国全科医学,2017,20(30):3719—3724.

[68] 桂前,王燕君,张沁,等.基于国际居民长期照护评估工具的养老机构不同能力等级老年人照护需求研究[J].中国全科医学,2019,22(4):473—477.

[69] 王蓉蓉,赵庆华,王富兰,等.基于ICF理论老年人长期照护需求评估问卷的研制与信效度检验[J].护理研究,2021,35

(9): 1511—1515.

[70] 冯景景, 张利, Sally CHAN. 长期照护评估工具的研究进展[J]. 中国康复理论与实践, 2019, 25(2): 208—212.

[71] 马晶, 杨天红. 长期护理需求评估体系建设研究——基于地方试点与德国实践[J]. 重庆大学学报(社会科学版), 2021, 27(2): 176—187.

[72] 胡秀英, 白春兰, 徐小凤, 等. 急速老龄化进程下中国老年人全程健康照护模式探讨[J]. 中国护理管理, 2018, 18(5): 590—596.

[73] Wagner L, Campbell L, van der Veen R, et al. Health systems and long-term care for older people in Europe. Modelling the interfaces between prevention, rehabilitation, quality of services and informal care-an action research project[J]. International Journal of Integrated Care, 2011(11): e112.

[74] Verbakel E. How to understand informal caregiving patterns in Europe? The role of formal long-term care provisions and family care norms[J]. Scandinavian Journal of Public Health, 2018, 46(4): 436-447.

[75] Miller E A, Allen S M, Mor V. Commentary: Navigating the labyrinth of long-term care: shoring up informal caregiving in a home- and community-Based World[J]. Journal of Aging & Social Policy, 2009, 21(1): 1-16.

[76] Lu B, Liu X T, Piggott J. Informal long term care in China and population ageing: evidence and policy implications[J]. Population Review, 2015, 54(2): 28-41.

[77] 张继元. 社区医养结合服务: 日本的探索与启示[J]. 安徽师

范大学学报(人文社会科学版),2021,49(3):74—82.

[78] 应天煜,唐婧怡,王开帅,等.家庭权力关系视角下的老年人商业养老服务消费决策模式研究[J].浙江大学学报(人文社会科学版),2020,50(4):47—60.

[79] 郝勇,陈谦谦.长期护理保险的居家照护供给结构研究[J].华东理工大学学报(社会科学版),2018,33(4):108—116.

[80] 胡善菊,张琪蒙,赵李洋,等.社区卫生机构参与医养结合的SWOT条件分析[J].中国老年学杂志,2021,41(13):2891—2895.

[81] 肖瑛琦,蒋晓莲.中国长期护理保险制度试点分析与思考——基于首批试点城市的比较[J].中国老年学杂志,2020,40(2):441—448.

[82] 石琤.社会照护给付:英国经验与中国选择[J].湖湘论坛,2019,32(2):143—152.

[83] 江海霞,郑翩翩,高嘉敏,等.老年长期照护需求评估工具国际比较及启示[J].人口与发展,2018,24(3):65—73.

[84] 陈芳芳,任泽涛,程煜.老年照护需求评估的内涵、实践与制度构建[J].宏观经济管理,2019(10):39—45.

[85] 李明,李士雪.中国失能老年人口长期照护服务体系的发展策略[J].山东社会科学,2014(5):95—99.

[86] 孙纪成.系统论的理论及其现实意义[J].河北学刊,1985(6):49—53.

[87] 萧焜焘.科学认识史论[M].北京:商务印书馆,2019:698.

[88] Bertalanffy L V. The history and status of general systems theory. the acade Manage J,1972,15(4):407—426.

[89] 岳成浩,成婧.危机能管理吗?——基于西蒙决策理论的视角

[J].中国行政管理,2016(2):136—140.

[90] Simon H A. Administrative behavior: How organizations can be understood in terms of decision processes[M]. Roskilde: Roskilde University, 1994: 5.

[91] 方齐云.完全理性还是有限理性——N·A·西蒙满意决策论介评[J].经济评论,1994(4):39—43.

[92] 李文钊.公共组织决策理论:起源、模型与发展趋势[J].管理世界,2006(12):146—151.

[93] 李路路,宋臻."有限理性"视角下的组织决策:基于一个援助扶贫项目的个案研究[J].社会,2007(5):134—143.

[94] 赵发珍.我国突发事件中的应急情报研究——一个文献综述[J].现代情报,2020,40(2):168—177.

[95] 薛澜,赵静.转型期公共政策过程的适应性改革及局限[J].中国社会科学,2017(9):45—67.

[96] 吕军.组织行为学:卫生视角[M].上海:复旦大学出版社,2018:144.

[97] 倪星,付景涛.公共管理学[M].大连:东北财经大学出版社,2018:228.

[98] 周雪光.组织社会学十讲[M].北京:社会科学文献出版社,2003:111.

[99] 王义保,曹明.公共政策分析[M].徐州:中国矿业大学出版社,2017:199.

[100] 向涛,马金城.公共管理学概论[M].北京:中国商业出版社,2001:135.

[101] 王青梅.组织决策非正式规则研究[D].长春:吉林大学,2012.

[102] 章平, 刘婧婷. 公共决策过程中的社会意见表达与政策协商——以新医改政策制定为例[J]. 政治学研究, 2013(3): 57—68.

[103] 唐任伍, 马宁, 刘洋. 中国政府机构改革: 元问题、元动力与元治理[J]. 中国行政管理, 2018(11): 21—27.

[104] 易艳阳, 周沛. 元治理视阈下养老服务供给中的政府责任研究[J]. 兰州学刊, 2019(4): 184—193.

[105] 孙珠峰, 胡近. "元治理"理论研究: 内涵、工具与评价[J]. 上海交通大学学报(哲学社会科学版), 2016, 24(3): 45—50.

[106] 黎春娴. 元治理理论视角下我国养老服务供给侧结构性改革路径研究[J]. 内蒙古农业大学学报(社会科学版), 2019, 21(5): 72—77.

[107] 周莹. 残障人群健康状况与照护需求评估工具及应用研究[D]. 上海: 复旦大学, 2020.

[108] 张存刚, 李明, 陆德梅. 社会网络分析——一种重要的社会学研究方法[J]. 甘肃社会科学, 2004(2): 109—111.

[109] 魏瑞斌. 社会网络分析在关键词网络分析中的实证研究[J]. 情报杂志, 2009, 28(9): 46—49.

[110] 秦俭. 农村独居老人养老困境及其化解之道——以社会支持网络理论为分析视角[J]. 湖南社会科学, 2013(3): 109—112.

[111] 陈向明. 扎根理论的思路和方法[J]. 教育研究与实验, 1999(4): 58—63.

[112] 贾旭东, 谭新辉. 经典扎根理论及其精神对中国管理研究的现实价值[J]. 管理学报, 2010, 7(5): 656—665.

[113] 汪涛,陈静,胡代玉,等.运用主题框架法进行定性资料分析[J].中国卫生资源,2006(2):86—88.

[114] Hewitt-Taylor J. Use of constant comparative analysis in qualitative research[J]. Nur Stand, 2001, 15(42): 39-42.

[115] 荣超,汤真清,冯学山,宋静.基于诊断树方法论证上海市社区全科医师团队发展现状[J].中国农村卫生事业管理,2014,34(4):373—375.

[116] 孙国强.管理研究方法[M].上海:上海人民出版社,2019:214.

[117] 冯智明.国家一级人力资源管理师复习考试通关攻略[M].杭州:浙江工商大学出版社,2018:92.

[118] 唐恢一.系统学——社会系统科学发展的基础理论[M].上海:上海交通大学出版社,2013:49.

[119] 唐钧,冯凌.长期照护的全球共识和概念框架[J].社会政策研究,2021(1):18—38.

[120] 曹艳春,王建云.老年长期照护研究综述[J].社会保障研究,2013,(3):56—65.

[121] Morris R. Long term care: principles, programs, and policies[J]. Journal of Public Health Policy, 1988, 9(4): 568-571.

[122] World Health Organization. Towards an international consensus on policy for long-term care of the ageing[R]. Geneva: World Health Organization, 2000: 6.

[123] 邬沧萍,谢楠.关于中国人口老龄化的理论思考[J].北京社会科学,2011(1):4—8.

[124] 宋岳涛,杨兵.老年长期照护[M].北京:中国协和医科大学出版社,2015:11—13.

[125] International Labour Organization. Care work and care jobs for the future of decent work[R]. Geneva: International Labour Organization, 2018: 1.

[126] 黄欢欢,肖明朝,曹松梅,等.老年人非正式照护研究热点分析[J].中华护理教育,2020,17(10):880—885.

[127] 田双月,刘帅,王志稳.中重度失智老人居家照护者困扰问题及需求调研[J].中国护理管理,2019,19(10):1502—1507.

[128] 姬小童,王国军.发展社区居家型长期护理的必要性研究[J].卫生经济研究,2019,36(7):56—57.

[129] 韩烨,冀然,付佳平.民办养老机构可持续发展的困境及对策研究[J].人口学刊,2021,43(4):89—97.

[130] Qian Y, Jie C, Ge D, et al. Gender difference in utilization willingness of institutional care among the single seniors: evidence from rural Shandong, China[J]. International Journal for Equity in Health, 2017(16): 77.

[131] 王震.居家社区养老服务供给的政策分析及治理模式重构[J].探索,2018(6):116—126.

[132] 王珍.城市居家养老服务中政府行为研究[D].华中科技大学,2019.

[133] 项显生.我国政府购买公共服务边界问题研究[J].中国行政管理,2015(6):38—45.

[134] 赵宇峰.公共管理学[M].西安:西安电子科技大学出版社,2018:116—117.

[135] 张志元,郑吉友.我国农村失能老人居家养老服务多元供给思考[J].河北经贸大学学报,2018,39(5):102—108.

[136] 肖云,王冰燕.中国五保失能老人长期照护服务的困境与解困[J].重庆大学学报(社会科学版),2015,21(4):103—108.

[137] 黄懿炘,刘美兰,彭献莹,等.长期护理保险制度下居家护理服务的研究进展[J].护理学杂志,2021,36(11):102—105.

[138] 赵小兰,孟艳春.社区"嵌入式"养老服务模式:优势、困境与出路[J].河北大学学报(哲学社会科学版),2019,44(4):89—95.

[139] 殷志芳.残疾人照护与长期护理保险衔接整合的路径探析[J].残疾人研究,2020(3):48—56.

[140] MBA智库百科.管理模式[EB/OL].(2015-10-12)[2020-08-27].https://wiki.mbalib.com/wiki/管理模式.

[141] 陈洁.人文医院的内涵与管理模式探析[J].中国卫生事业管理,2014,31(9):663—665.

[142] 张红凤,韩琭,闫绍华.转型期公共决策模式路径优化:从传统模式向动态协同模式的转变[J].中国行政管理,2014(10):101—106.

[143] Geyer J. Notes about comparing long-term care expenditures across countries[J]. Int Health Policy Manage, 2020, 9(2): 80-82.

[144] Arntz M, Sacchetto R, Spermann A, et al. The German social long-term care insurance: structure and reform options[J]. ZEW Discussion Papers, 2006(2): No.2625.

[145] Kimmel A, Breuninger K. Reform of the Geman Long-Term Care Insurance a new definition of care dependency

and a new system to assess the need for long-term care[J]. Gesundheitswesen, 2016, 78(7): 477-488.

[146] 李长远,张会萍.发达国家长期护理保险典型筹资模式比较及经验借鉴[J].求实,2018(3):69—78.

[147] Theobald H. Combining welfare mix and New Public Management: The case of long-term care insurance in Germany[J]. Inter J Soc Welfare, 2012(21): 61-74.

[148] Sunderkamp S, Weiss C, Rothgang H. Analysis of public quality reports for home care and long-term care with respect to their usefulness for the customer[J]. Pflege, 2014, 27(5): 325-336.

[149] Kennedy R D. Long-term care of elderly people: United States carefully monitors the private-sector[J]. Bri Med J, 1993, 306(6893): 1690.

[150] Technical Assistance Resource Center. Community Innovations for Aging in Place(CIAIP).(2013-01-01)[2020-11-12]. http://www.ciaip.org.

[151] Mukamel D B, Temkin-Greener H, Delavan R, et al. Team performance and risk-adjusted health outcomes in the Program of All-Inclusive Care for the Elderly(PACE)[J]. Gerontologist, 2006, 46(2): 227-237.

[152] Wallace S P, Cohn J, Schnelle J, et al. Managed care and multilevel long-term care providers: reluctant partners[J]. Gerontologist, 2000, 40(2): 197-205.

[153] 周坚,韦一晨,丁龙华.老年长期护理制度模式的国际比较及其启示[J].社会保障研究,2018(3):92—101.

[154] Someya Y, Wells Y. Current issues on ageing in Japan: a comparison with Australia[J]. Australas J Ageing, 2008, 27(1): 8-13.

[155] Arai Y, Ikegami N. Health care systems in transition □. Japan, Part I. An overview of the Japanese health care systems[J]. Public Health Med, 1998, 20(1): 29-33.

[156] Arai Y, Zarit S H. Exploring strategies to alleviate caregiver burden: effects of the National Long-Term Care insurance scheme in Japan[J]. Psychogeriatrics, 2011, 11(3): 183-189.

[157] Houde S C, Gautam R, Kai I. Long-term care insurance in Japan-Implications for US long-term care policy[J]. J Gerontol Nursing, 2007, 33(1): 7-13.

[158] Maags C. Long-term care insurance adoption in East Asia: politics, ideas, and institutions[J]. Politics Policy, 2020, 48(1): 69-106.

[159] Pozo-Rubio R D, Jiménez-Rubio D. The challenge of sustaining long-term care in aging societies: lessons from Japan and Spain comment on "Financing Long-term Care: lessons From Japan"[J]. Int J Health Policy Manag, 2020, 9(12): 520-523.

[160] 中华人民共和国中央人民政府. 医保局 财政部关于扩大长期护理保险制度试点的指导意见[EB/OL](2020-09-10)[2020-11-01].http://www.gov.cn/gongbao/content/2020/content_5570107.htm.

[161] 原彰, 李雅诗, 李建国. 广州市与部分试点城市的长期护理

保险制度比较研究[J].医学与社会,2021,34(3):107—112.

[162] 周延,孙瑞.社保模式下实物给付型长期护理保险发展瓶颈及对策[J].西南金融,2020(5):54—63.

[163] 孙敬华.中国长期护理保险制度的福利要素评析及优化策略[J].北京社会科学,2019(10):107—116.

[164] 董恩宏,鲍勇.患者信任:医疗质量管理评价方法及其应用[M].北京:企业管理出版社,2016:50.

[165] 万崇华,许传志.调查研究方法与分析[M].北京:中国统计出版社,2016:139.

[166] 杨良斌.信息分析方法与实践[M].长春:东北师范大学出版社,2017:30.

[167] 李丽清,管仕平.统计学原理及应用[M].武汉:华中科技大学出版社,2019:345.

[168] 司徒允昌,陈家桢,张相平.秘书学教程[M].上海:上海人民出版社,2015:52.

[169] 王维,连小华.秘书学[M].延吉:延边大学出版社,2015:44.

[170] 上海市民政局.本市困难残疾人生活补贴和重度残疾人护理补贴发放管理办法[EB/OL].(2021-01-07)[2021-03-27].https://mzj.sh.gov.cn/mz-zcjd/20210107/fa05ab7f9c1e4841b8bb1850b529bbab.html.

[171] 上海市卫生健康委员会.上海市居民电子健康档案服务规范(2020版)[EB/OL].(2020-04-26)[2021-03-27].http://wsjkw.sh.gov.cn/jcws2/20200426/36c5d78b475b473abebf63e9a2432ec4.html.

[172] Shyu Y. Development and testing of the Family Caregiving Factors Inventory (FCFI) for home health assessment in Taiwan[J]. J Adv Nurs, 2000, 32(1): 226-234.

[173] 王姗姗, 薛小玲, 杨小芳, 等. 中文版家属照顾者照顾能力量表在急性心肌梗死患者家属中的信效度研究[J]. 中华现代护理杂志, 2015, 21(6): 645—648.

[174] 靳修, 张红, 芦鸿雁. 西部农村老年患者家庭照护能力的纵向研究[J]. 护理学杂志, 2016, 31(9): 101—103.

[175] Lu L, Wang L, Yang X, et al. Zarit Caregiver Burden Interview: development, reliability and validity of the Chinese version[J]. Psychiatry Clin Neurosci, 2009, 63(6): 730-734.

[176] Reine G, Lancon C, Simeoni M C, et al. Caregiver burden in relatives of persons with schizophrenia: an overview of measure instruments[J]. Encephale. 2003, 29(2): 137-147.

[177] 黄伟, 薛慧英, 李刚, 等. 老年痴呆患者照料者 Zarit 回归分析[J]. 中国公共卫生, 2016, 32(12): 1741—1744.

[178] 陈玉明, 冯辉, 庄晓伟, 等. 精神分裂症患者家属照料负担和生存质量及其相关因素[J]. 中国心理卫生杂志, 2017, 31(3): 203—207.

[179] 王烈, 杨小湜, 侯哲, 等. 护理者负担量表中文版的应用与评价[J]. 中国公共卫生, 2006(8): 970—972.

[180] 郭丽娜, 赵杰, 李砺锋, 等. 中文版老年人自我护理能力量表多中心信效度分析和验证[J]. 现代预防医学, 2018, 45(21): 3841—3845.

[181] Wongpakaran T, Wongpakaran N. Detection of suicide among the elderly in a long term care facility[J]. Clin Interv Aging, 2013(8): 1553-1559.

[182] 肖玉雪,李洁,孙艺丹,等.晚期癌症病人姑息照护质量评价工具研究进展[J].护理研究,2021,35(3):462—464.

[183] 朱晨曦,常明,周影,荣超,樊宏,何达,郑文,孙笛枫.失独家庭父母的社会支持状况及影响因素研究[J].中国全科医学,2018,21(16):1938—1943.

[184] 雷鹏.基于整体性治理理论的老年照护体系优化策略研究——以上海徐汇区为例[D].上海:复旦大学,2017.

[185] 郝模.卫生政策学[M].北京:人民卫生出版社,2013:144.

[186] 唐兴军,齐卫平.治理现代化中的政府职能转变:价值取向与现实路径[J].社会主义研究,2014(3):83—90.

[187] Wang X Q, Chen P J. Population ageing challenges health care in China[J]. Lancet, 2014, 383(9920): 870.

[188] Lin W. The relationship between formal and informal care among Chinese older adults: based on the 2014 CLHLS dataset [J]. BMC Health Services Res, 2019(19): 323.

[189] 秦思敏.长期护理保险运行模式效率研究[D].云南财经大学,2020.

[190] 刘文,王若颖.我国试点城市长期护理保险筹资效率研究——基于14个试点城市的实证分析[J].西北人口,2020,41(5):29—45.

[191] 葛梦溪.中日韩三国长期护理保险中失能等级认定的比较研究[D].上海师范大学,2021.

[192] 周春山,李一璇.发达国家(地区)长期照护服务体系模式

及对中国的启示[J].社会保障研究,2015(2):83—90.

[193] 张晖,许琳.需求评估在长期护理保险中的作用及实施[J].西北大学学报(哲学社会科学版),2016,46(5):124—131.

[194] 张红兵,王小颖.南京市政府购买居家养老服务的风险成因与对策[J].中国老年学杂志,2020,40(24):5334—5339.

[195] 北京市民政局.北京市民政局关于印发《北京市老年人能力综合评估工作指引》的通知[EB/OL].(2020-02-16)[2021-03-20].http://mzj.beijing.gov.cn/art/2020/2/16/art_6112_13000.html.

[196] 杨静,鲍勇.上海市全科医生培养可持续发展的关键问题[J].上海交通大学学报(医学版),2012,32(10):1364—1367.

[197] 王静,任菁菁,张海江,等.香港家庭医生教育培养体系简介及对内地的启示[J].中国全科医学,2016,19(20):2367—2370.

[198] 申鑫,姜恒,冯晶,等.国内外全科医生离职意愿研究进展[J].中国全科医学,2021,24(22):2770—2776.

[199] 高斌,马海燕.居民健康档案管理存在的问题与对策[J].中国卫生事业管理,2010,27(4):281—283.

[200] 张强,张健明,潘诗嘉.老龄化背景下居民电子健康档案信息平台建设[J].中国老年学杂志,2015,35(23):6962—6964.

[201] 陈家喜.反思中国城市社区治理结构——基于合作治理的理论视角[J].武汉大学学报(哲学社会科学版),2015,68(1):71—76.

[202] 王常颖,陈多,谢春艳,等.上海市某城区居家老人照护

需求评估现状及进展[J].中国卫生资源,2018,21(6):529—532.

[203] 郑功成.实施积极应对人口老龄化的国家战略[J].人民论坛·学术前沿,2020(22):19—27.

# 后 记

研究报告收笔之际,亦标志着对失能老人居家照护问题的研究告一段落。在我国老年人口以前所未有的速度增长,老年人养老与照护问题愈加突出这一大背景下,针对失能老人这一极端脆弱、特殊的老年群体所面临的照护问题进行研究,探索如何构建针对这类人群健康管理的社会支持体系,具有极高的社会价值和现实意义。探究居家失能老人对照护服务"求而不得,得非所需"的深层次原因,推动迫切需要照护服务支持的失能老人能够切实得到充分、高质量的照护保障,既是研究团队的"初心",亦是本研究的"使命"。

以本研究为契机,研究团队得以深入了解到失能老人的真实居家照护状态。通过对上海市多家社区及失能老人家庭的走访调查发现,即使在上海这一社会经济水平较为发达,公共服务资源较为充足的超特大城市,相当多的失能老人依然面临现实令人痛心的居家照护困境。这些困境的产生,部分原因固然是传统文化的影响、老人客观的照护服务需要与其对照护服务的支付能力存在矛盾等,但以长期护理保险为代表的公共正式照护资源在分配过程中广泛存在的标准粗放、"道德危害"造成的资源浪费和滥用等问题,显然对相关困境恶化带来了推波助澜的效果和深远影响。

研究团队深深体会到,随着我国长期护理保险等公共正式照护资源发展逐渐由"量"向"质"转型,这类社会资源能否发挥价值,关键在于能否对其进行合理分配。特别是在上海、北京等为代表的超特大城市情境下,公共正式照护资源愈发从增量发展转为存量分配，如何实现资源对居家失能老人的支持从"广覆盖"向"高效率"转型，是未来我国社会保障系统结构性优化改革迈入深水区，社会长期照护服务体系发展完善过程中不可回避的难点，亦是我国人口与公共卫生领域需要深度思考的关键问题。

  本研究的实施与完成是一场漫长的过程和修行。回首整段研究经历，有幸运，有挫折，有感动。从研究设计到执行，经历了准备阶段对研究关键概念的多轮讨论，经历了突如其来的新冠肺炎疫情，经历了走访调研阶段的诸多困难和波折。在本书出版之际，我们要向为本研究的完成做出突出贡献、帮助与各类支持的老师、同学、社会人士致以诚挚的谢意。

  能参与国家社会科学重大项目"超特大城市脆弱人群健康管理社会支持体系研究"的研究工作，并能为失能老人及其家庭的生活困境提供一点帮助，是我一生的荣幸！

王希晨

## 图书在版编目(CIP)数据

失能老人公共正式照护资源分配决策模式发展策略研究/吕军,王希晨著.—上海:复旦大学出版社,2022.11
ISBN 978-7-309-16607-1

Ⅰ.①失… Ⅱ.①吕…②王… Ⅲ.①老年人-护理-社会服务-资源分配-决策模式-研究-中国 Ⅳ.①D669.6

中国版本图书馆 CIP 数据核字(2022)第 210383 号

### 失能老人公共正式照护资源分配决策模式发展策略研究
吕 军 王希晨 著
责任编辑/张雪莉

复旦大学出版社有限公司出版发行
上海市国权路 579 号 邮编:200433
网址:fupnet@fudanpress.com http://www.fudanpress.com
门市零售:86-21-65102580 团体订购:86-21-65104505
出版部电话:86-21-65642845
上海四维数字图文有限公司

开本 850×1168 1/32 印张 11.625 字数 271 千
2022 年 11 月第 1 版
2022 年 11 月第 1 版第 1 次印刷

ISBN 978-7-309-16607-1/D·1144
定价:88.00 元

如有印装质量问题,请向复旦大学出版社有限公司出版部调换。
版权所有 侵权必究